中医药膳学

（第二版）

主　编　何清湖　潘远根

副主编　孙贵香　侯国洪　谭兴贵

编　委（按姓氏笔画排序）

王东生　全文娟　刘　伟　孙贵香　李　点　杨运高

旷惠桃　何清湖　张冀东　周　慎　胡郁坤　侯国洪

贾玉龙　贾维丽　夏帅帅　倪　佳　蒋文明　蒋俊和

谭兴贵　潘远根　瞿岳云

中国中医药出版社

·北京·

图书在版编目（CIP）数据

中医药膳学/何清湖,潘远根主编 . —2 版 . —北京:中国中医
药出版社,2015. 6（2022. 9 重印）
ISBN 978-7-5132-2443-7

Ⅰ . ①中… Ⅱ . ①何… ②潘… Ⅲ . ①食物疗法 Ⅳ . ①R247. 1

中国版本图书馆 CIP 数据核字（2015）第 058104 号

中 国 中 医 药 出 版 社 出 版

北京经济技术开发区科创十三街 31 号院二区 8 号楼
邮政编码 100176
传真 010-64405721
三河市同力彩印有限公司印刷
各地新华书店经销

*

开本 787×1092 1/16 印张 19 字数 446 千字
2015 年 6 月第 2 版 2022 年 9 月第 4 次印刷
书 号 ISBN 978-7-5132-2443-7

*

定价 48. 00 元
网址 www.cptcm. com

前　言

　　中医药膳是在中医药理论指导下，根据保健、强身、延年、美容、治疗的需要，将中药与有药用价值的食物相配伍，采用我国独特的饮食烹调技术，结合现代科学方法制成的具有一定色、香、味、形、效的美味食品。中医药膳学是在中医药传统食疗的基础上，通过发掘、继承，逐步发展、提高而成的一门中医药分支学科。它的主要任务是通过对中医药膳的发展史、药膳配制的理论、烹调方法、药物和食物的性能、药膳配方以及对常见亚健康状态、常见病，包括保健增寿、强身美容等的辨证施膳、辨体施膳研究，使传统美食不断改进、提高和完善，并加以推广，成为具有防病治病、强身健体功效的药膳，更有效地为人民的保健、医疗事业服务。

　　中医药膳是祖国医药学宝库的一份珍贵遗产，中医药膳食疗理论与实践在民族的繁衍生息中一直起着重要作用，其历史悠久，源远流长。我国现存第一部中医药理论专著《黄帝内经》载方13首，即包括药膳方6首，开创了药膳治疗学的先河。其后，《伤寒杂病论》中的猪肤汤、百合鸡子汤、当归生姜羊肉汤亦是典型的药膳方。魏晋南北朝时期，食疗专著问世，如《食经》《食方》《食疗本草》等。《千金要方》亦辟食疗专篇。后来，一些医书、方书、本草书中也多有零散药膳文献的记载，如《太平惠民方》《圣济总录》《遵生八笺》和《本草纲目》等。之后还有《食疗本草》《本心斋蔬食谱》《山家清洪》《养生月览》《饮膳正要》《饮馔服食谱》《随息居饮食谱》《食物本草会纂》《食鉴本草》等先后问世。这些为中医药膳的研究提供了宝贵的资料。

　　中华人民共和国成立以后，包括《中华人民共和国药典》《中药大辞典》《中药志》《中医养生大全》《方剂大辞典》等在内的许多大型医学、药学、养生、方剂书籍均对有关药膳的内容进行了收集和研究。同时，有大量的食疗或药膳方面的专著相继出版，这些专著多以介绍药膳配方为主，也有中医药膳学历史、理论、方法以及药膳企业经营管理等方面的研究报道。

　　近年来，随着人民生活水平和保健水平的提高，越来越多的人对药膳产生了浓厚的兴趣，同时，中医"治未病"理论逐渐深入人心。2013年，国家中医药管理局发布《国家中医药管理局办公室关于印发"治未病"健康工程实施方案的通知》《国家中医药管理局关于积极发展中医预防保健服务的实施意见》《中医预防保健（治未病）服务科技创新纲要（2013 - 2020年）》等重要文件，标志着我国全面启动中医"治未病"之中医预防保健和康复能力项目工程。中医药膳作为一种具有独特色、香、味、形、效

1

的特殊膳食，既能满足人们对美食的追求，同时又能发挥养生保健、强身健体、辅助疾病防治及促进机体康复等重要作用，在中医"治未病"过程中发挥着举足轻重的作用。药膳"寓药于食"，在日常膳饮中对机体进行调治，老百姓接受度极高，适应人群极其广泛。

有鉴于此，我们在 1997 年《中医药膳学》第一版的基础上，结合近年来中医药膳学领域相关的政策方针、新的理论探讨、新的产品技术，以及临床经验的再整理与提高等内容，组织了此次修订。全书保留原版特色，遵循中医药理论体系，保持和发扬中医药特色，以临床实践为基础，通过系统总结、全面阐述中医的理论和丰富多彩的治疗实践经验，完善了中医药膳学学科理论体系。为建立中医药膳学基础、本草、方剂学、制剂学、临床治疗学、养生学等奠定基础。

全书分概论、基本理论和技能、药膳配料、药膳配方、药膳的临床应用等 5 章。编纂目标有：①探本溯源，厘清中医药膳学发展的脉络。②在中医药理论和现代营养学的指导下，建立中医药膳学系统的理论基础。③总结出中医药膳的制作工艺。④对中医药膳常用的药物、食物、佐料进行系统的总结性研究。⑤对中医药膳中典型的、公认的、有代表性的配方进行系统的总结性研究。⑥对常见偏颇体质进行辨体施膳，科学调理。⑦总结出一些常见病和健身、美容辨证施膳的规律。全书内容力求做到具有科学性、系统性、实用性、先进性和精确性。本书可作为全国高等中医院校、烹饪学院（校）及相关养生机构的培训教材，亦可供中医药院校师生、营养师、亚健康调理师、基层医疗保健工作者以及广大关心中医的读者参考。

本书的编纂得到了国内同行专家的悉心指教，在此谨对所有支持我们的专家和领导表示衷心感谢！为了编纂好本书，编委会尽心尽力，但因学术水平有限，书中纰缪和疏漏之处难免，敬请专家和读者提出宝贵意见，以便再版时进一步修正和完善。

何清湖

2015 年 3 月 20 日

目　录

第一章　概论……………………………………………………………… 1

　第一节　中医药膳学发展简史…………………………………………… 1

　　一、药膳的起源………………………………………………………… 1

　　二、药膳的发展………………………………………………………… 2

　　三、药膳的兴起………………………………………………………… 3

　第二节　中医药膳学的研究内容………………………………………… 5

　第三节　药膳的特点……………………………………………………… 6

　第四节　药膳的分类……………………………………………………… 6

　　一、按药膳食品的原料属性分类……………………………………… 6

　　二、按药膳的工艺特点分类…………………………………………… 7

　　三、按药膳的作用分类………………………………………………… 7

　第五节　药膳的发展方向………………………………………………… 8

　　一、药膳作用机理的研究……………………………………………… 8

　　二、药膳加工技术的发展……………………………………………… 8

　　三、药膳名方的发掘与整理…………………………………………… 9

　　四、药膳餐馆和药膳研究专门机构的建立…………………………… 9

第二章　药膳基本理论和技能 …………………………………………… 10

　第一节　药膳运用的中医理论…………………………………………… 10

　　一、以五脏为中心的整体观 …………………………………………… 11

　　二、以辨证论治为施膳原则…………………………………………… 12

　　三、以阴阳五行学说为理论基础 ……………………………………… 13

　　四、气血津液学说在药膳中的应用…………………………………… 14

　第二节　药膳应用原则…………………………………………………… 15

　　一、辨证施膳…………………………………………………………… 15

　　二、三因制宜…………………………………………………………… 16

　　三、以脏补脏…………………………………………………………… 16

　　四、据性取用…………………………………………………………… 17

　第三节　药膳炮制………………………………………………………… 19

1

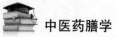

一、炮制的目的 ……………………………………………… 19
二、炮制的方法 ……………………………………………… 19
三、药液的制备 ……………………………………………… 22
第四节 药膳配伍 ……………………………………………… 24
一、药膳配伍原则 …………………………………………… 24
二、药膳配伍方法 …………………………………………… 24
第五节 药膳烹调 ……………………………………………… 25
一、药膳烹调特点 …………………………………………… 25
二、药膳烹调要求 …………………………………………… 26
三、药膳烹调原则 …………………………………………… 26
四、药膳烹调方法 …………………………………………… 27
第六节 药膳治法 ……………………………………………… 29
一、汗法药膳 ………………………………………………… 29
二、下法药膳 ………………………………………………… 29
三、温法药膳 ………………………………………………… 29
四、消食法药膳 ……………………………………………… 30
五、补法药膳 ………………………………………………… 30
六、理气法药膳 ……………………………………………… 31
七、祛湿法药膳 ……………………………………………… 31

第三章 药膳原料 ……………………………………………… 32
第一节 益气健脾类 …………………………………………… 32
人参 ………………………………………………………… 32
党参 ………………………………………………………… 33
西洋参 ……………………………………………………… 33
黄芪 ………………………………………………………… 34
白术 ………………………………………………………… 35
山药 ………………………………………………………… 35
黄精 ………………………………………………………… 36
大枣 ………………………………………………………… 37
粳米 ………………………………………………………… 38
糯米 ………………………………………………………… 38
粟米 ………………………………………………………… 38
高粱 ………………………………………………………… 39
蚕豆 ………………………………………………………… 39
豇豆 ………………………………………………………… 39
番薯（红薯）………………………………………………… 40
南瓜 ………………………………………………………… 40
猪肚 ………………………………………………………… 41
羊肚 ………………………………………………………… 42

羊肺 ……………………………………………………… 42

牛肉 ……………………………………………………… 43

牛肚 ……………………………………………………… 43

兔肉 ……………………………………………………… 43

鹅肉 ……………………………………………………… 44

鹌鹑 ……………………………………………………… 44

鲫鱼 ……………………………………………………… 45

带鱼 ……………………………………………………… 45

鲛鱼翅 …………………………………………………… 46

鲟鱼 ……………………………………………………… 46

鳜鱼（桂鱼）…………………………………………… 47

鲂鱼（鳊鱼）…………………………………………… 47

鳝鱼 ……………………………………………………… 47

泥鳅 ……………………………………………………… 48

第二节　补血养营类 …………………………………… 48

熟地黄 …………………………………………………… 48

当归 ……………………………………………………… 49

阿胶 ……………………………………………………… 49

猪血 ……………………………………………………… 50

猪蹄 ……………………………………………………… 50

猪肝 ……………………………………………………… 51

第三节　滋阴生津类 …………………………………… 52

南沙参 …………………………………………………… 52

麦门冬 …………………………………………………… 52

天门冬 …………………………………………………… 53

玉竹 ……………………………………………………… 53

枸杞子 …………………………………………………… 54

白木耳 …………………………………………………… 54

燕窝 ……………………………………………………… 55

海参 ……………………………………………………… 55

百合 ……………………………………………………… 55

石斛 ……………………………………………………… 56

梨 ………………………………………………………… 56

苹果 ……………………………………………………… 57

桃子 ……………………………………………………… 57

荔枝 ……………………………………………………… 58

杨梅 ……………………………………………………… 58

柠檬 ……………………………………………………… 59

甘蔗 ……………………………………………………… 59

中医药膳学

落花生 …………………………………… 60

藕 ………………………………………… 60

番茄（西红柿）…………………………… 61

猪肉 ……………………………………… 61

猪脂膏 …………………………………… 62

羊脂 ……………………………………… 62

羊髓 ……………………………………… 63

乌骨鸡 …………………………………… 63

白鸭肉 …………………………………… 64

鸭蛋 ……………………………………… 64

鸽 ………………………………………… 65

蛤士蟆 …………………………………… 65

鲇鱼 ……………………………………… 66

乌贼鱼肉 ………………………………… 66

鱼鳔（鱼肚）……………………………… 66

蚌肉 ……………………………………… 67

蛤蜊 ……………………………………… 67

鳖肉 ……………………………………… 67

龟肉 ……………………………………… 68

第四节　助阳健身类 ……………………… 68

紫河车 …………………………………… 68

鹿茸 ……………………………………… 69

鹿鞭（鹿肾）……………………………… 69

蛤蚧 ……………………………………… 70

冬虫夏草 ………………………………… 70

肉苁蓉 …………………………………… 71

锁阳 ……………………………………… 72

巴戟天 …………………………………… 72

胡桃仁 …………………………………… 72

菟丝子 …………………………………… 73

沙苑子 …………………………………… 74

益智仁 …………………………………… 74

山茱萸 …………………………………… 75

补骨脂 …………………………………… 75

仙茅 ……………………………………… 75

淫羊藿 …………………………………… 76

杜仲 ……………………………………… 76

狗脊 ……………………………………… 77

海马 ……………………………………… 78

海狗肾（腽肭脐） ……………………………………… 78

狗鞭（牡狗阴茎） …………………………………… 78

牛鞭（牯牛卵囊） …………………………………… 79

驴鞭（驴阴茎） ……………………………………… 79

雪莲花 ………………………………………………… 79

鸡肉 …………………………………………………… 80

雀 ……………………………………………………… 81

狗肉 …………………………………………………… 81

羊肉 …………………………………………………… 82

鹿肉 …………………………………………………… 82

虾 ……………………………………………………… 83

海虾 …………………………………………………… 83

韭菜 …………………………………………………… 84

韭子 …………………………………………………… 84

第五节　安神益智类 ……………………………………… 85

磁石 …………………………………………………… 85

朱砂 …………………………………………………… 85

远志 …………………………………………………… 86

合欢花 ………………………………………………… 86

小麦 …………………………………………………… 86

五味子 ………………………………………………… 87

龙眼肉（桂圆肉） …………………………………… 87

第六节　解表散邪类 ……………………………………… 88

紫苏叶 ………………………………………………… 88

荆芥 …………………………………………………… 88

防风 …………………………………………………… 89

辛夷 …………………………………………………… 89

苍耳子 ………………………………………………… 89

薄荷 …………………………………………………… 90

牛蒡子 ………………………………………………… 90

牛蒡根 ………………………………………………… 91

桑叶 …………………………………………………… 91

菊花 …………………………………………………… 91

葛根 …………………………………………………… 92

第七节　祛痰止咳类 ……………………………………… 93

旋覆花 ………………………………………………… 93

瓜蒌 …………………………………………………… 93

川贝母 ………………………………………………… 94

竹茹 …………………………………………………… 94

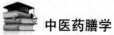

昆布（海带） ………………………………………………… 95
杏仁 …………………………………………………………… 95
丝瓜 …………………………………………………………… 96
海蜇 …………………………………………………………… 96
第八节 清热解毒类 ………………………………………… 96
石膏 …………………………………………………………… 96
芦根 …………………………………………………………… 97
生地黄 ………………………………………………………… 97
金银花 ………………………………………………………… 98
鱼腥草 ………………………………………………………… 98
马齿苋 ………………………………………………………… 99
绿豆 …………………………………………………………… 100
西瓜 …………………………………………………………… 100
黄瓜 …………………………………………………………… 101
苦瓜 …………………………………………………………… 101
茄子 …………………………………………………………… 101
荸荠 …………………………………………………………… 102
苋菜 …………………………………………………………… 102
第九节 祛风除湿类 ………………………………………… 103
五加皮 ………………………………………………………… 103
白花蛇 ………………………………………………………… 103
徐长卿 ………………………………………………………… 104
第十节 开胃消食类 ………………………………………… 104
山楂 …………………………………………………………… 104
麦芽 …………………………………………………………… 105
鸡内金 ………………………………………………………… 105
隔山消 ………………………………………………………… 105
第十一节 温里散寒类 ……………………………………… 106
附子 …………………………………………………………… 106
干姜 …………………………………………………………… 106
肉桂 …………………………………………………………… 107
丁香 …………………………………………………………… 107
荜茇 …………………………………………………………… 108
高良姜 ………………………………………………………… 108
鲥鱼 …………………………………………………………… 108
第十二节 理气止痛类 ……………………………………… 109
橘皮 …………………………………………………………… 109
佛手柑 ………………………………………………………… 109
香附 …………………………………………………………… 110

槟榔 ……………………………………………………………… 110

橘 ………………………………………………………………… 111

柚 ………………………………………………………………… 111

黄大豆 …………………………………………………………… 112

莱菔（萝卜）…………………………………………………… 112

第十三节　活血化瘀类 ………………………………………… 113

川芎 ……………………………………………………………… 113

丹参 ……………………………………………………………… 113

益母草 …………………………………………………………… 113

红花 ……………………………………………………………… 114

桃仁 ……………………………………………………………… 114

蓬莪术 …………………………………………………………… 115

木耳 ……………………………………………………………… 115

第十四节　理血止血类 ………………………………………… 116

三七 ……………………………………………………………… 116

仙鹤草 …………………………………………………………… 116

白及 ……………………………………………………………… 117

白茅根 …………………………………………………………… 117

艾叶 ……………………………………………………………… 118

第十五节　平肝息风类 ………………………………………… 118

石决明 …………………………………………………………… 118

天麻 ……………………………………………………………… 118

白芍 ……………………………………………………………… 119

地龙（蚯蚓）…………………………………………………… 119

全蝎 ……………………………………………………………… 120

芹菜 ……………………………………………………………… 120

黄花菜 …………………………………………………………… 121

第十六节　利水消肿类 ………………………………………… 121

茯苓 ……………………………………………………………… 121

车前草 …………………………………………………………… 121

车前子 …………………………………………………………… 122

玉米须 …………………………………………………………… 122

薏苡仁 …………………………………………………………… 122

通草 ……………………………………………………………… 123

赤小豆 …………………………………………………………… 123

黑大豆 …………………………………………………………… 124

冬瓜 ……………………………………………………………… 124

鲤鱼 ……………………………………………………………… 124

青蛙 ……………………………………………………………… 125

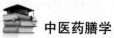

　　田螺 ··· 125
第十七节　润肠通便类 ·· 126
　　火麻仁 ··· 126
　　郁李仁 ··· 126
　　菠菜 ··· 126
　　香蕉 ··· 127
第十八节　乌发润肤类 ·· 127
　　桑椹 ··· 127
　　女贞子 ··· 128
　　墨旱莲 ··· 128
　　何首乌 ··· 128
　　芝麻 ··· 129
　　猪肤 ··· 129
第十九节　明目聪耳类 ·· 129
　　谷精草 ··· 129
　　青葙子 ··· 130
　　决明子 ··· 130
　　胡萝卜 ··· 130
　　猪肝 ··· 131
　　羊肝 ··· 131
　　鸡肝 ··· 132
　　石菖蒲 ··· 132
　　猪腰（猪肾）··· 132
第二十节　调料类 ·· 133
　　食盐 ··· 133
　　酱 ··· 133
　　醋 ··· 133
　　酒 ··· 134
　　白砂糖 ··· 134
　　赤砂糖 ··· 134
　　冰糖 ··· 135
　　蜂蜜 ··· 135
　　饴糖 ··· 135
　　豉汁 ··· 136
　　生姜 ··· 136
　　大蒜 ··· 137
　　辣椒 ··· 137
　　胡椒 ··· 137
　　花椒 ··· 138

第四章　药膳配方 ……………………………………………………… 139
　第一节　益气健脾类 …………………………………………………… 139
　　黄芪蒸鸡 …………………………………………………………… 139
　　黄芪猴头汤 ………………………………………………………… 140
　　人参猪肚 …………………………………………………………… 140
　　山药鸡朒 …………………………………………………………… 141
　第二节　补血养营类 …………………………………………………… 142
　　红杞田七鸡 ………………………………………………………… 142
　　群鸽戏蛋 …………………………………………………………… 143
　　阿胶羊肝 …………………………………………………………… 143
　第三节　气血双补类 …………………………………………………… 144
　　十全大补汤 ………………………………………………………… 144
　　归芪蒸鸡 …………………………………………………………… 145
　　乌鸡白凤汤 ………………………………………………………… 145
　第四节　滋阴生津类 …………………………………………………… 146
　　清蒸人参元鱼 ……………………………………………………… 146
　　益寿鸽蛋汤 ………………………………………………………… 147
　　地黄甜鸡 …………………………………………………………… 148
　第五节　助阳健身类 …………………………………………………… 148
　　鹿鞭壮阳汤 ………………………………………………………… 149
　　壮阳狗肉汤 ………………………………………………………… 149
　　杜仲腰花 …………………………………………………………… 150
　第六节　安神益智类 …………………………………………………… 150
　　朱砂煮猪心 ………………………………………………………… 151
　　人参炖乌骨鸡 ……………………………………………………… 151
　　龙眼纸包鸡 ………………………………………………………… 152
　第七节　解表散邪类 …………………………………………………… 153
　　生姜粥 ……………………………………………………………… 153
　　五神汤 ……………………………………………………………… 153
　第八节　祛痰止咳类 …………………………………………………… 154
　　川贝酿梨 …………………………………………………………… 154
　第九节　清热解毒类 …………………………………………………… 155
　　绿豆炖藕 …………………………………………………………… 155
　第十节　祛风除湿类 …………………………………………………… 155
　　海桐皮酒 …………………………………………………………… 156
　第十一节　开胃消食类 ………………………………………………… 156
　　内金肚条 …………………………………………………………… 157
　第十二节　温里散寒类 ………………………………………………… 157
　　附片羊肉汤 ………………………………………………………… 157

第十三节　理气止痛类 ··· 158
　　鲜橘皮肉汤 ··· 158
第十四节　活血化瘀类 ··· 159
　　三七猪心 ··· 159
　　红花牡蛎 ··· 160
　　坤草童鸡 ··· 160
第十五节　平肝息风类 ··· 161
　　天麻猪脑 ··· 161
　　芹菜肉丝 ··· 162
　　天麻鱼头 ··· 162
第十六节　利水消肿类 ··· 163
　　乌鲤鱼汤 ··· 163
　　冬瓜汁 ··· 164
　　丝瓜花鲫鱼 ··· 164
第十七节　润肠通便类 ··· 165
　　芝麻猪大肠 ··· 165
　　郁李仁粥 ··· 166
　　牛髓膏 ··· 166
第十八节　健美减肥类 ··· 167
　　荷叶减肥茶 ··· 167
　　茯苓豆腐 ··· 168
　　参芪鸡丝冬瓜汤 ·· 168
　　麻辣羊肉炒葱头 ·· 169
第十九节　美发乌发类 ··· 170
　　乌发汤 ··· 170
　　首乌肝片 ··· 170
第二十节　润肤美颜类 ··· 171
　　沙苑甲鱼 ··· 171
　　珍珠拌平菇 ··· 172
　　苡仁茯苓粥 ··· 172
　　胡椒海参汤 ··· 173
第二十一节　延年益寿类 ·· 174
　　珍珠鹿茸 ··· 174
　　药膳八宝饭 ··· 174
　　长生固本酒 ··· 175
第二十二节　明目增视类 ·· 176
　　芝麻羊肝 ··· 176
　　归圆枸菊酒 ··· 177
　　决明子鸡肝 ··· 177

第二十三节　聪耳助听类 ………………………………………………… 178

　　首乌鸡块 ………………………………………………………………… 178

　　磁石粥 …………………………………………………………………… 179

　　狗肉黑豆汤 ……………………………………………………………… 179

第五章　药膳的临床应用 ………………………………………………… 181

第一节　常见偏颇体质的药膳调理 ……………………………………… 181

　　一、气虚质的药膳调理 ………………………………………………… 182

　　二、阳虚质的药膳调理 ………………………………………………… 184

　　三、阴虚质的药膳调理 ………………………………………………… 187

　　四、痰湿质的药膳调理 ………………………………………………… 189

　　五、湿热质的药膳调理 ………………………………………………… 191

　　六、血瘀质的药膳调理 ………………………………………………… 193

　　七、气郁质的药膳调理 ………………………………………………… 195

　　八、特禀质的药膳调理 ………………………………………………… 197

第二节　内科病证的药膳调理 …………………………………………… 199

　　感冒 ……………………………………………………………………… 199

　　咳嗽 ……………………………………………………………………… 200

　　哮证 ……………………………………………………………………… 202

　　肺痨 ……………………………………………………………………… 203

　　胃痛 ……………………………………………………………………… 205

　　腹痛 ……………………………………………………………………… 206

　　便秘 ……………………………………………………………………… 207

　　黄疸 ……………………………………………………………………… 208

　　胆石症 …………………………………………………………………… 209

　　淋证 ……………………………………………………………………… 210

　　遗精 ……………………………………………………………………… 211

　　阳痿 ……………………………………………………………………… 212

　　腰痛 ……………………………………………………………………… 213

　　肾炎 ……………………………………………………………………… 215

　　尿结石 …………………………………………………………………… 218

　　尿毒症 …………………………………………………………………… 219

　　心悸 ……………………………………………………………………… 220

　　胸痹 ……………………………………………………………………… 222

　　健忘 ……………………………………………………………………… 223

　　头痛 ……………………………………………………………………… 224

　　眩晕 ……………………………………………………………………… 226

　　中风 ……………………………………………………………………… 227

　　痹证 ……………………………………………………………………… 229

　　痿证 ……………………………………………………………………… 231

虚劳 ··· 232

　　内伤发热 ··· 234

　　消渴 ··· 236

　　高脂血症 ··· 237

　　单纯性肥胖症 ··· 238

　　紫斑 ··· 239

　　肺癌 ··· 241

　　胃癌 ··· 242

　　肝癌 ··· 244

　　白血病 ··· 245

　第三节　妇科病证的药膳调理 ····································· 247

　　月经先期 ··· 247

　　月经后期 ··· 248

　　崩漏 ··· 249

　　闭经 ··· 251

　　痛经 ··· 252

　　带下 ··· 254

　　妊娠恶阻 ··· 255

　　妊娠水肿 ··· 256

　　妊娠贫血 ··· 257

　　胎漏、胎动不安 ··· 258

　第四节　儿科病证的药膳调理 ····································· 259

　　小儿发热 ··· 259

　　小儿惊风 ··· 261

　　麻疹 ··· 262

　　痄腮 ··· 263

　　顿咳 ··· 265

　　疳积 ··· 266

　　小儿多动症 ··· 267

　　小儿夜啼 ··· 268

　　小儿五迟 ··· 269

　　地方性克汀病 ··· 270

　　小儿微量元素缺乏症 ··· 271

　第五节　外伤科病证的药膳调理 ··································· 272

　　瘰疬 ··· 272

　　冻疮 ··· 273

　　瘿 ··· 274

　　前列腺增生症 ··· 275

　　油风 ··· 276

　　　　酒渣鼻 ··· 277

　　　　痤疮 ··· 278

　　　　腰肌劳损 ·· 279

　　第六节　五官科病证的药膳调理 ······························· 280

　　　　老年性白内障 ·· 280

　　　　近视眼 ··· 280

　　　　耳聋、耳鸣 ··· 281

　　　　慢性咽炎 ·· 282

　　　　鼻渊 ··· 283

　　　　口臭 ··· 284

第一章

概　　论

　　药膳是在中医学理论的指导下，将药物与食物相配伍，采用独特的烹调技术制作成的具有色、香、味、形、效的特殊食品。中医药膳学则是在中医传统食养、食疗基础上，以中医理论为指导，研究药膳的发展史、药膳的药性及配伍理论、分类方法、适应范围、烹制方法以及药膳的经营和管理等问题的一门学科。

　　中医药膳学源远流长，在我国已有数千年的历史。它作为中医学的一个组成部分，为中华民族的繁衍昌盛作出了很大的贡献。随着人类社会的发展，药膳这种集饮食与药物为一体的具有特定风味的食品已越来越受到欢迎，对保障人民的身体健康起着重要的作用。

第一节　中医药膳学发展简史

一、药膳的起源

　　药膳的起源，最早与人类的觅食活动有关。民以食为天，人类为了生活、生存，必须猎取食物。原始人在寻找食物的过程中，偶尔发现某些食物吃后可使体力增强，疾病减少，遂由偶然食用，到主动寻求，经过一段相当长的经验积累，逐步得出了一些经验，这就是食物养生的萌芽。实际上，当古人把其中一部分具有养生、医疗作用的食物分出来后，就成了后来所称的药。正因为药来源于食物，又是食物的一个组成部分（时至今日，国家有关法规还规定了一批药食两用物品），所以医学史上称之为药食同源。不过这种初期的食物养生，仅是一种原始而简单的方式，因为在人类认识和利用火以前，只能生食，肠胃疾病颇多，寿命也很短。《韩非子·五蠹》载："上古之世，民食果蓏蚌蛤，腥臊恶臭，而伤害肠胃，民多疾病，有圣人作钻燧取火，以化腥臊，而民悦之，使王天下，号之曰燧人氏。"这说明有了火以后，生食变熟食，疾病减少，增强了原始人的体质，使人们心情愉快，同时通过生、熟食的对比，饮食对人的影响也开始为人们所逐渐认识。因此可以说，发现利用火以后，才真正有了药膳的开端。除火外，与药膳有密切关系的还有酒。《说文解字》说："医治病工也，殹，恶姿也，医之性然，得酒而使。"《战国策》说："昔者，帝女令仪狄作酒而美，进之禹，禹进而甘之。"可见酒的出现，一是与医生治病有关，二是与养生有关。人适量喝酒后，血流加快，情绪兴奋，有助于心情舒畅，故后世许多药膳用药都用酒来炮制，药膳制作以酒为佐料，酒与药膳结下了不解之缘。

由于火和酒的出现，药膳开始兴起。史载商朝的开国宰相伊尹精于烹调技术，颇谙养生之道。可惜许多宝贵经验已失传，但在某些早期古籍中尚可见到他有关药膳调养的言论。如《吕氏春秋·本味》云："时疾时徐，灭腥去臊除膻，必以其胜，无失其理，调和之事，必以甘酸苦辛咸。"到周代，对食物营养已非常重视，据《周礼·天官》记载，当时的宫廷中已有专门的营养医生指导六饮、六膳、百馐、百酱等多方面的饮食问题。《礼记》还主张饮食应与四时季节的变更相适应，春多酸，夏多苦，秋多辛，冬多咸。《周礼·天官》中亦强调："以五味、五谷、五药养其病，以五气、五色、五声视其死生。"在我国最早的诗歌总集《诗经》中记载了一些既是食物又是药物的物品。《山海经》对这些物品的描述更为生动而详细，如"嘉果，其实如桃，其叶如枣，黄华而赤柎，食之不劳；梨，其叶状如荻而赤华，可以已疝；幼鸟，其状如凫，青身而朱目，赤尾，食之宜子；猩猩，其状如禺而白耳，伏行人走，食之善走"。说明当时人们对某些食物的养生疗疾作用已观察得比较细致。东周至春秋时期问世的马王堆古医书中记载了百余种食疗的药物和大量的药疗和食疗相结合的方剂，如用春鸟卵入桑枝中蒸之，入黍中食之，以治疗性功能障碍；雀卵合麦粥服之治阳痿。这些均可以称之为药膳之起源。

二、药膳的发展

春秋战国时期，奴隶社会逐渐衰落，我国开始进入封建社会。奴隶制的瓦解，铁器的普遍使用，农业生产的大大进步，标志着这一时期生产关系的变更和生产力的迅速发展。在战国时代，出现了前所未有的经济繁荣。同时随着社会大变革的到来，垄断文化被打破，文化教育开始普及，出现了诸子蜂起、百家争鸣的局面，形成了九流十家等诸多学术流派，早期的实践医学进一步得到发展，理论医学基本形成，中医药膳学已由萌芽实践阶段开始上升到理论的阶段。

还有一个值得注意的现象是秦始皇、汉武帝等封建君主都是一味追求长生不老的统治者，秦始皇还曾于公元前219年派方士徐福携带童男童女千余人出海寻求仙方仙药。寻求长生不老的药物（也包括长生不老的食物），其结果必然促进药膳的形成与发展。东汉时期成书的我国现存最早的本草学专著《神农本草经》，载药365种，将药物分为上、中、下三品，即"上药一百二十种为君，主养命，以应天，无毒，多服久服不伤人，欲轻身益气，不老延年者，本上经；中药一百二十种为臣，主养性，以应人，无毒有毒斟酌其宜，欲遏病补虚羸者，本中经；下药一百二十五种为佐使，主治病，以应地，多毒不可久服，欲除寒热邪气破积聚愈疾者，本下经"。上品药中的大枣、人参、枸杞、五味子、地黄、沙参，中品药中的生姜、葱白、当归、贝母、杏仁、乌梅、鹿茸，下品药中的附子等，均常用于制作药膳。这一时期，医药已比较发达，食物养生的重要性进一步为人们所认识。在《内经》中已认识到饮食与神的关系，并已注意到药治要与食养相结合。《素问·六节藏象论》说："五味入口，藏于肠胃，味有所藏，以养五气，气和而生，津液相成，神乃自生。"《素问·脏气法时论》亦云："毒药攻邪，五谷为养，五果为助，五畜为益，五菜为充，气味合而服之，以补精益气。"这些为后世药膳学的发展，奠定了理论基础。《内经》还记载了一些有名的药膳方剂。从《内经》所载的 13 首方剂的分析来看，属于药膳的就有 6 种，如治疗血枯的乌贼骨丸，方中药食配伍用到了药物茜草和食物乌贼、麻雀卵、鲍鱼，不仅可以治病养生，而且味道鲜美，便于食用。在汉代名医张仲景的《伤寒杂病论》中，更是记载了大量的药膳方，如猪肤汤、百合鸡子汤、当归生姜羊肉汤等均是流传甚广的药膳名方。这一时期还有专门讨论食养食治的专著问世，在《汉书·艺文志》中收载有《神农食经》，惜已失传。东汉的唯物主义哲学家王充对食养也有一定研究，写有《养性书》16 篇，是我国最早的养生学专书之一，大部分内容已亡佚，在《论衡》中尚可见其端倪，他认为人之生也，以食为气，因此暴饮饥饿等损害健康，必须避免，否则不寿。三国时期的魏武帝曹操虽戎马一生，但对药膳也颇有研究，曾亲自撰写《四时御制》，可惜大部分内容也已失传。魏晋南北朝时期，药膳有了一定的发展，据《隋书·经籍志》所载书名，与食养有关的书有 40 余种，其中不乏药膳内容，可惜已全部佚失。这种情况与这一时期战争不断、社会不安、崇尚炼丹服石、食物养生知识尚未普及、对养生的重要意义尚未认识等因素有关。

三、药膳的兴起

唐代，社会比较稳定，祛病延年、保障健康已成为当权者和医学家乃至寻常百姓所考虑的问题，我国第一部由政府组织编写的药典《新修本草》就诞生在这一时代。加上炼丹服石流弊日益显露，已开始由顶峰走下坡路。鉴于这种情况，在重药养的同时，食养也自然兴起，于是药膳又引起了许多人的兴趣。唐代名医孙思邈在其所著《千金要方》一书中专列第二十六卷讨论食养、食治，是现存最早的食养专篇，所以在医学史上许多人认为是孙思邈奠定了中医食养食疗的基础。书中记载了果实类 30 种，蔬菜类 63 种，谷米类 24 种，鸟兽类 45 种，共计 162 种，其中许多具有补养之功，常用来制作药膳。孙氏还强调："安身之本，必须于食，认为不知食宜者，不足以存生也。"他创制了许多药膳名方，并提出了许多食养原则与方法，这些对药膳的发展均起了极大的促进作用。孙思邈的弟子孟诜，在老师经验的基础上，广泛搜集民间所传及实践所见，汇集成册，名为《补养方》，后又由其门人增补为《食疗本草》，于唐·显庆年间（659 年）问世，是我国第一部食养食疗专著。惜原书已佚。现存本是辑复本，由敦煌石室的残卷及后世本草著作如《证类本草》《本草纲目》等所引用的资料纂辑而成。该书颇重食物的营养价值，对食物的加工、烹调等皆予阐明，对药膳的推广运用有较大的参考价值。在唐代还出现了另一部规模巨大的综合性医学著作，即王焘的《外台秘要》，其中亦载有许多药膳疗养的方法。其余有唐代昝殷的《食医心鉴》（原书已佚，现存为辑复本）、杨晔的《膳夫经手录》和陈士良的《食性本草》等，均载有许多唐代及唐以前的药膳养生治病方面内容。总之，在唐代食物养生已有专科化的趋势，为药膳的深入和普及奠定了良好的基础。

宋代对医学事业和医疗设施特别重视，加上活字印刷术的发明，给医药卫生知识的发展与普及带来了莫大的便利。1057 年，专门设立校正医书局，校正出版了《内经》以降直至唐代的许多医学著作，与此同时官刻、坊刻一齐上马，医药学著作纷纷出版。仅《宋史·艺文志》收载的医学著作就多达 500 部，在医学史上形成了一个医学研究全面开展与普及的高潮。在这股潮流的推动下，药膳发展愈加迅速。在《太平圣惠方》和《圣济总录》这两部医学巨著中，记载了许多药膳养生的内容。如《太平圣惠方》提出了食养与药治的不同点及意义"安身之本，必须于食；救病之道，惟凭于药。不知食宜者，不足以全生"。并指出："人子养老之道，惟有水陆百品珍馐，每食必忌于杂，杂则五味相扰。食之不已，为人作患。是以食啖鲜者，务生简少，饮食当令节俭。"同时辑录了耆婆汤、乏力气方等一批药膳名方。还有陈达叟著的《本心斋蔬食谱》，药膳品种别具一格；林洪的《山家清供》载有多种药膳品种，有荤有素，有茶点饮料、糕饼、果品、粥饭羹菜等。

宋代对药膳发展贡献最大者要算陈直。陈直又名陈真，宋代元丰年间曾为泰州兴化县（今江苏兴化县）县令。其上承《内经》，总结了唐宋以来在老年养生方面，特别是食养食治方面的成就，撰成《养老奉亲书》。全书分上籍、下籍两大部分，上籍专门介绍食养食治的内容，并将药膳治疗放在治疗老年病的首位。全书共列方232首，其中药膳方竟有162首之多，可见其对药膳养生治病之重视。该书不仅收集了大量的药膳方剂，对药膳养生的机理也进行了深入的研究。过去对药膳养生的意义多注重主观，而陈直却认识到药膳在调节人体阴阳平衡、五行生克上的重要作用，从理论上阐明了食养的重要性，即"一身之中，阴阳运用，五行相生，莫不由于饮食也"。他还认为"尊老之人，不可顿饱，但频频与食，使脾胃易化，谷气长存。若顿令饱食，则多伤满，缘衰老人肠胃虚薄，不能清纳，故成疾患。为人子者，深宜体悉，此养老人之大要也。"这种重视脾胃在人体中作用的观点不能不认为是李东垣"脾胃内伤，百病由生"观点的先肇。

金元时期出现了历史上著名的金元四大家，从四大家的著作分析，都对食养很重视。李东垣极力提倡补脾胃以养元气。

素有攻下派之称的张从正也认为养生当论食补，精血不足当补之以食，可见药膳补养在当时已十分流行。成书于天历三年（1331年）的元代饮膳太医忽思慧的《饮膳正要》，是我国古代药膳发展史上一部学术价值很高的专著，该书继承了长期药膳养与治相结合的传统，对每一种药膳食品既载其养生作用，又载其医疗效果，并详细注明其炮制烹调方法。在该书中还介绍了抗衰老药膳方29首，治疗其他疾病药膳方129种，对保健药膳、保健食品的发展起到了较大的促进作用，堪称药膳之佳作。此外，贾铭所著的《饮食须知》，也是元代一部有名的食养著作载有许多药膳方剂与注意事项。

明代的药学巨著《本草纲目》也收录有许多药膳方面的内容，如在谷部、菜部、果实部、介部、禽部等部类中收集了大量的药膳物品，对其功用、主治，上至《神农本草经》，下及宋金元诸书，相关内容大多收入，可谓药膳食品之大全。《本草纲目》的问世为药膳的进一步发展提供了大量的资料。明代还有一些著作如汪颖的《食物本草》、钟惺的《饮馔服食谱》等均涉及了许多药膳的内容。

清代的食养著作亦不少，其中有大量的药膳内容。较著名的是清·咸丰年间王士雄编著的《随息居饮食谱》。该书首先在序言中强调："人以食为养，而饮食失宜，或以害身命，并载有许多药膳方剂。"除此之外，还有《费氏食养》3部，即《食鉴本草》《本草饮食谱》及《食养疗法》，也有一定影响。袁子才的《随园食草》、章杏云的《调疾饮食辨录》、陈修园的《食物秘书》、黄鹄的《粥谱》等书，也多为讨论药膳食养的著作。特别是黄鹄的《粥谱》，内容丰富而全面，可称之为我国第一部药粥专著。总之，这些均于药膳的发展大有裨益。

中华人民共和国成立以后，药膳有了进一步的发展。《中华人民共和国药典》《中药大辞典》《中药志》等书籍均收载有许多食用的动植物药。一些有关药膳、食疗的书籍相继出版。特别是近十余年来，在人类回归自然的呼声下，药膳这种寓治养于食的天然食品备受青睐，药膳餐馆如雨后春笋，纷纷面世，各种提高性和普及性的药膳书籍不断付梓，专门的药膳机构成立，已经开始由中国走向世界，药膳正在向产业化、现代化发展。

第二节　中医药膳学的研究内容

中医药膳学内容丰富，涉及药膳的药性、配伍、选材、组方、应用、生产、经营管理等多个环节。中医药膳学的研究内容主要有以下几个方面：

1. **药膳的发展史**　研究药膳的起源、形成以及发展的过程。通过对药膳史的研究，使我们能在继承的基础上发展提高。

2. **药膳的药性、配伍及机理研究**　药膳的药性及配伍理论是以中药的药性及配伍理论为基础的，但仍有其特殊性，特别是中药与食物如何配伍才能发挥最佳作用的问题仍值得进一步研究。还有对药膳配伍的禁忌问题，药膳作用机理研究，尚较薄弱，通过进一步的研究，可揭示药膳的作用机制，更好地指导药膳的临床运用。

3. **药膳的分类方法**　目前药膳的分类方法较多，有以功能分类的，有以烹调方法分类的，有以原材料的属性分类的，还有以适应的对象范围分类的，如何用一种统一的、规范的方法进行科学的分类，也是药膳学研究的重要内容。

4. **适应范围**　药膳属于一种特殊食品，有一定的适应范围，或者说有一定的适应证，研究这些适应范围，将有助于更好地发挥药膳的作用。

5. **烹调方法**　药膳首先是一种食品，除了要具有药物的调养作用外，还必须具有食品色、香、味、形的特点，因此好的药膳必须是一种受人欢迎的美食，寓治疗、调养于享受之中，所以烹调方法的研究就显得尤为重要，特别是药膳要走向世界，实现工业化、现代化，更要求在保持传统烹调特色的基础上进一步改革和创新，并与现代烹调方法接轨。

6. **药膳的经营管理**　主要包括药膳餐厅及相关企业经营管理的目标和特点，以及经营管理的原则和方法。由于药膳餐厅的经营不同于一般的药店和餐厅，具有行业的特殊性，所以从药膳的生产、经营、管理到人员的培训等均要进行研究，要有一系列的措施和方法。

总之，药膳学是一门古老而又年轻的学科，是药与食的结合，医学与营养学的结合。在对药膳学进行研究时，要运用辩证唯物主义的历史观，既要认识到产生于几千年前的药膳是中华民族的瑰宝，为中华民族的繁衍和昌盛作出了巨大的贡献；同时也要看到，由于历史的局限性而存在一些不足，如有些药膳在选料上一味迎合高贵的心理，还有的带有一定的唯心主义色彩。

所以我们对中医药膳学要在继承的基础上创新，在研究时注意吸取现代科学研究方法的长处，只有这样，才有可能使药膳学得到大的发展与提高。

第三节　药膳的特点

药膳是一种特殊的食品,是药与食的结合,所以既与药和食有密切的联系,但又不同于单纯的药和食,它具有以下几个特点:

1. **历史悠久、经验丰富、行之有效、流传较广**　药膳是我国人民在长期的养生防病实践中研究出来的一种特殊食品,已有几千年的历史,积累了丰富的经验,在养生治病中发挥了巨大的作用,不仅在我国广为流传,就是在国外亦影响深远,如至今在意大利仍盛行的大黄酒、杜松子酒就是 700 年前马可·波罗从我国带回去的。

2. **以中医理论为指导**　药膳以中医的阴阳五行理论、脏腑理论、中药药性及配伍等理论为指导来配制用膳。长期以来,已形成了一套较为系统的理论体系,如遵循中药药性的归经理论,强调酸入肝、苦入心、甘入脾、辛入肺、咸入肾;注重五味与五脏的关系,主张以脏补脏;提倡辨证用药,因人施膳,因时施膳。

3. **中药与饮食的有机结合**　药膳除了具有鲜明的中医特色外,还具有食品的一般特点,强调色、香、味、形,注重营养价值,因此一份好的药膳,应是既对人体的养生防病具有积极作用,对人体具有良好的营养作用,又能激起人们的食欲,给人以余味无穷的感受。

4. **独特的制作方法**　由于药膳是一种特殊的食品,故在烹制方法上也有其特点。除了一般的食品烹制方法外,还要根据中药炮制理论来进行原料的处理,如附片入膳,首先要按中药炮制方法,经盐渍、水煮、浸泡、姜制等多道工序进行处理后,才可烹制药膳。再如天麻鱼头膳的制作,须先将天麻用川芎、茯苓等药物炮制后,再用米泔水浸泡,然后放入米饭内蒸透,切片后置于鱼头中,加入调料蒸制而成。

第四节　药膳的分类

药膳的分类方法较多,在历代的中医药著作和药膳著作中均记载有不同的药膳分类方法,如《食医心鉴》中按病分为 15 类,每类食疗方中均有粥羹、菜肴、酒等类型。《太平圣惠方·食治论》中也是按病分为 28 类,每类中均有粥羹、饼、酒等。在明代的《遵生八笺》中则按药膳的加工工艺特点将其分为花泉类、汤品类、熟水类、果实粉面类、粥糜类、法制药品类等共 10 类。在清代的《饮食辨录》中采用的是按药膳的食品原料属性分类的方法,如谷类、茶类、果实类等。根据古代文献的记载以及现代食品加工、烹调技术引入药膳制作后所产生的影响,药膳食品大致可以从以下三个方面分类:

一、按药膳食品的原料属性分类

1. **禽肉类**　以肉类、水产品等为原料,配以某些药物,经烹调而成,如山楂肉干、虫草鸭子、天麻鱼头。

2. **蔬菜类**　以蔬菜为基本原料,加以某些药物(或药物的汁)烹调而成,如香椿菜苔。

3. **米面类** 以稻米、糯米、面粉等为基本原料，加入一定的药物，经煮、蒸等方法而制成，如民间常用的八宝粥、人参汤圆等。

4. **果实类** 以植物的果实为基本原料，经过一定方法加工，并加入适量药物制成，如梨膏糖、桂花核桃冻等。

二、按药膳的工艺特点分类

药膳的工艺有煨、炖、炒、蒸、卤、脍、煎、炙、煮、炸等传统烹调方法，还引进了现代食品加工技术如发酵、提炼、浓缩等。综合古今药膳的工艺特点，并结合药膳成品的特征，大致可以分为下述几类：

1. **菜肴类** 以肉类、蛋类、水产品、蔬菜为基本原料，以煨、炖、炒、蒸为基本方法，具有色、香、味、形、效的特殊菜肴，如黄芪鸡、紫苏鳝鱼、香椿鸡蛋。

2. **粥食类** 以大米、小米、糯米、大麦、小麦等富有淀粉性的原料，加入适量的中药，经煮熬而成的半液体状食品，如山楂粥、人参粥、杜仲粥等。由于古人强调老人以及病后、产后以糜粥浆养为主，故此类药膳多用于老年体弱的调养及产后、病后的康复。

3. **糖果类** 以糖为原料，加熬制成的固态或半固态食品，在制作过程中多以药料粗粉、药汁等掺入熬炼好的糖料中。还有一种是选取一定作用的食料或药物，经过药液或糖、蜜的煎煮炙制而成，如丁香姜糖、糖渍陈皮、茯苓饼。

4. **饮料类** 是将药物和食物原料经浸泡、压榨、煎煮或蒸馏等方法处理而制成的一种专供饮用的液体。它包括鲜汁，如鲜藕汁、荷叶汁；茶饮，如菊花茶、决明子茶；露汁，如银花露；药酒，如木瓜酒、枸杞酒；浓缩精汁，如虫草鸡精等。

5. **其他类** 还有些药膳食品尚不能用上述几类包括，如藕粉、杏仁粉、芝麻、盐粉、怀药泥、桃杞鸡卷、虫草鸭子罐头、雪花鸡罐头等。

三、按药膳的作用分类

1. **滋补强身类** 这类药膳主要由滋补类物品组成，具有调养气血、补阴补阳的作用，用于体弱或病后体虚的人员食用，如十全大补汤、茯苓包子等。

2. **抗衰老类** 这类药膳多选用性味较为平和，作用缓慢而持久的补益、调理性药物配制，具有延年益寿、抗衰防老的作用，适用于中、老年人抗衰防老之用，如参麦团鱼、仙人粥。

3. **健美类** 这类药膳包括减肥类，如参芪鸡丝蒸冬瓜、盐渍三皮；美容类，如笋汤海参、佛手笋尖；美发类，如三豆乌发美发糕、首乌胡萝卜。

4. **益智明目固齿类** 这类药膳以调养肝肾、滋补精血的药物为主，适用于小孩或老人记忆低下，或用脑过度而精力下降，或视物昏花、夜盲，或牙齿发育迟缓、动摇不固，如山药乌鱼卷、菖蒲鹿角菜、蒙花羊肝、滋肾固齿八宝鸭。

5. **治疗疾病类** 这类药膳品种较多，要在药膳师或医师的指导下，辨证施膳。根据病种、证候的不同，又可细分为下述几类：

（1）解表类：具有发汗解表的作用，如葱豉黄酒汤、姜糖饮。

（2）止咳化痰平喘类：具有降气化痰、止咳、润肺、平喘的作用，如止咳梨膏糖、瓜蒌饼。

（3）健脾开胃、消导化食类：具有健脾开胃、消积化滞的作用，如山楂肉干、果仁排骨、五香槟榔。

（4）壮阳散寒类：具有振奋阳气、温散寒邪的作用，如当归生姜羊肉汤、附子羊肉汤。

（5）理气止痛类：具有行气、理气、止痛的作用，如陈皮鸡、丁香鸡、佛手酒。

（6）养心安神类：具有养心安神、镇静的作用，如枣仁粥、玉竹心子。

（7）息风止痉类：具有养肝息风镇惊、平肝潜阳的作用，如菊花肉片、天麻鱼头。

（8）清热生津类：具有清热解毒、止渴生津的作用，如银花露、五汁饮、七鲜汤。

第五节　药膳的发展方向

从茹毛饮血到食不厌精、脍不厌细，进而到以食为养，强调食物的养生和保健功能，这无疑是人类物质文明和精神文明的一大进步。几千年来，药膳在养生、防病中起了重要的作用，对中华民族的饮食文化也产生了不可低估的影响，是中华民族文化宝库中的一块瑰宝。同时因药膳是在实践中产生，在养生防病中发展的，具有丰富的内容和十分重大的实践意义，特别是在当代人类回归大自然的呼声中，人类对自然疗法的喜爱与日俱增，药膳已走出国门，在世界上许多地方安家落户，显示了中华民族宝贵遗产——药膳的神奇和魅力。因此可以预测，人类对药膳的需求将愈来愈强烈，同时，对药膳的要求也不断提高，无论是对其作用机制的阐述，烹调方法的改进，抑或药膳经营管理的更新，都必须跟上时代的步伐。下述几个方面将成为药膳研究的热点和药膳发展的主要方向。

一、药膳作用机理的研究

药膳要走向世界，与现代饮食文化接轨，首先就要求用现代科学的语言对药膳的作用机理进行描述。同时，我们还要对药膳有效的机制进行深层次的探索，以更好地发挥药膳养生、防病、治病的作用。如张仲景的当归生姜羊肉汤是一张药膳名方，有温中补血、散寒止痛的显著作用。现代对其作用机制进行了深入的研究，发现当归生姜羊肉汤能显著延长小白鼠在寒冷中的生存时间，能抑制大白鼠在寒冷条件下肾上腺内胆固醇含量的下降，明显延长小白鼠的缺氧生存时间。根据分析，其机制是通过提高脂肪组织的分解、代谢，增加非寒战性产热，来避免过强的应激反应，从而提高动物对严寒的适应性，以延长寒冷条件下的存活时间。另外，还可能通过增强中枢神经系统的习惯作用，而起调节作用。据现代科学研究，当归含有一定量的维生素 B_{12}，其补血作用可能与此有关，维生素 B_{12} 对肝组织氧化谷氨酸与半胱氨酸也有加强作用。当归所含的挥发油具有镇痛、消炎作用。上述研究进一步阐明了当归生姜羊肉汤作用的原理和机制，并为该方开辟了新的用药途径。

二、药膳加工技术的发展

当代食品加工技术日新月异，如保鲜技术、膨化技术、精炼技术等发展非常快，药膳如何引入这些方法，使传统的药膳更具有现代色彩，亦是药膳的重要研究内容和发展方向。

三、药膳名方的发掘与整理

药膳古籍不计其数，其中存有大量的药膳名方，具有极大的开发价值，并且在我国民间也存在许多有效的药膳方剂，这些均有待我们进一步的发掘和整理。

四、药膳餐馆和药膳研究专门机构的建立

目前已开办了许多药膳餐馆，但仍满足不了需要，据调查在一些大城市，尤其是沿海开放城市，药膳餐馆尚属空白，所以在这些地方开办药膳餐馆是大有发展前景的。此外，在有条件的医院、疗养院、度假村也可开办药膳餐厅或药膳食堂，以满足不同人群的需要。

药膳的发展必然要求研究的深入，因此专门的药膳研究机构就显得尤为重要，机构中可设理论研究、剂型研究、检测中心、培训中心等不同的研究部门，专门地、系统地开展药膳研究及培训、推广工作。

总之，回顾过去，药膳在养生、保健、防病、治病中起到了重要的作用，具有丰富的内容，积累了丰富的经验。展望未来，药膳的发展前景诱人，市场广阔。我们要在发掘、整理、继承的基础上，运用现代科学理论与技术，对药膳学进行系统的研究，使其不断地完善和发展。

第二章

药膳基本理论和技能

经过历代医家不断实践和精心研究形成和发展起来的中医药膳学，具有一定的基本理论和技能。了解这些基本理论和技能，并进一步使之充实和完善，无疑能促使我国药膳学在新的历史条件下取得更大的进展。

第一节　药膳运用的中医理论

药膳是中国医药学的一个重要组成部分。药膳无论在药物和食物的配伍组方上，还是在临床施膳等方面，均以中医学的基本理论为指导，尤其是辨证论治理论的应用，更是其突出的特点及原则。中医学在认识疾病、解除病痛过程中，讲求理、法、方、药，每治一个病都要求：组药有方，方必依法，定法有理，理必有据。用药如此，在药物和食物的选择上也应如此。必须以中医理、法为依据，而理、法的确立，又必须以中医基本理论为指导，运用辨证方法及论治原则，在正确辨证的基础上，采取相应得当的治疗方法，选药组方，或选食配膳，并针对临床表现的各种证型，按药物食物的性能准确地进行选择、调配、组合成各种药膳方，用药物、食物之偏性来矫正脏腑机能之偏，使之恢复正常，或增强机体的免疫功能和抵抗力。如张仲景《金匮要略》之当归生姜羊肉汤治血虚有寒的腹痛，方中选用当归甘温补血止痛为主药，配以辛温的生姜温中散寒；因病属虚证，故重用羊肉血肉有情之品温中补虚。三者合用，共奏温中补血、祛寒止痛之功。另如，临床所见手足心热、心烦、口干、便秘之人，时或失眠，盗汗，心悸，舌红，少苔，脉数，根据中医学辨证的理论及方法来分析，可知为阴虚之体，且表现出心阴的不足，依据中医学论治的原则，针对这种情况即可确定滋养心阴、安神定志之法。在配膳时就要用一些能够起到滋养阴液、安神宁心作用的食品。如粮食中的小麦、大麦、小米、玉米、赤小豆；蔬菜中的大白菜、菠菜、冬瓜、黄瓜、扁豆、白木耳、紫菜、豆腐、蒿子秆；水果则宜选食鸭梨、橘子、大枣、青果、西瓜、莲子、百合；肉类可食用白鸭肉、鹅肉、鸡子黄、鲫鱼、青鱼、黄花鱼、甲鱼、蛤蜊等，如能经常选用，则食借药力，药助食威，对阴虚体质之人极为有利。

以中医理论为指导，按照中药的性味功能，与适宜的食物相配合，使之成为与人体脏腑阴阳、气血盛衰、寒热虚实等相适应的多种形式的药膳，以分别满足人们防治疾病、调补虚损、增强体质、缓减衰老、延年益寿的需要。同时，药膳作为一种膳食，就要选择一定的调味品，矫除某些药物或食物的不良气味，从而使药膳气香、味美，提高食欲，促使消化吸收。如银耳羹治阴虚肺燥，其中用冰糖，既助银耳润养肺胃，又取其味甜以调味，使服用者感到适口，乐于服用。

一、以五脏为中心的整体观

中医学对人体的生理、病理、诊断、治疗等方面的认识，从临床实践到理论的研究都有着自己的特点，其中，最突出的可谓整体观念，即十分重视人体自身的统一性、完整性及其与自然界的协调性。它认为人体是一个有机整体，构成人体的脏腑组织之间，一在结构上不可分割，二在功能上相互协调、相互为用，三在病理上相互影响，并且机体内在的生理、病理变化与外在自然环境的变化有着密切关系。机体的这种自身的完整性及其与自然界的协调性和统一性，中医学称之为整体观念。这一观念始终贯穿于中医的生理、病理、诊断、治疗以及养生之中。中医药膳学亦将此观念融合到自身的理论体系之中，认识到膳食活动既可以影响整个机体的生理、病理，又可以协调机体与自然界的关系，并以这种观念来认识病证、组方施膳。如用鸡肝汤补肝的方法治疗眼目昏花、视物不明，用乌发汤补肝肾以治疗脱发、白发等。

中医学认为，人体是一个统一的有机整体。具体体现在：①脏腑与脏腑、脏腑与形体各组织器官之间，通过经络的作用相互联系。如脾合胃，主肌肉、四肢，开窍于口，其华在唇等。②脏腑的功能活动互相分工，相互协作。如食物的受纳、消化、吸收、运行和排泄的过程，是通过脾、胃和大、小肠等脏腑的协调来共同完成的。③在病理方面，如果脏腑功能失常，就会通过经络反映于体表；形体组织器官有病，可通过经络联系而影响到所属脏腑；脏腑之间也可通过经络的联系而相互影响、相互传变。

可以说人体是一个完整而又统一的有机体，在这个完整、统一的有机体中，以五脏的生理病理变化为其核心。如《医原》说："人身之所守，莫重于五脏。"因此在诊治疾病时，可以通过五官、形体、色脉等外在变化，重点了解脏腑的虚实、气血的盛衰、正邪的消长，从而作出正确的诊断和治疗。

药膳是协调机体自身的整体性及其与自然界的统一性的重要因素。首先，药膳是协调人体自身的完整性和统一性的重要因素。药膳的精微物质通过消化吸收化生人体的气血津液，从而成为人体各脏腑组织器官功能活动的物质基础。药膳可通过自身的性味功效对人体各脏腑组织器官产生作用，《灵枢·五味》说："五味各走其所喜，谷味酸，先走肝；谷味苦，先走心；谷味甘，先走脾；谷味辛，先走肺；谷味咸，先走肾。"而通过五脏与五味之间的关系，五味对五体也产生相应的营养作用。《灵枢·九针论》说："五走，酸走筋，辛走气，苦走血，咸走骨，甘走肉。"五味过食积久增气，又容易损伤五脏之气，从而损伤五体。《素问·五脏生成》说："是故多食咸，则脉凝泣而变色；多食苦，则皮槁而毛拔；多食辛，则筋急而爪枯；多食酸，则肉胝䐜而唇揭；多食甘，则骨痛而发落，此五味之所伤也。"当五体有病时，又需通过五味与五脏的关系而各有节制，如《灵枢·九针论》说："病在筋，无食酸，病在气，无食辛，病在骨，无食咸，病在血，无食苦，病在肉，无食甘。"还进一步指出"口嗜而欲食之，不可多者，必自裁也"。由此可见，药膳对人体的作用是以五脏为中心，并通过五脏影响全身组织器官的。因而，在实施药膳时，总是从它对人体的整体作用特别是脏腑功能的影响而出发的。

其次，药膳是协调人体与自然界相统一的重要因素。中医学的整体观念还认为，人类生活在自然界，自然界既是人类生存的条件，也是疾病发生的外部因素。人与自然界之间保持动态的平衡，这一平衡一旦失调就会发生疾病。可见，不仅人体本身是一个有机的整体，而且人体与自然界也是统一的，自然界的变化直接或间接地影响于人体。随着四季气候的变化，机体的状态也会发生改变，《灵枢·五癃津液别》说："天暑衣厚，则腠理开，故汗出……天寒则腠理闭，气湿不行，水下流于膀胱，则为溺与气。"《素问·六元正纪大论》根据四时气候的变化提出用热远热、用温远温、用凉远凉、用寒远寒的施膳原则，即当气候寒凉的季节则避免食用寒凉的饮食，当气候温热的季节则避免食用温热的饮食，如冬季用附片羊肉汤，夏季用茉莉花茶。

源于这个道理。《周礼》中的食医则根据四时机体所需五味的特点提出饮食调味应春多酸、夏多苦、秋多辛、冬多咸，调以滑甘。当然，人体这种适应自然环境的机能，不仅表现在对四季气候的变化方面，还表现在对地理环境、居住条件以及一天中昼夜晨昏变化等各个方面。为了使人的机体适应四季气候的变化，增强对外界的适应能力，药膳配药中的四季五补就是根据以上的理论作为依据提出的，并作为一年四季立法施膳的指导思想。

二、以辨证论治为施膳原则

辨证论治是中医认识疾病和治疗疾病的基本原则，也是中医学的基本特点之一，是中医理论在临床实践中的具体应用。在中医理论指导下，通过四诊获取患者各种症状和体征，然后对其复杂的症状，进行综合分析，判断为某种性质的证候，就是辨证。进而根据中医的治疗原则，确定相应的治疗方法，就是论治。辨证是决定治疗的前提和依据，论治是治疗疾病的手段和方法。辨证论治的过程，就是认识疾病和解除疾病的过程。辨证和论治，是诊治疾病过程中相互联系、不可分割的两个方面，是理、法、方、药在临床上的具体应用。

辨证论治首先着眼于证的分辨，然后才能正确的施治。例如感冒，见发热、恶寒、头身疼痛等症状，病属在表，但由于致病因素和机体反应性的不同，又常表现为风寒感冒和风热感冒两种不同的证。只有把感冒所表现的证是属于风寒还是风热辨别清楚，才能确定用辛温解表药或辛凉解表药，予以适当的治疗。由此可见，辨证论治既区别于见痰治痰，见血治血，见热退热，头痛医头，脚痛医脚的局部对症治疗方法，又区别于那种不分主次、不分阶段、一方一药一病的治病方法。

遵循辨证论治的原则，辨证地看待病和证的关系，既可看到一种病可以随病程的不同，出现几种不同的证，又可看到不同的病在其发展过程中可以出现同一种证，因此中医学有同病异治或异病同治的治疗原则。辨证施膳是辨证论治在药膳中的具体应用。当疾病的证候诊断明确以后，则确定其相应的治疗原则，选择相应的药膳食品，给予针对性的治疗。所以，辨证施膳是中医理论和药膳实践相结合的体现，是药膳普遍应用的一个施膳规范。辨证施膳的过程，实际就是理法方药在临床上的具体应用，是药膳治病、健身、抗老的一个重要环节。如部分高血压、肺结核和慢性尿路感染患者，由于均具有头晕、耳鸣、腰酸、低热、手足心热、失眠、盗汗、心悸、舌红、少苔、脉细数等症状，辨证为阴虚火旺，病异而证同，都以滋阴降火为治疗原则，可以用雪羹汤、冰糖清炖银耳、梨浆粥等药膳以治疗，这就是异病同治的实例。

由此可见，中医临床施膳过程中，主要不是着眼于病的异同，而是着眼于证的区别。相同的证，可用基本相同的治法。不同的证，就必须用不同的治法，正所谓证同治亦同，证异治亦异。为什么中医治病、施膳要特别强调证？中医认为，证，也名证候，它是机体在疾病发展过程中的某一阶段的病理概括。由于证包括了病变的部位、原因、性质以及邪正关系，反映出疾病发展过程中某一阶段的本质，因而它比症状、病名更全面、更深刻、更正确地揭示了疾病的本质。

三、以阴阳五行学说为理论基础

阴阳五行学说是我国古代的哲学理论，具有朴素的唯物论和自发的辩证法思想，它对中国药膳学理论体系的形成和发展具有较大的影响。

（一）以阴阳平衡为中心的生理观

中医学认为，人体是一个有机的整体，其内部充满着阴阳对立、依存的关系。《素问·金匮真言论》说："夫言人之阴阳，则外为阳，内为阴；言人身之阴阳，则背为阳，腹为阴；言人身之脏腑中阴阳，则脏者为阴，腑者为阳。肝心脾肺肾五脏皆为阴，胆胃大肠小肠膀胱三焦六腑皆为阳。"而人身之一脏一腑之内又可继续分阴阳，如心阴和心阳，胃阴和胃阳。说明人体一切组织结构既是相互依存的统一体，又可用以划分为相互对立的两部分，且这两部分又具有相对性，阴阳中还可以再分阴阳。阴阳保持动态平衡，则机体生生不息，维持着正常的生理活动，如《素问·生气通天论》所言："阴平阳秘，精神乃治。"

（二）以阴阳失衡为核心的病理观

人体疾病病理变化，归根到底是人体生理状态的阴阳动态相对平衡被打破。人体阴阳任何一方的偏盛偏衰都可导致机体发生病变。邪气阴阳属性的不同，对人体阴阳之损伤亦有所区别。

《景景室医稿杂存》说："寒气者为阴邪，伤人之阳气；火气者为阳邪，伤人之阴液。"如多食生冷或感受寒凉引起腹痛、腹泻、喜暖肢冷、食欲不振等症，即是寒湿之邪致病，并损伤了脾胃阳气而出现一系列阴盛兼阳伤的现象。

（三）以调整阴阳为根本的药膳观

人体生理活动的正常状态依阴阳变化动态的相对平衡来维持，病理变化的核心是阴阳失衡，亦即物质与功能间的动态失衡，也可以认为是人体对营养物质的吸收与营养物质的消耗之间的动态失衡。所以，中医药膳学亦当是以调整阴阳，使其变化趋于动态平衡为根本目的。故《素问·至真要大论》提出"谨察阴阳所在而调之，以平为期"的原则。并为此列出了一系列治则，如寒者热之，热者寒之，微者逆之，甚者从之，坚者削之，客者除之，劳者温之，结者散之，留者攻之，燥者濡之，急者缓之，散者收之，损者益之，逸者行之，惊者平之，上之下之，摩之浴之，薄之劫之，开之发之，适事为故。所以，对阴阳偏盛表现为邪气盛的实证，应泻其有余；对阴阳偏衰表现为正气虚的虚证，应补其不足。《素问·阴阳应象大论》有阳病治阴，阴病治阳的治疗原则，王冰所注"壮水之主，以制阳光，益火之源，以消阴翳"。若虚实夹杂，则应泻实补虚兼顾。

（四）以五行学说为指导的施膳观

中医学认为，宇宙间的一切事物都是由木、火、土、金、水五种物质的运动与变化所构成，药物和这五种不同属性的物质之间存在着相互滋生和制约的关系，正是这些事物间纵横交错的联系，使事物在相互作用、相互协调平衡的运动变化中存在和发展。木、火、土、金、水这五种物质的五行属性，正常生克制化和异常相乘侮三方面的基本内容被中医学广泛运用，包括说明人体组织系统的功能和属性，说明人体五种系统功能之间的协调关系，说明人体五脏系统的病理关系，指导疾病的诊断和制定治疗法则。同样，五行学说对中医药膳学亦有着较大的指导作用。如药物和食物的五味酸、苦、甘、辛、咸，酸入肝属木，苦入心属火，甘入脾属土，辛入肺属金，咸入肾属水。木的特性是生发柔和，火的特性是阳热炎上，土的特性是孕育生化，金的特性是清肃坚劲，水的特性是寒润下行。食物和中药据其性味归属哪一行，也就具有哪一行的特性，并可以推测其归经。另外，"亢则害，承乃制，制则生化"。以五行学说说明五脏在生理上必须既相互资生又相互抑制，方能生化无穷；病理上太过与不及，均可为害。五脏之间必须相互补充，才能祛疾延年。临床上许多施膳原则，需以五行学说为指导，如木克土，肝有病易伤及脾胃，凡见肝病患者，常宜治肝兼以补脾健胃的药膳，以防传变，旨在先安未受邪之地，如《金匮要略》所言："见肝之病，知肝传脾，当先实脾。"在母子两脏同为虚证时，使用补母的原则，即所谓虚则补其母，如水不涵木的肝肾阴虚证，治法可用滋水涵木法，施以补肾或兼以补肝的滋补药膳。

四、气血津液学说在药膳中的应用

《素问·六节藏象论》曰："天食人以五气，地食人以五味……五味入口，藏于肠胃，味有所藏，以养五气，气和而生，津液相成，神乃自生。"意思是说，人体五脏之气、气血津液的生成，神气的健旺，全赖天地间五气、五味的供奉，而五气五味皆来源于自然界的食物。

人体气的生成和来源，一是藏于肾中来自父母的精气，二是饮食中经脾胃吸收的水谷精微之气和经肺吸入的自然界清气。所以，气的生成多少，与先天之精气是否充足、饮食营养是否丰富、肺脾肾三脏的功能是否正常有密切关系。而脾胃为后天之本，气血生化之源，特别是饮食伤人，脾胃先受其害，如《脾胃论》所言："饮食失节，寒温不适，脾胃乃伤。"所以在临床施膳中特别强调调补脾胃的重要性，如《类证治裁》所说："饮食，人所以卫生；而脾胃，实生之本也。脾胃健旺，则元气充足而病不生；脾胃受损，则元气不足，易生疾患。"血和津液均是人体的精微物质，提供人体所必需的营养物质，其来源亦多为脾胃受纳水谷而化生精微所成。《灵枢·决气》言："中焦受气取汁，变化而赤是谓血。"血、津液属阴，主濡润；气属阳主温煦。气与血、津液之间又可以相互滋生，功能上亦相互协调，中医学中气生血，血生气、气为血之帅，血为气之府、气行血，血载气，气统血，气统摄津液、气随血脱，血随气亡等，系气与血、津液相互关系的形象描述治疗疾病及养生保健时，可根据这些论述提出一些施膳的治疗原则，如中医所说的补气生血，气血双补，有形之血不能速生，无形之气当能速补等。

第二节　药膳应用原则

中医药膳的应用原则主要有辨证施膳、三因制宜、以脏补脏、应用药食性能等。

一、辨证施膳

辨证论治是中医学的特点之一，是以证为基础普遍应用的一种诊治方法。药膳在治病、保健等方面，均需以中医理论作为指导，根据不同人的体质、疾病情况的差异，对药膳的具体施法方面也应有所区别，这就叫辨证施膳。如《金匮要略》所言："所食之味，有与病相宜，有与身为害，若得宜则补体，为害则成疾。"所以在临床应用中，必须强调辨证施膳。

（一）根据疾病的性质施膳

病证有寒热之分，食物也有寒热之分。如食物中面粉、姜、葱、蒜、羊肉、狗肉、牛肉属温性，而小米、绿豆、白菜、西瓜、鳖、龟属寒性。寒证应予以热性饮食，忌食生冷咸寒，外感风寒证可选食适量的生姜、葱、蒜等辛散之品；热盛伤津证，可选西瓜、梨、绿豆等寒凉滋阴之品。正如经言寒者热之，热者寒之。

（二）根据所病脏腑、部位施膳

古人根据五行学说，把饮食分为酸、辛、甘、苦、咸五味。饮食五味入胃后，各归所喜脏腑和部位，分别滋养脏腑之气。五味对人体既可以单独发挥滋补作用，即酸养肝，苦养心，甘养脾，辛补肺，咸滋肾，又能相互共济，辛甘发散为阳而养上，酸苦涌泻为阴而滋下。

对于不同的部位和脏腑之病，也要根据脏腑和部位所喜所克的规律调节饮食。如《灵枢·九针》曰："病在筋，无食酸，病在气，无食辛，病在骨，无食咸，病在血，无食苦，病在肉，无食甘。"

故不同的病证，所食的药膳就该本着彼此相互资生，相互制约，补偏救弊的原则使之达到治疗的目的。

（三）根据正气损耗情况施膳

任何病证皆属正邪相争，无论病中或病后，正气总会遭到不同程度损耗。对此需要本着虚则补之的原则，而行药膳调补法，《素问·脏气法时》提出："五谷为养，五果为助，五畜为益，五菜为充。"来补益精气，往往起列单独药物治疗所不能起到的作用。所以有药补不如食补之说，如当归生姜羊肉汤、参乳汤等，均取羊肉、人乳等补益气血、益精生髓，与药膳中的药物起协同作用，从而达到治愈疾病的目的。

（四）病后饮食调剂

病后的恢复期，除要顾护正气外，还要注意疾病可因饮食不当而复犯，或数犯并发，或留下后遗症。如《素问·热论篇》所云："病热少愈，食肉则复，多食则遗，此其禁也。"故在此时，调剂好饮食或药膳很重要，既要考虑饮食或药膳的营养价值，又须顾及已衰的脾胃功能，给予富有营养、易消化的饮食或药膳，并要少吃多餐，避免百日功效，毁于一餐的后果。

二、三因制宜

中医在治疗疾病时，强调因时、因地、因人制宜，在辨证施膳时亦需考虑三因制宜。

（一）因时施膳

人与天地相应，人与自然界密切相关，外界环境中的春、夏、秋、冬四季气候变化，对人体生理、病理变化均产生一定的影响，因此在组方施膳时必须注意根据四时气候的变化特点以减少对人体的影响，采取相应的方法和药膳。如长夏阳热下降，水气上腾，湿气充斥，为一年之中湿气最盛的季节，故在此季节中，感受湿邪者较多，湿为阴邪，其性趋下，重浊黏滞，容易阻遏气机，损伤阳气，要注意春夏养阳，药膳用解暑汤为宜。

冬天气温较低，或由于气温骤降，人们不注意防寒，就易感受寒邪，容易损伤阳气，所谓阴盛则阳病就是阴寒偏盛，阳气损伤，或失去正常的温煦气化作用，故出现一系列机能减退的证候，如恶寒、肢体不温、脘腹冷痛等；寒邪收引凝滞，侵袭人体易使气机收敛牵引作痛；寒客经络关节，经脉拘急，气血凝滞阻闭，出现肢体屈伸不利，或厥冷不仁等。故《素问·举痛论》说："寒则气收。"痛者寒气多也，有寒故痛，药膳则宜遵寒则温之的治疗原则，可食天雄羊腿等。

（二）因地施膳

我国地域广阔，不同的地区，由于气候条件及生活习惯不同，人的生理活动和病变特点也不尽相同，所以施膳亦应有差异。东南潮湿炎热，病多湿热，宜清化之品；西北地高气寒，多燥寒，宜辛润。同是温里回阳药膳，在西北严寒地区，药量宜重，而在东南温热地区，药量就宜轻。

（三）因人施膳

由于人的体质、年龄、性别、生活习惯不尽相同，在组方施膳时，就有区别。如胖人多痰湿，宜清淡化痰，肥甘滋腻当忌；瘦人多阴亏津少，应滋阴生津，辛温燥热之品不宜。妇女有经期、怀孕、产后等情况，常用八珍汤、四物汤等组方配膳；老年人血衰气少，生理机能减退，多患虚证，宜平补，多用十全大补汤、复元汤等组方配膳；小儿生机旺盛，但脏腑娇嫩，气血未充，脾常不足，应以调养后天为主，常用药膳八仙糕等。

三、以脏补脏

以脏补脏是指用动物的脏器来补养人体相应的脏腑器官或治疗人体相应脏腑器官的病变，又称以形治形、以形补形、以脏治脏等。如以猪心来补养心血、安神定志，以猪肝来补肝明目，以猪腰来补肾益肾，以鹿筋来强壮筋骨，以鹿鞭来补肾壮阳等。

以脏补脏理论是前人在长期的医疗保健实践中，根据许多动物的脏器不仅在外部形状和解剖结构上与人体相应的脏器形似，而且在功能上也与人体相应脏器相近，并通过反复临床观察和验证而总结出来的。汉代名医张仲景《伤寒杂病论》中用獭肝、羊胆等治疗急性热病，猪脚汤治下痢，白通加猪胆汁汤急救下痢脉微重症，孙思邈用猪腰汤治疗产后虚羸；朱丹溪创大补阴丸治虚损病用猪脊髓，就是这一理论的具体运用。近代研究还证明了动物脏器在生化特性和成分构成上也有许多与人体相似之处，为以脏补脏理论提供了科学依据。人们在各种动物脏器中提取各种有效成分的基础上，进一步制成的生化药品已达数百种，使传统的脏器疗法得到了进一步发展。

　　动物脏器都属于血肉有情之品，其以脏补脏的作用都在草木之品之上，因此在药膳中应用十分广泛。应当注意的是，各种动物脏器虽对人体相应脏腑器官具有一定的作用，但各有其偏重点。如有的偏于补气，有的偏于补血，有的偏于补阳，有的偏于补阴。因此，以脏补脏理论在具体应用时，还应根据所用脏器的特点和人体相应的脏腑器官的特性区别运用。特别是一些动物的腺体和淋巴组织，如猪二肾上腺（俗称小腰子）、甲状腺（俗称栗子肉）等，或对人体有明显的损害作用，或有比较严格的剂量限制，均不可作为食物使用。若食用不当，极易引起中毒，严重者还可危及生命，应予注意。

四、据性取用

　　在中药学方面，有性味归经的学说，同样食物也有性味归经。各种食物由于所含的成分及其含量多少的不同，因此对人体的作用就不同，从而表现出各自的性能。食物的性能理论是前人在长期的医疗保健中对各种食物的保健作用以中医基础理论加以总结，并通过反复实践，不断充实、发展，逐渐形成的一整套独特的理论。所以运用中医中药理论，特别是中药学的四气、五味、升降沉浮以及药物归经等学说来分析食物、药膳的作用，是中医药膳学的另一特点。

（一）药物、食物的四气、五味

　　四气又叫四性，指药物或食物具有寒、热、温、凉四种不同的性质。寒和凉为同一性质，仅是程度上的不同，凉次于寒；温和热为同一性质，也是程度上的差异，温次于热。此外，有的药物或食物，多具滋阴、清热、泻火、解毒的作用，能够纠正热性本质，保护人体阴液，减轻或消除热性病证，主要用于热性体质和热性病证；凡属温热性的药物或食物，多具有助阳、温里、散寒等作用，能够扶助人体阳气，纠正寒性体质，减轻或消除寒性病证，主要用于寒性体质和寒性病证。药物或食物的寒凉和温热性是从药物或食物作用于机体所发生的反应，并经过反复验证后归纳起来的，是与人体或疾病的寒热性质相对而言的。还有一类药物或食物在四气上介于寒凉与温热之间，即寒热之性不明显，则称之为平性。平性药物或食物性质平和，不仅养生多用，而且在药膳上广泛应用或配伍使用，仍归属于四性。

　　五味，是指药物或食物所具有的辛、甘、酸、苦、咸五种不同的味，不同味的药物或食物具有不同的作用，味相同的药物或食物其作用也相近似或有共同之处。它是观察药物或食物作用于人体所发生的反应并经反复验证后归纳出来的。辛味药物或食物具有发散、行气、行血、健胃等作用，多用于表证，如生姜、香菜等；用于气血运行不畅，如陈皮、薤白等。甘味药物或食物具有滋养、补脾、缓急、润燥等作用，多用于机体虚弱或虚证，如山药、大枣等；用于脾胃虚弱，如粳米、鸡肉；用于拘急腹痛，如饴糖、甘草等。酸味药物或食物具有收敛、固涩、止泻的作用，多用于虚汗、久泻、遗精等精不内藏的疾病，如乌梅酸敛固涩以涩肠止泻。苦味药物或食物具有清热、泄降、燥湿、健胃等作用，多用于热性体质或热证，如苦瓜用于壅塞气逆证，黄芩用于湿热证。咸味药物或食物具有软坚、润下、补肾、养血等作用，多用于瘰疬、痰核、痞块等疾病，如昆布；用于大便燥结，如海蜇、淡盐水；用于补肾，如淡菜、鸭肉；用于养血，如乌贼鱼、猪蹄等。此外，还有淡味和涩味，淡味药物或食物具有渗湿、利尿的作用，多用于水肿、小便不利等，如茯苓、薏苡仁、冬瓜等；涩味药物或食物具有收敛固涩的作用，与酸味药物或食物作用大致相同。各种药物或食物所具有的味可以是一种，也可以兼有多种。在药膳的应用中，以甘味药物或食物最多，咸味和酸味药物或食物次之，辛味药物或食物再次之；苦味药物或食物最少。

（二）药物或食物的升降浮沉

在正常情况下，人体的功能活动有升有降，有浮有沉。升与降、浮与沉的相互协调平衡就构成了机体的生理过程，反之就会导致机体的病理变化。如当升不升，则可表现为泻痢、脱肛等中气下陷性疾病；当降不降，则可表现为呕吐、喘咳之证；当沉不沉，可表现为多汗等；当浮不浮，则可表现为肌闭无汗等。而能够改善、消除升降浮沉失调病证的药物或食物，就相对地分别具有升、降、浮、沉的作用，还可因势利导，有利于驱邪外出。药物或食物升降浮沉的作用与其本身的性和味有着密切的关系。凡具有升浮作用的药物或食物，大多性属温热，味属辛甘，如葱、姜、花椒等；凡具沉降作用的药物或食物，大多性属寒凉，味属涩或酸苦，如杏子、莲子、冬瓜。李时珍指出：酸咸无升，辛甘无降，寒无浮，热无沉。药物或食物升降浮沉是相对的两种作用，其中升指上升或升提，前者多用于病邪在上的病证，如涌吐以驱邪外出；后者多用于病势下陷的病证，如补气升阳以止泻止痢，补气升提以治内脏下垂等。降是指下降或降逆，多用于病势向上逆的病证，如降逆以止呕。浮是指外浮或发散，多用于外闭在表的病证，如发汗以解表。沉是指收敛或泻利，前者多用外脱的病证，如补气固表以止虚汗；后者多用于内积不泻的病证，如泻利以祛里邪。升降浮沉的作用并不是所有的药物或食物都具有的。很多药物或食物具有双向作用，如生姜既能发汗以解表，又能降逆以止呕。此外，药物或食物的升降浮沉与炮制和烹调有关，如酒炒则升，姜汁炒则散，醋炒则收敛，盐多则下行等。这说明药物或食物的升降浮沉作用在一定条件下是可以转变的，这在配膳时应加以注意和利用。

（三）药物或食物的归经

药物或食物对人体脏腑经络的作用是有一定范围或选择性的，如同为寒性药物或食物，虽都具有清热作用，但其作用范围不同，有的偏于清肺热，有的偏于清肝热，有的偏于清心火等；补益类药物或食物，也有补肺、补肾、补脾等的不同。所以把各种药物或食物对机体作用的范围或选择性作进一步的归纳和概括，使之系统化，很有必要。归经就是把药物或食物的作用范围或选择性与人体脏腑经络联系起来，以明确它对机体脏腑经络所起的作用，有的药物或食物主要对某一脏腑经络起作用。药物或食物归经理论是前人在长期的医疗实践中，根据药物或食物作用于机体脏腑经络的反应而总结出来的。如梨能止咳，故归肺经；山药能止泻，归脾经。所以药物或食物归经理论是具体指出药物或食物对人体的效用所在，是人们对药物或食物选择性作用的认识。

药物或食物的归经还与其五味理论有关。其中辛能入肺，甘入脾，酸入肝，苦入心，咸入肾。如生姜、香菜等辛味食物能治疗肺气不宣的咳喘。苦瓜、绿茶等苦味食物能治疗心火上炎或移热小肠证。药物或食物归经理论加强了药物或食物选择的针对性，进一步完善了药物或食物性能理论，对指导药膳的实施具有一定的意义。

第三节　药膳炮制

一、炮制的目的

药膳药物或食物在烹调制作前，必须依法对所用的药物或食物进行炮制，使其符合防病治病及药膳烹调工艺的需要，制备出药效和色、味、香、形均佳的食肴。其炮制目的是：

1. **除去杂质和异物，保证药膳食品纯净**　往往都带有一定量的泥沙杂质和皮筋、毛桩等非食用部分。因此在烹调前要通过对药物和食物严格的分离、清洗，使其达到一定的净度。

2. **矫臭矫味，增强药膳食品的鲜味**　某些药物和食物有特殊的不良气味，不易为人们所接受。如羊肉的膻味，紫河车的血腥臭味，狗鞭的腥味，鲜竹笋的苦涩味等，经炮制处理后就能消除。

3. **区分药物食物不同部位，发挥各自作用**　有些药物和食物因所用的部位不同，其效应各异。如莲子有补脾止泻、益肾固精的作用，莲心则清心之热邪，莲房用于止血、祛湿，猪肠中的直肠部分可用于治疗痔疮、脱肛、便血，故使用应有所区别，才能达到以脏养脏的目的，收到较好的疗效。

4. **提高药物和食物的效用**　如茯苓经乳制后可增强滋补、回枯生血的作用。香附醋制后有助于引药于肝，更有利于治疗肝经疾病。天麻鱼中的天麻，经川芎、茯苓、米泔水泡制后，再放入米饭中蒸，可增强天麻的疗效。去皮的雪梨，用白矾水浸后，不仅能防止变色，还能增强祛痰的作用。

5. **降低或消除药物的毒性或副作用**　为保证药膳应用的安全，必须在烹调制作前对具有毒性或副作用的药物进行炮制处理，以降低或消除毒性或副作用。如半夏生服能使人呕吐、咽喉肿痛、失声等，经炮制后可减轻这些毒性反应。

6. **转变药物和食物的性能，使之有选择地发挥作用**　不同的药物和食物有不同的性味，为了应用的需要，通过炮制转变药物和食物的性能。如生地黄性寒，味甘、苦，具清热凉血、养阴生津之功，而炮制成熟地黄则性温，专施补血滋阴之效。花生生者性平，炒熟后则性温。

7. **保证药膳食品的质量，利于工业化生产**　为了避免某些含挥发性成分的药物受热后有效成分损失，满足机械化生产的需要，将某些药物和食物采用现代科学技术对其有效成分进行提取分离制成一定的剂型，以保证药膳食品质量稳定，用量准确，同时有利于工业化生产。如将十全大补汤中的当归、白术、肉桂用蒸馏法制成芳香水，银花制取银花露，冬虫夏草制汁等。

二、炮制的方法

一般的炮制方法有：净选、浸润、切制、炮制四种。

（一）净选

选取药物和食物的应用部分，除去杂质和非药用（或非食用）部分，以适应药膳食品的要求。根据药物、食物的不同情况，可选用下列方法处理。

1. 挑选或筛选　拣除或筛去药物中的泥沙、杂质，除去虫蛀、霉变等。

2. 刮　刮去药物和食物上面的附生物和粗皮。如杜仲、肉桂刮去粗皮，虎骨刮去筋肉，鱼刮去鱼鳞等。

3. 火燎　将药物或食物在火焰上短时烧燎，使药物、食物表面绒毛迅速受热焦化，而药物内部不受影响，再刮除焦化的绒毛或须根。如狗脊、鹿茸火燎后刮去茸毛，鸡鸭禽体烧掉细毛等。

4. 去壳　去壳的方法因物而异，为了药物、食物用量准确，常在临用时砸破去壳，以净仁投料。如白果、核桃、板栗、花生等去壳取仁，诃子、乌梅去核取肉，动物去蹄壳爪掌等。

5. 碾　是碾去药物外表非药用部分，或将药物、食物干燥后碾成粗粒或细粉。如刺蒺藜、苍耳子炒碾去刺，人参、山药研成细粉等。

（二）浸润

由于许多有效成分大都能溶于水，若处理不当，很易造成药物、食物有效成分的损失。所以，应根据动物、植物品种的不同性质特点分别给予处理，当泡则泡，当快洗则快洗，以保证药膳食品质佳效高。常用洗、泡、润、漂、掸等。

1. 洗　用清水或温水除去药物、食物表面附着的泥土或其他不洁物。绝大多数都要经过洗，然后经其他炮制处理，制成所需要的规格。

2. 泡　将质地较坚硬的食物或药物在水中浸泡一定时间，使其吸入适量水分，达到软化的目的。根据药物或食物的大小、质地以及季节、温度而定泡的时间长短，一般质软体小者短泡，质坚体粗大者久泡。春冬气温低宜久泡，夏秋气温高宜短泡。总之，在水泡过程中要避免有效成分流失而降低效能，注意泡的时间不宜太长。

3. 润　是指不宜水泡的药物、食物采用水润使之软化的一种方法，它是使液体辅料或水分徐徐渗入药物、食物组织的内部。以达到既软化药物、食物，又不影响质量的目的。

（1）水润：如清水润燕窝、贝母、虫草，温水润发蘑菇、银耳。

（2）奶汁浸润：用牛奶、羊奶等奶汁浸润药物或食物的方法。如用牛奶润茯苓、人参等。

（3）米泔水浸润：用米泔水浸润药物、食物以去其燥性而和中的方法。如米泔水润苍术、天麻等。

（4）米汤浸润：用米汤浸润药物、食物。如米汤浸润天冬、茯苓等。

（5）药汁浸润：是药物和食物结合制膳的方法之一。如山楂汁浸牛肉成山楂牛肉干，吴萸汁浸黄连等。

（6）碱水浸润：用5%碳酸钠溶液或石灰水浸泡。如碱水润发鱿鱼、鹿筋、鹿鞭等。

4. 漂　为减低某些药物、食物的毒性和异味，采用水漂使之在水中停留时间较长或加其他辅料以减低毒性。如漂半夏以减低其毒性。漂的时间长短和换水次数应根据药物、食物的性质及季节气候的不同而决定，冬春每日换水 1 次，夏秋每日换水 2～3 次，一般漂 3～10 天即可。有些药物、食物为了便于保存而用盐浸渍，使药物、食物中含有大量盐分，在应用前需要将盐分漂去，如咸鱼、肉苁蓉等；有的要漂去苦涩味，如鲜竹笋等；有的应漂去血腥臭味，如紫河车等。

5. 焯　为能搓去药物、食物的种皮，而将其置沸水中微煮的方法，如杏仁、扁豆去皮等。也可用焯法汆去血水，使食品味鲜汤白，如焯去鸡鸭、肉类血水等；熊掌、鹿筋、牛鞭等用葱叶、酒料、生姜同煮，可以除去腥、膻臭味；牛肉、羊肉用柏木块、蛋壳、或麦草适量煮沸，除去腥膻臭味等。

（三）切制

对净选软化后的药物、食物，根据其性质不同，切成一定规格的片、块、丁、节、丝等，以供药膳菜肴制作备用。在切制时要注意刀工技巧，必须适合烹调的需要，切制的块、片、丁、丝都应整齐划一，粗细均匀，厚薄一致，长短相等，使菜肴有好的造型。

（四）炮制

药物、食物经过净选、浸洗、切制后都要依法进行炮制。炮制根据加热温度和辅料不同分为炒制、煮制、蒸制和炙制等。

1. 炒制　就是将药物或食物在锅内翻动加热，炒至所需火候的一种方法。一般有以下几种方法：

（1）清炒法：不加任何辅料，将药物、食物炒至黄、香、焦的一种方法，但要掌握炒的时间和火候。

①炒黄：将药物、食物在锅内文火加热，不断翻动，炒至表面呈淡黄色，使体质松脆，便于粉碎和煎出药物，并矫正不良气味。如炒鸡内金至酥泡卷曲，有腥气溢出。

②炒焦：将药物、食物在锅内翻动炒至外黑存性为度。如焦山楂等。

③炒香：将药物、食物在锅内文火炒至有爆裂声和香气为度。如炒芝麻、花生、黄豆等。

（2）麸炒法：先将麦麸在锅中翻炒至微冒烟，加入药物或食物不断翻动，炒至表面显微黄色或较原色稍深为度。筛去麦麸，冷却后收存，此法可以健脾益胃，减去药物、食物中的油脂。如炒川芎、白术等。

（3）米炒法：将大米或糯米与药物或食物在锅内同炒，翻动使均匀受热，以米炒至黄色为度，其功效主要是健脾和胃。如米炒党参等。

（4）盐炒或砂炒：即先将油制过的盐或砂倒入锅内炒热后加入药物或食物，炒至表面酥脆为度，筛去盐砂，即可存放，主要使骨质、甲壳、蹄筋、干肉或质地坚硬的药物或食物经过砂或盐炒，除去腥气或使药物、食物酥松，易于烹调。如盐酥蹄筋、砂酥鱼皮等。

2. 煮制　为了清除药物或食物的毒性或刺激性和涩味，减少其副作用，根据其不同性质，将它与辅料放于锅中加水共煮（水要淹过药面），煮至水浸透心或反复煮制等。煮制时间的长短应根据它的不同情况而定，一般至中心无白色或刚透心为度。加辅料的目的是转变其性能，便于二次炮制或烹调。如鱼翅、鱼唇、鱼皮在锅内煮沸约 10 分钟后，改用焖的方法，保持一定的水温继续焖 3～4 小时，待体质柔软时捞出。如远志同甘草水同煮，水以淹过药面为度，煮至水干，拣出甘草，取出远志，干燥即可。

3. 蒸制 将药物、食物置于适当容器中蒸至透心或规定的要求。如清水漂过的熊掌轻轻刮去绒毛洗净后放入容器中加适量酒、葱、姜蒸 2 小时取出，再洗净除去骨和脚底毛皮，洗净备用。

4. 炙制 将药物或食物和液体辅料如蜂蜜、酒、盐水、油、醋、药叶等，共同加热，使辅料进入药物或食物内部的制作方法。蜜炙就是与蜜同炒，有润肺作用，如炙甘草、炙黄芪炒至不粘手，呈深黄色光泽为度。酒炙是白酒或黄酒与药物和食物同炒，文火炒至变色为度，如酒炒白芍。盐炙是药物与食物同盐水拌，待盐水被吸尽，晾至微干，炒至微黑为度，如盐炒杜仲，有入肾、补肾作用。油炙是植物油和药物、食物同炒，炒至酥脆为度，易于打碎和烹调增强其功能。醋炒能加强活血、理气、镇痛的作用，如醋炒元胡，能使它的有效成分生物碱形成盐，而易溶解于水。

三、药液的制备

（一）药液制备原则

使用溶剂，应对所需有效成分能够最大限度地提取，而尽可能不或少提出其他成分。溶剂有良好的稳定性，应不与药物的成分起化学变化，对人体无毒副作用。

（二）常用溶剂

有水、乙醇、苯、氯仿、乙醚等。水是最常用的溶剂之一，经济、安全，对药物、食物的穿透力较强，故提取率高。缺点是选择性不强，对某些含淀粉、黏液质、树胶、果胶的药物，在加热情况下，不易提出有效成分，造成过滤和精制的困难，而且提取液易霉败。乙醇是常用的有机溶剂，它选择性较好，提取率高，可配成不同浓度，且回收容易，防腐作用好。缺点是易燃，成本较高。其他如苯、氯仿、乙醚优点是选择性强，不能或不易提出亲水性杂质。缺点是挥发性大，易燃，一般有毒，价格较贵；透入植物组织的能力较弱，提取时间较长。

（三）提取方法

采用现代科学技术提取药物和食物有效成分，精制成药液。备用药液按每毫升相当于药物的克数计数，临用时以毫升计量投入每份药膳食品中，从而达到用量准、疗效高、收效快的目的。但是提取时要按各种药物的不同性质选用不同的方法。

1. 煎煮法 是多用水作溶剂，将药物或食物适当粉碎或切片后加水煮，提出有效成分的方法。它是最常用的提取方法，操作简便、经济、提取效率高，多数有效成分可被提出。

2. 渗漉法 是采用溶剂通过渗漉筒浸出药物或食物有效成分的提取方法。它不仅提取效率高，同时节约溶剂，是较常用的提取方法，但不宜用挥发性很强的溶剂，一般常用乙醇、酸性或碱性水等。

3. 蒸馏法 是利用水蒸气加热药物，使所含挥发性有效成分，随水蒸气一起蒸馏出来的方法。常用于挥发油的提取或芳香水的制备。

4. 回流法 是采用有机溶剂进行加热提取药物或食物的有效成分，防止溶剂的挥发，或提取易挥发的有效成分时所采用的一种方法。提取效率高、速度快，溶剂用量较省，如回流法提取川贝、冬虫夏草等。

（四）过滤

过滤是滤除沉淀物质，以获得澄明溶液的方法。过滤是应用适当的多孔性器材，使混悬液中的固液分离。它分为常压过滤法、减压过滤法、瓷质漏斗抽滤法、自然减压过滤法和助滤法等。

1. **常压过滤法** 多用于药物或食物提取液首次过滤，滤材多用纱布，滤器为漏斗。方法是用一手持玻璃棒压住滤材，另一手将药液沿着玻璃棒徐徐倒入滤器，随时添加药液。

2. **减压过滤法** 减少滤液下面的压力以增加滤液上下之间的压力差，使过滤速度加快，减压可用抽气机或其他抽气装置。抽气机抽气量大，真空度高。抽气管抽气是利用自来水高速流动时带走空气而形成的压力差，以达抽气目的。

3. **瓷质漏斗抽滤法** 先将瓷质漏斗和抽滤瓶连接，并塞紧橡皮塞，避免漏气。将滤纸平铺于漏斗内，一般铺 2~3 层，加入少量去离子水，将滤纸铺平抽紧，加入适量药液，即可开始抽滤。

4. **自然减压法** 增加漏斗体的长度，同时加长漏斗出口管，并于漏斗下部盘卷一圈，使液体在整个过滤过程中充满出口管，以增大滤器上下的压力差，提高滤速。

5. **助滤法** 是药液不易过滤澄明或滤速过慢时，加助滤剂助滤的过滤方法。常用助滤剂有滑石粉和纸浆。滑石粉吸附性较小，能吸附细菌，对挥发油、胶质有较好的分散作用和较好的澄明作用，用量为药液的 0.5%~20%。纸浆能吸附某些色素，不与药物起反应。方法是先取适量助滤剂用去离子水调成糊状，安装好抽滤装置，助滤剂倾入瓷质漏斗内，加离子水进行抽滤，至洗出液不含助滤的痕迹，澄明为止，将药液徐徐倒入，进行正式过滤，反复抽滤到澄明。

（五）浓缩

药物或食物提取所得的溶液，一般有效成分含量低，需进行浓缩，提高浓度，以便精制。常用的浓缩方法有蒸发浓缩法和蒸馏浓缩法两大类。

1. **蒸发浓缩法** 通过加热使溶液水分挥发的一种浓缩方法。此法操作简便易行，适用于有效成分不挥发，且在加热时不被破坏的提取液。常用水提取和浓度极低的有机溶剂提取液。

（1）直火蒸发：将提取液置火上铝锅或搪瓷盆内，先用武火加热至沸，后改文火，保持沸腾，不断搅拌，浓缩到一定体积和稠度即可。此法直火加热、温度高、蒸发快，但锅底往往会发生焦糊和炭化。

（2）水浴蒸发：是采用水浴间接加热，使溶液蒸发的方法。方法是先用较小的铝锅或搪瓷盆，装提取液，再用一大口铝盆，加水适量，将盛药的小铝盆，置大盆内隔水加热，不断搅拌，浓缩到需要的体积和浓度即可。此法克服了直火加热蒸发时易发生焦糊和炭化的缺点，但蒸发速度慢，故可先用直火蒸发，后改用水浴蒸发。

2. **蒸馏浓缩法** 是将药液在蒸馏器内加热到汽化，通过冷凝回收溶剂，同时浓缩药液的方法。常用于有机溶剂溶液，以便回收有机溶剂，降低成本。它分为常压蒸馏和减压蒸馏。

（1）常压蒸馏：是在正常大气压下进行蒸馏的操作方法，适用于有效成分受热不易破坏的提取液。

（2）减压蒸馏：是在降低蒸馏器内液面压力情况下进行浓缩的方法。蒸馏器内气压降低后，液体的沸点也随着降低，蒸发速度加快，因此药液不仅受热温度低，而且受热时间短，浓缩效率高，适用于沸点较高、有效成分受高温易被破坏的提取液浓缩。

第四节 药 膳 配 伍

一、药膳配伍原则

药膳配伍，就是在中医基础理论及药膳学理论的指导下，采用两种以上的药膳物料配合应用，相互协同。适当的配伍，可调整物料的性味功能，增强药物疗效。各种药膳配方，不是简单的几种药物或食物相加，而是按照一定原则进行配方的。一般按主（君）、辅（臣）、佐、使的要求进行配伍。主药针对主病、主症起主要作用，解决主要矛盾；辅药是配合主药加强疗效起协同作用的药物；佐药是协助主药治疗兼证或缓解、消除主药的烈性、毒性的药物，此外还有反佐作用；使药为引经调味、赋形之用的药物。正如《素问·至真要大论》所言："主病之谓君，佐君之谓臣，应臣之谓使。"药膳组方中的主药或主食、辅药或辅食，可能是一味、两味，也可能是多味，无一定数量限制，但总以药味少而精、疗效高、安全为宜。例如大建中汤，方中人参、干姜为主，川椒、饴糖为辅。干姜走胃肠，止呕、止泻，川椒走关节利尿止痛，二药合用激发脾胃；人参强壮，饴糖滋补，二者合用能补益强身。故该方主治中阳衰弱，阴寒内盛，脘腹剧痛，腹满呕吐，不能饮食。

药膳配伍虽有定法，但也不是一成不变的，根据阴阳偏胜、病性变化、体质强弱、年龄大小以及地域习惯的不同，可以灵活加减运用。在药味上加减变化，能改变其功用和适应范围。在药物配伍上变化，会直接影响该方的主要作用。在药量上加减变化、药物配比互换、主辅药的位置改变可使方剂的性能受到影响，所主治的证候亦有不同。

二、药膳配伍方法

（一）运用药物配伍七情学说

各种药物或食物都有各自的性能，它们在配合食用时，会产生各种变化，前人在总结药物或食物的配伍关系时，提出了药物或食物配伍的七情学说，在七情中，除单行是单味药物或食物以外，其余六个方面都是谈配伍关系的，它亦是药膳配伍的基础。药物或食物经过配伍以后，可以满足药膳养生和治疗的多种要求，适应复杂的病情，扩大药膳的应用范围，提高药膳的治疗和养生效果，还可以消除或减轻某些药物或食物的副作用。药物或食物配伍的具体七情为：

1. **单行** 单一物料的独立使用。如独参汤。

2. **相须** 相似功能物料的联合使用，以互相增强作用。如山药与母鸡配伍食用，明显增强补益强壮作用。

3. **相使** 两种以上的物料同用，以一种物料为主，其余的为辅。如黄芪炖鲤鱼，黄芪益气可增强鲤鱼利水消肿之功，两者起协同作用。

4. **相杀** 两种物料配伍使用时，一种物料能减轻或消除另一种物料的副作用。如食用螃蟹常配用生姜，以生姜减轻螃蟹的寒性，并解蟹毒。

5. **相畏**　就是一种药物的毒副作用能被另一药物抑制。如半夏畏生姜，即生姜可以抑制半夏的毒副作用。使其药性缓和。

6. **相恶**　即两种物料合用，一种物料能使另一种物料原有功效降低，甚至丧失。如人参恶莱菔子，因为莱菔子能削弱人参的补气作用。

7. **相反**　指两种物料相配伍时，能产生毒性反应或副作用。

在药物或食物配伍时的七情中，相须、相使、相畏、相杀是在配膳时应加以利用的，相恶、相反属配伍禁忌。但有时，在一席膳食中，也有运用相畏原理以调节功效的，如食用鹿肉温补气血，为避免其性过热，常配以滋阴润燥之品。

（二）运用配伍禁忌

由于不同药物具有不同的性能和适应范围，不同的个体和疾病对药膳的要求不同，因此，大多数药膳在具体使用时，既有适宜于养生和治病的一面，亦有不利于养生和治病的一面，这就是药膳的禁忌。禁忌一般包括配伍禁忌、妊娠禁忌、发物禁忌、药食禁忌和疾病禁忌，这里主要论及配伍禁忌。

配伍禁忌是指两种药物或食物在配伍使用时，可降低药物或食物的养生或治病效果，甚至对人体产生有害的影响。主要有上述七情中的相恶和相反两个方面。但传统本草学著作中有十八反、十九畏之说，概括了本草中的配伍禁忌，可供药膳配伍时参考。十八反为"本草明言十八反，半蒌贝蔹及攻乌，藻戟遂芫俱战草，诸参辛芍叛藜芦"。即乌头反半夏、瓜蒌、贝母、白蔹、白及，甘草反海藻、大戟、甘遂和芫花，藜芦反人参、党参、丹参、苦参、南沙参、北沙参和赤芍、白芍。十九畏为"硫磺原是火中精，朴硝一见便相争，水银莫与砒霜见，狼毒最怕密陀僧，巴豆性烈最为上，偏与牵牛不顺情，丁香莫与郁金见，牙硝难合京三棱，川乌草乌不顺犀，人参最怕五灵脂，官桂善能调冷气，若逢石脂便相欺"。其他有关药物或食物配伍禁忌的内容在历代有关文献中亦有较多论述，如猪肉反乌梅、桔梗，狗肉恶葱，羊肉忌南瓜，鳖肉忌苋菜、鸡蛋，螃蟹忌柿、荆芥，茯苓忌醋，葱忌蜂蜜，人参恶黑豆、忌山楂、萝卜、茶叶等。另如胡萝卜、黄瓜等含有分解维生素 C 的食物不宜与白萝卜、旱芹等富含维生素 C 的食物配伍，牛奶等含钙丰富的食物不宜与菠菜、紫草等含草酸较多的食物配伍使用。

第五节　药　膳　烹　调

药膳的烹调，是把一定的药物和食物经过药膳炮制、配方之后，按照一定的工艺规范，制作成具有药用效果的药膳的全过程。

一、药膳烹调特点

药膳烹调在中国具有悠久的历史、民族的风格、精湛的技艺。药膳能滋补强身、调理人体生理功能，达到治病养生、延年益寿的目的。其制作除具有色、香、味、形一般饮食烹调特点外，还具有药物和食物中的营养成分在治病强身方面的独特效能，有食借药力、药助食威的效果。

药膳的形式主要以汤为主，占现有药膳品种的 50%，这可以被认为是从药物的汤剂演变而成的，通过煎煮可以使药物、食物的有效成分溶于汤中，发挥其应有的功效。如十全大补汤、八宝鸡汤、双鞭壮阳汤等。

药膳的加工方法以炖、煮、蒸为主，这样使药物在加热过程中有效成分能最大限度地溶解出来，增强其功效。

药膳的调味一般都要保持原料本身所具有的鲜美味道，且不宜用调味品改变或降低原有的鲜味，这是从性味与功效的一致性为出发点考虑的。有的必须进行调味才为人们乐于食用，如用食盐、胡椒、味精、香油等。对于本身有腥膻味的药物和食物，如龟、鳖、鱼、牛鞭、羊鞭、鹿肉等则按品种采用一定的方式进行必要的矫味，对于本身无明显滋味的淡味药物和食物，如燕窝、海参等则必须进行增味。

药膳烹调总的特点是：保持药物和食物的原汁、原味为主，适当地佐以辅料调制其色、香、味、形，做到既有可靠的效用，又有较鲜美的色、香、味、形，诱发人们的食欲，使其乐意食用，从而使药膳的固有效用得到充分发挥。

二、药膳烹调要求

药膳是一种既可治病健身，又能饱腹充饥的新型食品。因此在烹调时要具备下列要求。

药膳调制人员不仅精于烹调技术，而且要具有中医药理论知识，二者有机地结合，加以发挥和创造，才能不断提高药膳烹调技术水平。药膳的原料是食物和药物，掌握好这两种原料的知识是搞好药膳烹调的先决条件，没有原料就没有进行烹调的物质基础。

药膳的烹调制作，必须在药膳医师和药膳炮制师配制合格的药物和食物基础上，按照既定的制作工艺进行烹调制作，才能保证药膳制成之后质量符合标准，色、香、味、形并茂。否则，就会因粗制滥造而削弱甚至丧失药膳的效用。

药膳烹调制作必须注意清洁卫生工作。在烹调过程中，应做到清洁卫生符合食品卫生法的要求。药膳是为了人民群众健康长寿服务的，清洁卫生工作的好坏直接牵涉到药膳的质量和功效，如果忽视这项工作，不但不能起到防病强身的作用，甚至还会适得其反。

药膳烹调制作必须按照综合利用、提倡节约的原则，做到既保证药膳的质量，又充分利用原材料，尽量降低成本。在药膳的烹调过程中，由于质量和功效的要求，在取材用料上是十分严格的。就同一种动物或植物而言，在部位上取料都是大有讲究的，如动物的头、蹄、爪、内脏以及植物的根、茎、叶、花、果实在药膳上的应用都是各不相同的。所以除了主要部位之外，还应考虑综合利用，做出各式各样的药膳食品。另外，对那些烹调药膳后剩余的副产物也要做到物尽其用。如鸡内金、鳖甲、龟板等都是紧缺的药材，应当收集起来作为药用。这样也就相应地降低了药膳的成本。

三、药膳烹调原则

药膳是以药物和食物为原料，按照一定的法则结合制成的。如何结合得当，使之行之有效，是采用什么方法进行制作的指导思想。使药膳不仅具有一定的性味、功效，而且色、香、味、形齐全，在此原则指导下可有药食共烹和药食分制后再合成两种形式。

1. 药食共烹 是直接将药物和食物同时在锅内进行烹制，使药物和食物中的有效成分直接地进行复杂的化学反应，相互发生作用以达到食借药力，药助食威的目的，并可使一些脂溶性的有效成分便于煎出。它又分为席上见药和不见药两种情况，席上见药的药膳多用较名贵的药材和气、色、形美的药材，如天麻鱼头、田七炖鸡、虫草鸭子等。采用这种方法时，对食物和药物本身的色和形都有比较严格的要求，它要求投料精确，工艺考究。不见药的药膳是药物和食物仅在烹调过程中相结合，在膳借药力之后，就将药渣除去，仅以膳食供人们食用。此法适于药膳方剂中药物组成较多和具有怪味或难看颜色的药物，如十全大补汤、八宝鸡汤。

2. 药食分制　是指在药膳烹调制作的过程中，先将药物和食物分别采用不同的方式进行提取和烹制，然后再按一定的要求把它们组合在一起制成药膳。此法用于：①药膳中含有的药物太多，如妇科保健汤、十全大补汤、八宝鸡汤；②药膳中含有不适气味、难看色泽或形态的药，如川芎、熟地黄、乌梢蛇；③药膳中的药物和食物不宜采用同一方法进行烹调，如杜仲腰花中的杜仲、首乌肝片中的首乌、山楂核桃茶中的山楂等。此法适于药膳食品企业大生产的需要，它能够使药膳中的剂量准确、质量稳定、服用方便、制法科学，可制作药膳罐头和药膳保健饮料。

四、药膳烹调方法

药膳烹调方法是由药膳的特点而决定的。药膳的形式以汤为主，口味上保持食物和药物的本来鲜味。因此，烹调方法主要有炖、焖、煨、蒸、煮、熬、炒、卤、炸、粥、饮料等。

（一）炖

是药物和食物加清水同煮，放入调料置于武火上烧开撇去浮沫，再置文火上炖至熟烂的烹制方法。具体方法是：食物先在沸水锅内焯去血污和腥膻味，然后放入炖锅内。另将所用药物用纱布包好，用清水浸漂几分钟后放入锅内，再加入生姜、葱、胡椒及清水适量，先武火煮沸，撇去浮沫，改用文火炖至熟烂。一般炖的时间在 2~3 小时左右，其特点是质地软烂，原汁原味，如雪花鸡汤、十全大补汤等的制作方法。

（二）焖

是先将药物和食物用油炝加工后，改用文火添汁焖至酥烂的烹制方法。具体方法：先将原料冲洗干净，切成小块，烧热锅倒入油炼至油温适度，下入食物油炝之后，再加入药物、调料、汤汁，盖紧锅盖，用文火焖熟。特点是酥烂、汁浓、味厚。如枣杏焖鸡、参芪鸭条等。

（三）煨

是指用文火或余热对药物和食物进行较长时间的烹制方法。具体方法是将药物和食物经炮制之后，置于容器中，加入调料和一定数量的水慢慢地将其煨至软烂。其特点是汤汁浓稠、口味肥厚。如川椒煨梨、黄精煨肘等。

（四）蒸

是利用水蒸气加热烹制药膳的方法，其特点是温度高，可以超过 100℃，加热及时，利于保持形状的完整。此法还可用于药膳的炮制和药膳的消毒灭菌等。具体方法是将药物和食物经炮制加工后置于容器内，加好调味品、汤汁或清水，待水沸时上笼蒸熟、火候视原料的性质而定。一般不易蒸烂的药膳可用武火，具有一定形状要求的则可

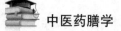

用中火徐徐蒸制，这样才能保持形状和色泽美观。

（五）煮

是将药物和食物一起放在多量的汤汁或清水中，先用武火煮沸，再加文火煮熟。其特点是口味清鲜，煮的时间比炖的时间短。方法是将药物和食物按初加工的要求加工后，放置在锅中，加入调料，注入适量的清水和汤汁，用武火煮沸后，再用文火煮至熟。适用于体小、质软一类的原料，如石斛花生的制法。

（六）熬

是将药物和食物经初加工炮制后，放入锅中，加入清水，用武火烧沸后改用文火熬至汁稠物烂的烹调方法。其特点是熬的时间比炖的时间更长，一般在3小时以上，其汁稠味浓，多适用于含胶质重的原料。具体方法是将原料用水涨发后，择去杂质，冲洗干净，撕成小块，锅内先注清水，再放入原料和调料，用武火烧沸后撇净浮沫，改用文火熬至汁稠味浓即可。如冰糖银耳的制法。

（七）炒

一般是先将药物提取成一定比例的药液，然后再加入食物中一起炒制。其特点是鲜香入味，或滑嫩，或干脆。具体方法是先用药液调拌食物或将药液直接加入锅内和成膳后勾汁等方法。炒时先烧热锅，用油滑锅后，再注入适量的油烧至温度适度，下入原料用手勺或铲翻炒，动作要敏捷，断生即好。有些直接可以食用的味美色鲜的药物也可以同食物一起炒成。芳香性的药物大多采用在临起锅时勾汁加入，以保持其气味芬芳，如杜仲腰花、枸杞肉丝的制法。

（八）卤

是将经过初加工的食物，先按一定的方式与药物相结合后，再放入卤汁中用中火逐步加热烹制，使其渗透卤汁，直至成熟。其特点味厚气香。卤汁的配法是：沸水10kg，酱油2500g，绍酒250g，冰糖500g，大茴50g，食盐250g，草果50g，桂皮50g，甘草50g，花椒25g，丁香25g。上药装入纱布袋扎紧口，投入沸水中，加酱油、酒、食盐、冰糖等调料及姜、葱，用文火煮沸，俟透出香味，颜色成酱红色时，即可以用来卤制原料。如丁香鸭、陈皮鸡的制法。

（九）炸

是武火多油的烹调方法，一般用油量比要炸的原料多几倍。其特点是味香酥脆。具体方法是将药物制成药液或打成细末，调糊包裹食物再入油锅内加热至熟。要求武火、油热，原料下锅时有爆炸声，掌握好火候适度，防止过热烧焦。如山楂肉干、怀山肉麻元的制法。

（十）烧

一般是先把食物经过煸、煎、炸的处理后，进行调味调色，然后再加入药物和汤或清水，用武火烧开，文火焖透，烧至汤汁稠浓。其特点是汁稠味鲜，如参杞红烧熊掌的制法。注意掌握好汤或清水的用量，一次加足，避免烧干或汁多。

（十一）粥

是按照处方的要求选用一定的中药材和其他的米谷之物共同煮制而成的。对于疾病初愈身体衰弱者是很好的调养剂，有的还能治疗或辅助治疗某些疾病。其特点是吸收快、不伤脾胃、制法简易、服食方便、老少皆宜，长期服可滋补强壮、疗病抗衰、延年益寿。具体方法有两种：①药、米同煮：与药、食共制相似，同锅煮制成粥，如莲实粥、苡仁红枣粥。②药、米合制：是先将药物打成细粉或提成浓汁，再同米、谷之物同煮成粥，如生地黄粥、荜茇粥的制法。

（十二）药膳饮料

是以药物、水或酒、糖等为原料做成的含有药物有效成分和具有某种效用的液态食品，其特点是解凉消渴、清心润燥。具体方法是将药物以沸水冲泡法、蒸馏法制成药液，过滤后加入冰糖或蜂糖调味分装制成，或药物用白酒浸制成澄清液体制剂，如双花饮、人参枸杞酒。

第六节　药膳治法

药膳治法是指在中医理论指导下，针对药膳顾客的具体疾病或体质类型所确定的具体的治疗方法。它是中医理论与临床药膳实践相结合的产物。早在《内经》就有"其在皮者，汗而发之"，"其高者，因而越之；其下者，引而竭之"等论述。后世医家相继发挥，提出了各种治法分类原则与方法，其中，对后世影响最大的是八法分类法，清代医家程国彭在《医学心悟》中论述的"论病之情，则以寒、热、虚、实、表、里、阴、阳八字统之；而论治病之方，则又以汗、和、下、消、吐、温、清、补八法尽之"。根据药膳的特点、使用范围，药膳常用的治法有汗法、清法、温法、补法、理气法、消食法和祛湿法等，其中以补法应用最广。

一、汗法药膳

汗法药膳即具有疏散外邪、解除表证作用的一类药膳，又称解表药膳。主要用于外感初起，如恶寒发热、头痛项强、肢体疼痛、无汗或有汗等表证。具体又根据表寒证、表热证，分为辛温解表药膳和辛凉解表药膳两种。

1. **辛温解表药膳**　用于风寒表证，症见感冒风寒初起，发热、头痛、体痛、无汗，食欲不振和恶心等症。如姜糖饮，由生姜、红糖组成煎汤热服，盖被取汗。

2. **辛凉解表药膳**　用于风热表证或温病初起，症见外感风热初起，身热头痛、微恶风寒、有汗、口渴、咽痛、目赤等。如桑菊竹叶饮，方药组成：桑叶5g，菊花5g，苦竹叶、白茅根各30g，薄荷3g，白糖20g，用沸水冲泡，浸10分钟或置火上熬2分钟即可，加白糖频服。

二、下法药膳

下法药膳指具有通下大便，以排除肠内积滞、荡涤实热等作用的一类药膳。药膳所用下法多，如润下法，用于肠道枯燥所致的便秘，即由于阴液亏耗过度，引起内热，津枯肠燥，大便艰难。常用桑椹糖，处方：白糖50g，桑椹末200g。白糖用文火煎至较稠时，加干桑椹碎末调匀，煎熬至铲挑起成丝状而不粘手时停火，倒于涂食油的盘中，冷后割成条即可用。有补肝肾、滋阴液之功，经常食用可治阴血亏虚便秘，兼治肝肾阴虚之消渴、耳鸣等症。

三、温法药膳

温法药膳指具有温中祛寒作用的一类药膳用于脾胃虚寒证，症见肢体倦怠，饮食不振，腹痛吐泻，四肢不温等，常用砂仁牛肉，处方：牛肉1500g，砂仁5g，陈皮5g，生姜25g，橘皮5g，胡椒10g，葱、盐适量。上药、食物同煮，先用武火烧开后，改文火慢煮，牛肉熟后取出切片食用。

四、消食法药膳

消食法药膳指具有消除食滞作用的一类药膳。用于饮食太过，以致脾胃失运、消化呆滞引起的嗳腐吞酸、痞胀恶食之症。常用三消饮，处方：麦芽（炒）10g，谷芽（炒）10g，焦山楂10g，白糖30g。上药同熬15分钟，纱布过滤取汁，下白糖趁热顿服。

五、补法药膳

补法药膳指具有增强体质、改善机体虚弱状态作用的一类药膳，适用于一切虚证。在辨证施膳时，还应辨清证候的性质，分别采用不同的补法，气虚补气，血虚补血，阴虚滋阴，阳虚补阳等。补法药膳因其性味平和，多可长期服用。且其既可扶正以治疗虚证，又多可补益强身，男女老少皆宜，临床应用范围较广，故药膳以补法药膳应用最多。

1. **补阴药膳** 指具有滋补阴液作用的药膳。适用于阴虚证，症见形体羸瘦，头昏眼花，口燥咽干，虚烦不眠，便燥溲赤，骨蒸盗汗，两颧赤红，五心烦热，舌红少苔，脉细数等症。如枸杞肉丝药膳等。

2. **补阳药膳** 指具有温补阳气作用的药膳。用于阳虚证，特别是肾阳虚证，症见腰膝痠痛，腰以下有冷感，下肢软弱，少腹拘急，小便不利，或溺后余沥，或小便频数，或阳痿早泄，或羸瘦消渴，脉细弱等。如用双鞭壮阳汤等。

3. **补气药膳** 指具有补益气机作用的一类药膳。适用于气虚证，症见倦怠无力，少气懒言，动则气喘，面色㿠白，食欲不振，大便稀溏，脉弱或虚大，甚则虚热自汗。如人参鹿尾汤等。

4. **补血药膳** 指具有补血作用的一类药膳。适用于血虚证，症见头昏目花，神疲乏力，肢体麻木，心悸失眠，面色少华，唇舌淡白，脉细数或细涩等症。如红杞田七鸡等。

5. **气血两补药膳** 指具有气血双补作用的一类药膳。适用于气血两虚证，症见少气，懒言，乏力，眩晕，心悸，面色苍白等症。如八宝鸡汤等。

6. **抗衰老药膳** 人到老年，气血虚衰，抗病力弱，往往产生种种疾病，而且容易传变、恶化，故老年当未病早防。衰老易患疾病，疾病促进衰老，而虚是导致衰老和疾病的因素。因此，药膳抗老，不仅要着眼于病的防治，更重要的是立足于补虚。《中藏经》说："其本实者，得宣通之性必延其寿。其本虚者，得补益之精必长其年。"说明培本固元，调和气血又是抗衰老的一个原则。《养老奉亲书》说："青年之真气耗竭，五脏衰弱，全仰饮食以资气血。人若能知其食性，调而用之则倍胜于药也。缘老人之性皆厌于药而喜食，以食治疾，胜于用药。"此书汇集食治老人诸疾方 162 首，以药膳补虚抗衰老用得最广。

由于衰老的原因以脾肾虚衰为主，所以医籍中所载健身延年的方药虽数以千计，但主要是健脾、补肾二法。如山药粥、延年益母丹等。抗衰老药膳，要性味平和，易于消化，不过于偏寒、偏热，属于平补之剂，图以缓功，老人用膳仍要根据自己的情况进行选择。

六、理气法药膳

理气法药膳指具有疏畅、调理气机作用的一类药膳。适用于气机阻滞或气机逆乱的证候。人体气候源出于中焦，为肺所主，外护于表，内行于里，升降出入，周流全身，一旦运行失常，就会产生各种疾病，如朱丹溪所言："气血冲和，百病不生，一有怫郁，诸病生焉。"气机失调包括气滞、气逆、气虚、气陷等几种情况。此主要针对气滞、气逆，气滞宜行气，气逆宜降气。

1. **行气药膳** 指具有流通气机作用的一类药膳。主要用于气机郁滞证，症见胸脘痞满、胀痛，胁胀，腹满等症。常用陈皮鸡块。方法是：陈皮 25g，嫩公鸡一只，生姜 10g，葱 10g，食盐 5g，花椒 2g，冰糖 25g，芝麻油 3g，菜油 1000g。与姜、葱、花椒、食盐一起入锅并加适量清水；火上烧沸，下鸡、陈皮再煮沸 30 分钟。捞出鸡晾凉，然后下卤汁卤熟捞出，用冰糖加食盐而成的浓汁抹在鸡的上面，然后把鸡放在热油锅内反复淋烫两遍，颜色红亮为度，再抹上芝麻油即成。

2. **降气药膳** 指具有收降气机作用的一类药膳。用于气逆所致的呃逆、呕吐、喘急等症。胃气上逆，用和胃降逆法；肺气不降，咳逆作喘，用降气平喘法。如和胃降逆法常用五香槟榔，方法是槟榔 200g，陈皮 20g，丁香、豆蔻、砂仁各 10g，食盐 100g。一起放锅内，加适量水，文火煎熬至药液干涸，停火，冷后将槟榔用刀切成黄豆大小的碎块即可。本品有健脾、宽胸、降逆、顺气、消滞之功。饭后口含少许，可助消化和消除呕酸、闷胀等症。

七、祛湿法药膳

祛湿法药膳指具有祛除湿邪作用的一类药膳。临床上有外湿、内湿之分。外湿多因淋雨涉水，或久居潮湿之地，以致体表感受湿邪所引起。症见寒热起伏，头痛重胀如裹，肢体疼痛、沉重，或身面浮肿等症，药膳常用祛散外湿法；内湿多因长期嗜酒好茶，或过食生冷，以致中阳不振所致，症见胸痞，腹痛，食不消化，泻痢癃闭，甚则水肿，药膳常用燥湿化浊，清热除湿或利水渗湿法。

1. **燥湿化浊药膳** 适用于湿滞中焦，胸脘痞闷，食欲不振之症，常用陈皮鸡块，理气和中，燥湿化痰，治胸腹胀满。

2. **清热除湿药膳** 用于湿热两盛，或湿从热化，以及湿热下注所引起的病症。常用薏仁土茯粥，处方：薏苡仁 50g，大米 150g，土茯苓 10g。将土茯苓布包，二者同煮至米烂粥浓，去土茯苓吃粥。可清热祛湿，用于湿热引起的疾病。

3. **利水渗湿药膳** 用于水湿壅盛，小便不利，或水肿，心腹胀满等症。常用薏仁粥，薏苡仁 50g，大米 150g，加适量水同煮至米烂粥稠即可，有利水祛湿消肿之功。

第三章

药 膳 原 料

第一节　益气健脾类

人　参

【基原】　为五加科植物人参的根。

【性味与归经】　甘、微苦，温。入脾、肺经。

【功能与主治】　大补元气，固脱生津，安神益智。用于劳伤虚损、久虚不复、一切气血津液不足之证，如食少、倦怠、虚咳、喘促、自汗、惊悸、健忘、眩晕、尿频、妇女崩漏、男子阳痿、小儿慢惊等。

【用量与用法】　1~9g，泡、炖、蒸、焖、煨、煮、熬。

【宜忌】　实证、热证忌用。

【药膳方选】

1. 治中风后烦躁不食　人参30g，粟米250g，薤白15g，鸡子白1枚。先煮参取汁，后入粟米煮粥，将熟下鸡子白、薤白，候熟食之。如食不尽，可作2次（《圣济总录》人参粥）。

2. 治崩漏便血　红参6g，粳米50g，冰糖适量。用参、米先煮粥，待熟后入冰糖，搅匀，分多次食之（《食鉴本草》人参粥）。

3. 治虚羸不思食　人参30g，白茯苓15g，粳米100g，生姜6g。先将参、苓、生姜水煎取汁，后入米煮粥，临熟下鸡子白1枚及盐少许，搅匀，空心食之（《圣济总录》参苓粥）。

4. 治反胃吐酸水　人参末15g，生姜汁15g，粟米50g。先以水煮参末、姜汁，后入粟米，煮为稀粥，觉饥即食之（《圣济总录》人参粥）。

5. 治病后气少纳差神疲　人参6g，莲子10枚，冰糖15g。先将人参、莲子入瓷碗内，加水浸泡，再入冰糖，隔水蒸1小时。喝汤，吃莲肉（《经验良方》人参莲肉汤）。

6. 治脾胃虚不思饮食　生姜240g（取汁），白蜜300g，人参末120g。共煎成膏。每次1匙，米饮调食（《普济方》）。

7. 治小儿肠胃虚冷呕吐及痢　人参、茯苓各9g，麦冬12g，红米50g。以水煮参、苓、麦冬取汁，入米煮粥食之（《食医心鉴》人参粥）。

【成分与药理】 含人参皂苷Ⅰ～Ⅵ、人参二醇、人参三醇、人参倍半萜烯以及各种氨基酸、肽类、葡萄糖、果糖、麦芽糖、维生素 B_1、维生素 B_2、烟酸、泛酸等。具有调节神经系统功能、强心、提高免疫功能、增强造血功能、增强肾上腺皮质功能及促性激素样作用，还能增强机体对各种有害刺激的防御能力，提高人的一般脑力和体力的机能，并对人有显著的抗疲劳作用。

党 参

【基原】 为桔梗科植物党参的根。

【性味与归经】 甘，平。入脾、肺经。

【功能与主治】 补中、益气、生津。用于脾胃虚弱、气血两虚、疲倦乏力、食少便溏、脱肛等。

【用量与用法】 9～30g，炖、蒸、煨、煮、熬。

【宜忌】 有实邪、火盛者忌服。

【药膳方选】

1. 治心悸疲倦，健忘失眠 党参30g，当归10g，山药20g，猪心200g。先将猪心切开，剔去筋膜臊腺，洗净，放入锅内，加盐少许；用纱布袋装余3味药，扎紧袋口，放入锅内；加水，清炖至猪心煮透；夹出猪心，切片。另用米醋、姜丝、大蒜、香油各适量，与猪心片相拌，分食（《百一选方》）。

2. 治声音低，精力差 党参500g，沙参250g，龙眼肉125g。水煎取浓汁，熬至滴水成珠，瓷器盛贮。每用1酒杯，空心开水冲服（《得配本草》上党参膏）。

3. 治肾炎蛋白尿 党参20g，黄芪、芡实各30g，猪腰1个。剖猪腰洗净去尿味，共炖。饮汤食肉（《中国药膳学》）。

4. 治发热 生黄芪、党参各30g，甘草15g，粳米100g，大枣10枚。先将前三味煎取浓汁，再用后两味煮粥，兑入前药汁早晚分食（《中国药膳大观》黄芪大枣粥）。

5. 治气血不足，心悸失眠 党参、山药各20g，当归10g，猪腰500g。先将猪腰剔去筋膜、臊腺，洗净；加入前三味药清炖至熟；取出猪腰，用冷开水漂一下，切片装盘，浇酱油、醋加姜丝、蒜末、麻油等调料即可（《滋补中药保健菜谱》归参山药炖腰花）。

【成分与药理】 含皂苷、蔗糖、葡萄糖、菊糖、淀粉、维生素 B_1、维生素 B_2、黄芩素葡萄糖苷、生物碱等。具有增加红细胞及血红蛋白、缓解化疗和放疗所引起的白细胞下降、降血压、升高血糖、提高神经系统兴奋性，以及增强网状内皮系统吞噬功能、提高机体抗病能力等作用。

西 洋 参

【基原】 为五加科植物西洋参的根。

【性味与归经】 甘、微苦，凉。入心、肺、肾经。

【功能与主治】 生津止渴，益肺养阴，清退虚热。用于津气亏虚、久嗽、失血而伴咽干口燥者。

【用量与用法】 1~6g，噙、泡、蒸、炖。

【宜忌】 脾胃虚寒、胃中寒湿者忌用。

【药膳方选】

1. **治暑热烦渴** 西洋参1~2g。切片，泡开水代茶饮（《中国药膳学》）。

2. **治复发性口疮** 西洋参片。噙，咽汁（经验方）。

【成分与药理】 含人参皂苷、树脂、挥发油等。具有强壮作用、镇静作用和中枢兴奋作用。

黄 芪

【基原】 为豆科植物黄芪或内蒙古黄芪等的干燥根。

【性味与归经】 甘，微温。入肺、脾经。

【功能与主治】 生用：益气固表，利水消肿。用于自汗、盗汗、麻木、浮肿等。炙用：补中益气。用于内伤劳倦、气衰血虚之证，如泄泻、脱肛、崩漏等。

【用量与用法】 9~60g，炖、焖、煨、蒸、熬。

【宜忌】 实证及阴虚阳盛者忌服。

【药膳方选】

1. **治体弱易感冒，心悸健忘** 黄芪30g，猴头菌150g，嫩鸡肉250g，生姜15g，葱白20g。先将猴头菌洗净，温水发胀；锅烧热下入猪油，投入黄芪片、姜、葱、鸡肉块；共煸炒后，放入食盐、绍酒、发猴头菌的水和少量清汤；用武火烧沸后再用文火烧约1小时左右，然后下入猴头菌片再煮半小时，撒入胡椒面；先捞出鸡块放在碗底部，再捞出猴头菌片盖在上面；汤中下入小白菜心，略煮片刻舀入碗内即成（《中国药膳学》黄芪猴头汤）。

2. **治肾下垂、脱肛、子宫脱垂** 黄芪60g，枸杞子30g，乳鸽1只。先将乳鸽洗净，放入烧盅内，加水适量，再入黄芪片、枸杞子；将烧盅放入锅内，隔水炖熟即成。食用时，可加食盐、味精等调料（《大众药膳》芪杞炖乳鸽）。

3. **治风湿性关节炎、类风湿性关节炎** 黄芪60g，续断10g，蛇肉1000g，生姜15g。铁锅烧热，倒入猪肉30g，旺火烧至油开后，倒入蛇肉翻炒，烹入料酒；然后将蛇肉倒入沙锅内，并将浸泡黄芪、续断的冷水连药一齐倒入锅内，加入姜片、葱段、盐；小火炖1小时，加入胡椒粉，拣去葱、姜，即可食用（《滋补中药保健菜谱》黄芪炖蛇肉）。

4. **治老人气短神疲易感冒** 党参、黄芪各30g，白术、茯苓、炙甘草各15g。水煎，去滓，下粳米60g，煮粥，清晨顿食（陈可冀等订正《养老奉亲书》参芪粥）。

5. **治老人痔疮下血不止** 黄芪30g，刺猬皮15g（炙），粳米60g。先煎黄芪、刺猬皮，去滓取汁；下米煮粥。空腹食之日1次（陈可冀等订正《养老奉亲书》黄芪粥）。

6. **治胎动不安腹痛** 黄芪、川芎各30g，糯米60g。先煎黄芪、川芎，去滓取汁；下米煮粥。分2次食之（《妇人良方》）。

7. **治阴汗湿痒** 黄芪，酒炒为末。以熟猪心蘸药末吃下（《济急方》）。

【成分与药理】 含黄芪苷、胡萝卜苷、蔗糖、葡萄糖醛酸、黏液质、氨基酸、胆碱、叶酸、甜菜碱及铁、锰、锌等微量元素。能增强机体细胞免疫和体液免疫，诱生干扰素，增强自然杀伤细胞的细胞毒活性，能促进蛋白质合成，延长细胞寿命，并有强心、降血压、利尿、保肝、抗疲劳、抗缺氧、抗辐射、抗衰老等作用。

白 术

【基原】 为菊科植物白术的根茎。

【性味与归经】 苦、甘，温。入脾、胃经。

【功能与主治】 健脾益胃，燥湿和中。用于脾胃气虚、湿盛之证，如食少倦怠、泄泻、水肿、痰饮、黄疸、小便不利、自汗、胎动不安等。

【用量与用法】 3~12g，炖、焖、煨、煮、熬、蒸。

【宜忌】 气滞胀满及阴虚燥渴者忌用。

【药膳方选】

1. 治脾虚食少久泻 生白术 250g（为细末，焙熟），大枣 250g（煮熟去核），面粉 500g。混合作饼，当点心食用（《中国药膳学》白术饼）。

2. 治久泻久痢 白术 300g。水煎 3 次，取汁混合，熬成膏。每服 2~3 匙，蜜汤调下（《千金良方》白术膏）。

3. 治泄泻脘闷不食 白术 25g，橘皮 15g，粳米 100g。用纱布包裹白术、橘皮，与粳米一起置锅中，中火煮成粥。可加适量红糖（《中国药膳大观》）。

4. 治妇人腹胁血癖气痛 白术 60g，槟榔 1 枚，生姜 45g（切炒），猪肚 1 枚。先将猪肚洗净，纳药于内缝合；水煮猪肚令熟取汁，入粳米及调料同煮粥。空腹食之（《圣济总录》白术猪肚粥）。

5. 治气血不足之滑胎 白术、党参各 10g，黄芪 30g，红枣 15g，糯米 50g。先煎前四味药，去滓取汁；另煮糯米粥，待将熟时，下药汁同煮 1~2 沸即成。早、晚各食 1 次（《中华药膳宝典》参芪术枣糯米粥）。

6. 治儿童流涎 生白术 9g。捣碎，加水和食糖，放锅上蒸汁。分 3 次食用（《江苏中医》）。

【成分与药理】 含苍术醇、苍术酮、维生素 A 等。能增强耐力，增强网状内皮系统吞噬能力，增加白细胞数，促进细胞免疫。有保肝、利胆、抗溃疡、利尿、抗肿瘤、抗凝血、扩张血管以及降压、降血糖作用。

山 药

【基原】 为薯蓣科植物薯蓣的块茎。

【性味与归经】 甘、平。入肺、脾、肾经。

【功能与主治】 健脾益气，补肺固肾，益精。用于脾虚、肺虚及肾虚之证，如泄泻、久咳、尿频、遗精、带下、消渴等。

【用量与用法】 9~30g，炖、焖、煨、煮、熬、蒸、炸。

【宜忌】 有实邪者忌用。

【药膳方选】

1. 延年益寿 山药（去皮薄切，为末）如常面食之（《寿亲养老新书》造山药面法）。

2. **治脾虚食少** ①山药50g，糯米500g，白糖9g。先将山药捣粉，蒸熟，加白糖与胡椒粉适量，调成馅备用；后用糯米水泡后，磨成汤圆米粉，分成若干小团，包山药馅，搓成圆球状；将汤圆下沸水锅内，待其浮起，即可食用（《刘长春经验方》）。②山药、芡实各100g，川椒30g，糯米1000g，白糖30g。先将糯米水泡1夜，沥干后，小火炒熟，打成细粉；次将山药、芡实、川椒放在锅内略炒，为末；混匀备用。每次30～60g，开水冲调，加适量白糖，随意食（《仁寿录》）。

3. **治糖尿病** 山药60g，猪胰1条。共炖熟，食盐调味，食之（《中国药膳学》山药炖猪胰）。

4. **治脾虚食少遗尿尿频** ①山药粉、茯苓粉各100g，面粉200g，白糖300g。将山药、茯苓水调成糊状，蒸半小时，加白糖、猪油、果料调成馅备用；将面粉发酵，加入适量的食用碱，将馅包入面皮中，做成包子，蒸熟即可（《滋补中药保健菜谱》山药茯苓包子）。②鲜山药500g，白糖125g，豆粉100g。先将鲜山药洗净，蒸熟，去皮，切成一寸长的段，再剖成两片，用刀拍扁；烧热锅倒入菜油，待油烧至七成熟时，投入山药，炸至黄色时捞出备用；另烧热锅放入炸好的山药，加入糖和水，文火烧5～6分钟后，即转武火，加醋、味精，用淀粉着芡，淋上熟油起锅装盘即成（《中国药膳大观》香酥山药）。

5. **治噤口痢** 山药，一半生用，一半炒黄色，为细末。米饮调糊食（《百一选方》）。

6. **治诸风眩晕** 山药粉，同曲、米酿酒食（《本草纲目》山药酒）。

7. **治小便频数** 山药粉，入铫中，入酒一大匙，熬令香，再添酒一盏，搅匀，空心食之（《圣惠方》）。

8. **治须发早白** 山药250g，黑芝麻15g，白糖100g。山药去皮，切成菱形小块，放入六成热的菜油锅内，炸至浮起，捞出；再将铁锅烧热，用油滑锅，放入白糖，加少许水溶化，炼至糖汁呈米黄色，随即推入炸过的山药块，不停地翻炒，使外面包上一层糖浆，然后撒上炸香的黑芝麻即成（《中华药膳宝典》）。

【成分与药理】 含皂苷、胆碱、淀粉、黏液质、糖蛋白、氨基酸、维生素C等。有抗衰老、降低血糖和强壮作用。

黄 精

【基原】 为百合科植物黄精、滇黄精、多花黄精等的根茎。

【性味与归经】 甘，平。入脾、肺、肾经。

【功能与主治】 益气养阴，强筋壮骨。用于气阴两虚之证及病后体虚者，如肺痨咳血、食少，筋骨软弱无力等。

【用量与用法】 9～15g（鲜品30～60g），蒸、煮、炖、煨。

【宜忌】 中寒泄泻、气滞痞满、痰湿咳嗽者均忌用。

【药膳方选】

1. **壮筋骨、益精髓、乌须发** 黄精、苍术各2000g，枸杞根、柏叶各2500g，天门冬1500g。煮汁去渣，同曲、糯米，如常酿酒饮之（《本草纲目》）。

2. **治脾虚食少乏力** 黄精、党参、山药各30g。蒸鸡食（《中药大辞典》）。

3. **治脾虚食少及肺虚燥咳** ①黄精 15～30g，粳米 100g，白糖适量。先煎黄精，去滓取浓汁；同粳米煮粥，粥成后加入白糖即可（《中国药膳大观》）。②黄精 9g，党参 9g，大枣 5 枚，猪肘 750g，生姜 15g。先用纱布包黄精、党参；次将猪肘子洗净，入沸水锅内焯去血水，捞出洗净；将药物与食物同时放入砂锅中，注入适量清水，置武火上烧沸，撇尽浮沫，移文火上继续煨至汁浓肘烂，去除药包，肘、汤、大枣同时装入碗内即成（《中国药膳学》成都惠安堂滋补餐厅方）。

4. **治肺结核体虚** 黄精 15～30g。炖猪肉食（《中药大辞典》）。

5. **治肺痨咳血及赤白带** 鲜黄精 60g，冰糖 30g。开水炖食（《闽东本草》）。

6. **治蛲虫病** 黄精 24g，冰糖 30g。炖食（《福建中医药》1965 年第 6 期）。

7. **治小儿下肢痿软** 黄精 30g，冬蜜 30g。开水炖食（《闽东本草》）。

【成分与药理】 含天门冬氨酸、高丝氨酸、二氨基丁酸、黏液质、淀粉、糖分、洋地黄糖苷等。能提高细胞免疫，具有降血糖、降胆固醇、降血压及抗真菌、抗菌作用。

大 枣

【基原】 为鼠李科植物枣的成熟果实。

【性味与归经】 甘，温。入脾、胃经。

【功能与主治】 健脾益气，和胃生津。用于脾胃亏虚、气血津液不足之证，如食少便溏、心悸怔忡、妇人脏躁等。

【用量与用法】 9～30g，炖、煨、蒸、煮、熬。

【宜忌】 气滞、湿痰、虫病者忌用。

【药膳方选】

1. **治气虚食少乏力** 大枣 20g，人参 6g，糯米 50g。先用水浸泡人参、大枣，再煎煮 30 分钟以上，取汁及药分贮备用；再将糯米蒸熟，扣在盘中；将参、枣摆在糯米饭上；后将药汁加糖，煎成浓汁，倒在饭上即成（《醒园录》）。

2. **治中风惊恐虚悸、四肢沉重** 大枣 7 枚（去核），青粱米 60g。先用水煮枣，去滓取汁；后入米煮粥食之（《圣济总录》大枣粥）。

3. **治上气咳嗽** 大枣 20 枚（去核），酥 60g。先微火煎酥令溶，入枣肉中渍尽，贮之。常含 1 枚，微咽其汁（《圣惠方》）。

4. **治尿频、遗精、子宫脱垂** 大枣 15 枚，山药 250g，大米 100g。先用开水浸大枣使之发胀后，去核切丁；山药去皮切丁；双丁加白糖渍半小时备用；大米熬成粥后，调入双丁煮焖 20 分钟即可（《中国药膳大观》红枣山药粥）。

5. **治贫血及消化不良** 大枣、香菇（水发）各 20g，净鸡肉 1 只，湿淀粉 6g。先将鸡肉切丝，大枣去核切丁；次将鸡丝、香菇、大枣放入碗内，加入酱油、盐、白糖、味精、葱丝、料酒、鸡清汤和湿淀粉，拌匀，隔水蒸 13 分钟左右；取出，拨平，摊入平盘，淋上麻油即可（《滋补中药保健菜谱》）。

6. **治肝炎转氨酶增高** 大枣、花生、冰糖各 30g。先煎花生，后加大枣、冰糖，煮熟即可。每晚睡前顿食（《中药大辞典》红枣花生汤）。

【成分与药理】 含蛋白质、糖类、有机酸、黏液质、cAMP，cGMP、氨基酸及硒、钙、磷、铁等微量元素。具有增强肌力、增加体重、保护肝脏、降低胆固醇及镇痛、镇静、抗炎、抗过敏等作用。

粳　米

【基原】 为禾本科植物稻（粳稻）的种仁。

【性味与归经】 甘，平。入脾、胃经。

【功能与主治】 健脾益气，和胃除烦，止泻止痢。用于脾胃气津亏虚之证，如疲乏、烦渴、泄泻、痢疾等。

【用量与用法】 50～200g，蒸、煮、熬。

【药膳方选】

1. **健身强体** 粳米煮粥，每日清晨空腹食之（《粥记》）。

2. **治卒心气痛** 粳米300g。水煮粥，分次食之（《肘后方》）。

3. **治妊娠胎动腹痛** 粳米300g，黄芪30g。水煮粥，分4次食（《圣惠方》）。

【成分】 含淀粉、蛋白质、脂肪、B族维生素、磷脂、有机酸、葡萄糖、果糖、麦芽糖等。

糯　米

【基原】 为禾本科植物稻（糯稻）的种仁。

【性味与归经】 甘，温。入脾、胃、肺经。

【功能与主治】 健脾益气。用于消渴、自汗、尿频、泄泻等。

【用量与用法】 50～200g，蒸、煮、熬、炖。

【宜忌】 肺脾虚寒、痰热风病者慎用之。

【药膳方选】

1. **治脾虚气弱** 糯米60g，曲末15g。先蒸糯米熟，以曲末拌和，瓷器盛，经宿。每食半盏，空腹食（《圣济总录》糯米饭）。

2. **治反胃** 糯米250g。布裹，流水漂清，曝干，炒，为末。和以砂糖，开水冲服（《圣济总录》）。

3. **治久泄食减** 糯米1000g，山药30g。先将糯米水浸一宿，沥干，慢火炒熟，为末；入山药粉。每次半盏，加糖2匙，胡椒末少许，开水调糊，清晨空腹食之（《刘长春经验方》）。

4. **治自汗不止** 糯米、小麦麸。同炒，为末。每次9g，米饮调糊食，或煮猪肉蘸食（《本草纲目》）。

【成分】 含蛋白质、脂肪、糖类、淀粉、维生素 B_2 及铁、钙、磷等。

粟　米

【基原】 为禾本科植物粟的种仁。

【性味与归经】 甘、咸，凉。入脾、胃、肾经。

【功能与主治】 健脾和胃，益肾清热。用于脾胃虚热之证，如呕吐、反胃、消渴、烦热、泄泻等。

【用量与用法】 15～60g，煮、蒸、熬。

【药膳方选】

1. 治老人脾虚呕吐、食不下、渐羸瘦 粟米 200g，白面 120g。和匀，煮粥。空心食之，日 2 次（《养老奉亲书》粟米粥）。

2. 治风热风痫、心烦惊悸 甜竹叶 1 握（细切），粟米 200g。先用水煮竹叶，去滓取汁；入米煮粥食（《圣济总录》竹叶粥）。

3. 治消渴口干 粟米炊饭，食之（《食医心镜》）。

4. 治产后体弱 粟米煮粥，加红糖食之（《中国药膳学》粟米粥）。

【成分】 含蛋白质、脂肪、糖类、淀粉、维生素 B_1、维生素 B_2 及钙、磷、铁等

高　粱

【基原】 为禾本科植物蜀黍的种仁。

【性味与归经】 甘、涩，温。入脾、胃经。

【功能与主治】 健脾温中，利气止泄。用于泄泻、霍乱。

【用量与用法】 30～60g，蒸、煮、熬。

【药膳方选】

1. 治慢性肠炎 高粱（连壳）60g，灶心土 15g。先将高粱炒黑，加灶心土，水煎食之（《食物疗法精萃》高粱煎）。

2. 治小儿遗尿、多尿 高粱米 100g，桑螵蛸 20g。先用水煮桑螵蛸 3 次，取汁混合，入高粱米，煮粥即成（《中国药膳学》高粱粥）。

【成分】 含葡萄糖、P-羟基扁桃腈葡萄糖苷等。

蚕　豆

【基原】 为豆科植物蚕豆的种子。

【性味与归经】 甘，平。入脾、胃经。

【功能与主治】 健脾益气，利湿消肿。用于膈食不下，水肿肤胀。

【用量与用法】 10～60g，煮、炖、煨、熬。

【宜忌】 气滞者，食之腹胀。对蚕豆过敏者忌用。

【药膳方选】

1. 治膈食不下 蚕豆磨粉，红糖调食（《指南方》）。

2. 治脾脏肿大 蚕豆 250g，红糖 150g。将蚕豆用水泡发，去皮，放锅内（高压锅亦可）蒸烂，加糖捣如泥，放盆内压平，随意食之（《中国药膳大观》蚕豆糕）。

3. 治水胀 蚕豆 30～240g，炖黄牛肉食。不可同食菠菜（《民间常用草药汇编》）。

【成分】 含巢菜碱苷、蛋白质、磷脂、胆碱、哌啶酸、植物凝集素等。

豇　豆

【基原】 为豆科植物豇豆的种子。

【性味与归经】 甘，平。入脾、胃经。

【功能与主治】 健脾益气，补肾生精。用于脾胃虚弱、肾精亏虚之证，如呕吐、

消渴、泄泻、痢疾、遗精、白带、尿频等。

【用量与用法】　30～90g，煮、炖、蒸、焖。

【宜忌】　气滞、便结者忌用。

【药膳方选】

1. 培补肾气　豇豆。水煮，入少许盐，每日空心食之（《本草纲目》）。

2. 治白带、白浊　豇豆、藤藤菜。炖鸡肉食（《四川中药志》）。

3. 治鼠莽毒　豇豆。水煮食之（《袖珍方》）。

【成分】　含淀粉、脂肪油、蛋白质、烟酸、维生素 B_1、维生素 B_2、维生素 C。

番薯（红薯）

【基原】　为旋花科植物番薯的块根。

【性味与归经】　甘，平。入脾、肾经。

【功能与主治】　健脾益气，和胃生津，宽肠通便。用于脾胃虚弱之证，如消渴、便秘、夜盲、黄疸等。

【用量与用法】　60～500g，煮、炖、煨。

【宜忌】　气滞中满者忌之。

【药膳方选】

1. 治消渴之胃弱阴虚证　番薯50g，小米30g。先将番薯去皮切成小块和小米煮粥，每晨起作早餐食用（《中国药膳大观》番薯粥）。

2. 治夜盲症　新鲜红薯250g，粳米1～150g，白糖适量。先将红薯连皮切成小块，加水与粳米同煮成粥；待粥成后，加入白糖适量，再煮二三沸即可（《中国药膳大观》红薯粥）。

3. 治湿热黄疸　番薯。煮食（《金薯传习录》）。

4. 治全身肿胀　番薯。醋煮食（《岭南采药录》）。

5. 治酒湿入脾飧泄者　番薯。煨熟食（《金薯传习录》）。

6. 治口干咽痛　番薯粉加白糖。开水冲熟或煮熟食（《中国药膳学》）。

7. 治产妇体虚　番薯、鲫鱼、鳢鱼。炖食（《本草求原》）。

【成分】　含蛋白质、淀粉、脂肪、胡萝卜素、维生素 B_1、维生素 B_2、维生素 C、尼古酸及钙、磷、铁等。

南　　瓜

【基原】　为葫芦科植物南瓜的果实。

【性味与归经】　甘，温。入脾、胃经。

【功能与主治】　健脾益气，止痛杀虫。用于脾胃虚弱之证，如食少疲乏、腹痛、虫症等。

【用量与用法】　50～500g，煮、炖、捣汁，生食。

【宜忌】　气滞、湿盛者忌用。

【药膳方选】

1. 治肺痈　南瓜500g，牛肉250g。煮熟食之（勿加盐、油），连食数次后，则服六味地黄汤 5~6 剂。忌服肥腻（《岭南草药志》）。

2. **治蛔虫病**　南瓜 500g（儿童 250g）生食，2 小时再服泻剂。连用 2 天（《中药大辞典》）。

3. **治鸦片中毒**　生南瓜。捣汁，频食（《随息居饮食谱》）。

【成分】　含瓜氨酸、精氨酸、天门冬素、胡芦巴碱、腺嘌呤、胡萝卜素、维生素 B、维生素 C、葡萄糖、蔗糖、戊聚糖等。

猪　　肚

【基原】　为猪科动物猪的胃。

【性味与归经】　甘，温。入脾、胃、肾经。

【功能与主治】　健脾养胃，益肾补虚。用于虚劳羸弱、骨蒸、消渴、泄泻、下痢、尿频、带下、白浊、小儿疳积、遗精等。

【用量与用法】　1 个，煮、炖、蒸、焖、炒、卤。

【药膳方选】

1. **补益虚羸**　猪肚 1 个，人参 15g，蜀椒 3g，干姜 4~5g，葱白 7 个，粳米 250g。将后 5 味混匀，入猪肚内，缝合，煮熟食之（《千金翼方》）。

2. **治病后虚弱**　猪肚 1 个，大米 500g。先将猪肚洗净，煮熟后切成细粒备用；次用水煮大米，沸后投入猪肚细粒，搅匀同煮。煮至熟烂，即可食用（《滋补中药保健菜谱》猪肚粥）。

3. **治食少腹胀及妊娠恶阻**　猪肚 100g，砂仁末 15g，葱 15g 先将猪肚洗净，下沸水锅中焯透，捞出刮去内膜；另将锅中加入清汤，放入猪肚，再下姜、葱、花椒煮熟，撇去浮沫，捞起猪肚，待冷却后切成肚条；将原汤 500g 烧开，下入肚条、砂仁末、胡椒粉、料酒、熟猪油，再加味精，用湿淀粉勾芡，起锅装盘即成（《中国药膳大观》砂仁肚条）。

4. **治消渴小便数**　猪肚 1 个。洗净，水煮令烂熟，取汁，入少豉，渴即饮之（《食医心镜》）。

5. **治鼓胀水肿**　猪肚 1 个，大蛤蟆 1 个。先将猪肚洗净，大蛤蟆装入肚内，麻扎紧，煮熟，去蛤蟆，连汤淡食，勿入盐醋（《经验广集》）。

6. **治胃下垂**　猪肚 1 个（洗净），炒枳壳 12g，砂仁 3g。将枳壳、砂仁装入猪肚内，扎好后水炖熟，食肉饮汤（《中国药膳学》枳壳砂仁炖猪肚）。

7. **治老人脚气**　猪肚 1 个。细切，水洗，布绞令干。以蒜、醋、椒、酱五味空心常食之（《养老奉亲书》猪肚生方）。

8. **温养胎气**　猪肚 1 个。如常着葱五味，煮食至尽（《千金髓》）。

9. **治赤白癜风**　猪肚 1 枚（洗净）。水煮熟，顿食之（《外台秘要》）。

10. **治疥疮痒痛**　猪肚 1 个，皂荚适量。水煮熟，去皂荚，食之（《救急方》）。

11. **治下焦风冷腰脚疼痛**　猪肚 1 个（切如䐑），酒 250mL，葱白 7 茎（细切）。以五味酱等汁拌炙熟。空腹食之（《圣济总录》炙肚方）。

12. **治产后积劳四肢干瘦**　猪肚 1 个（以小麦煮半熟，细切），黄芪 15g，人参 8g，粳米 300g，莲实 30g。水煮猪肚、人参、芪、莲，炖烂去滓，取清汁，入米煮，将熟入葱白，五味调和作粥。任意食之（《圣济总录》猪肚羹）。

【成分】 含蛋白质、脂肪、维生素 B_1、维生素 B_2、烟酸及钙、磷、铁等。

羊 肚

【基原】 为牛科动物山羊或绵羊的胃。

【性味与归经】 甘，温。入脾、胃经。

【功能与主治】 健脾，养胃，补虚。用于脾胃虚弱之证，如食少、羸瘦、消渴、盗汗、尿频等。

【用量与用法】 1个，煮、蒸、炖。

【药膳方选】

1. 治久病体虚羸瘦食少 羊肚1个，白术30g。共炖熟，食肉喝汤，每日3次（《中国枣药膳学》白术羊肚汤）。

2. 治中风 羊肚1个（洗净），粳米100g，葱白7茎，豉50g，川椒（炒出汗）。30枚，生姜（切细）24g。将后四味拌匀，入羊肚内，煮热切如常食法。淡入五味，日食1枚，连用10日（《圣济总录》羊肚食）。

3. 治反胃 羊肚1个，陈皮60g（细切），豉125g，葱白1茎（切），盐少许。将后4味贮入羊肚内，以绳系紧，煮熟去药渣。将羊肚细切，任意食之（《圣济总录》食羊肚）。

4. 治胃虚消渴 羊肚，煮熟，空腹食之（张文仲方）。

5. 治体虚汗多及小便频数 羊肚1个，黄芪250g，黑豆30g。水煮熟后食（《中国药膳学》）。

【成分】 含蛋白质、脂肪、氨基酸、烟酸、维生素 B_1、维生素 B_2 及钙、磷、铁等。

羊 肺

【基原】 为牛科动物山羊或绵羊的肺。

【性味与归经】 甘，平。入肺经。

【功能与主治】 补肺益气，通调水道。用于肺痿咳嗽、消渴、小便频数或不利。

【用量与用法】 1具，煮、炖。

【药膳方选】

1. 治久嗽肺燥及肺痿 羊肺1具，杏仁、柿霜、真酥、真粉各30g，白蜜60g。先将羊肺洗净，次将后5味药入水搅黏灌入肺中，白水煮熟。如常食之（《十药神书》辛安润肺膏）。

2. 治消渴及小便数 羊肺、小豆叶。煮食之（《唐本草》）。

3. 治尿数而多 羊肺1具。作羹，纳少羊肉、盐、豉，如常食法，任意食之（《千金要方》）。

4. 治下焦虚冷及小便数 羊肺1具（细切），羊肉120g（切）。入五味作羹，空腹食之（《圣济总录》）。

【成分】 含蛋白质、脂肪、硫胺素、核黄素、烟酸及钙、磷、铁等。

牛 肉

【基原】 为牛科动物黄牛或水牛的肉。

【性味与归经】 甘,平。入脾、胃经。

【功能与主治】 补脾益胃,益气养血,强筋壮骨。用于脾虚不运之证,如虚损羸瘦、消渴、痞积、不思饮食、水肿、腰膝酸软等。

【用量与用法】 50~500g,煮、炖、焖、煨、炒、炸、卤。

【药膳方选】

1. 治体虚乏力、腰酸腿软 牛肉100g。切薄片,与大米煮粥加五香粉和盐少许调味,温热食之(《中国药膳学》)。

2. 治视物模糊、腰膝酸软 牛月展(小腿肉)250g,山药10g,枸杞20g,龙眼肉6g。先将后三味药洗净,放盅内;将牛肉入沸水锅中滚3分钟捞起,洗后切肉片;铁锅烧热,下花生油,倒入牛肉片爆炒,烹黄酒10g,炒匀后放入盅内,姜、葱放在上面;开水、盐、料酒共倒入盅内,隔水蒸2小时,至牛肉软烂取出,去姜、葱,加入味精即成(《中华药膳宝典》)。

3. 治肾阳不足之证 牛肉500g,菟丝子20g,补骨脂15g,小茴香10g。将后三味入干净纱布袋中,扎紧口备用;牛肉放入锅内,加水煮沸后,下药袋,文火煨至牛肉烂熟,去药袋,加入甜酒、姜、酱油,焖煮后即成(《仁寿录》)。

4. 治风寒喘哮 牛肉250g,麻黄15g,生姜10g,葱白10g。先煮麻黄去浮沫;下牛肉煨炖至肉烂熟,再加姜、葱;吃肉喝汤,分2次食(《中华药膳宝典》)。

5. 治腹中痞积 牛肉120g,切片。以风化石灰3g,擦上,蒸熟食,常用之(《经验秘方》)。

6. 治腹中癖积 黄牛肉500g,常山9g。同煮熟,食肉及汁(《卫生杂兴方》)。

7. 治水肿尿涩 牛肉500g。蒸熟,以姜、醋空心食之(《食医心镜》)。

【成分】 含蛋白质、脂肪、维生素 B_1、维生素 B_2 及钙、磷、铁。

牛 肚

【基原】 为牛科动物黄牛或水牛的胃。

【性味与归经】 甘,平。入脾、胃经。

【功能与主治】 健脾益胃,补虚生血。用于脾胃虚弱、气血不足之证,如病后虚羸、消渴、风眩、食少乏力等。

【用量与用法】 100~500g,煮、炖、煨、炒、卤。

【药膳方选】

1. 治脾虚食少乏力便溏 牛肚1个,薏苡仁120g。共煮粥食(《中国药膳学》牛肚苡仁粥)。

2. 治消渴及风眩 牛肚。以醋煮食之(《食疗本草》)。

【成分】 含蛋白质、脂肪、维生素 B_1、维生素 B_2 及钙、磷、铁等。

兔 肉

【基原】 为兔科动物内蒙古兔、东北兔、高原兔、家兔等的肉。

【性味与归经】 甘、凉。入脾、胃、大肠经。

【功能与主治】 健脾益气，凉血解毒。用于虚劳羸瘦、消渴、呕吐、便血、便秘。

【用量与用法】 10～100g，煮、炖、炒、熬。

【药膳方选】

1. **治病后虚弱及高脂血症** 兔肉21g，陈皮5g。先将兔肉切丁，入碗中，加盐2g，菜油15g及料酒、葱节、姜片匀，码味半小时；铁锅置火上，倒入菜油烧至七成热，放干辣椒片，炸成棕黄色时，下兔丁炒至肉色发白，加陈皮丁、花椒、姜、葱，继续炒至兔丁干酥，烹滋汁（由味精、白糖、酱油、鲜汤兑成）和醋，放辣椒油，待滋汁收干，呈深棕红色，起锅入盘内；拣去姜、葱，淋上麻油即成（《滋补中药保健菜谱》陈皮兔）。

2. **治消渴羸瘦、小便不禁** 兔1只，剥去皮、爪、五脏等水煮使烂，漉出骨肉，取汁，澄滤令冷。渴即食之（《海方》）。

【成分】 含蛋白质、脂肪等。

鹅 肉

【基原】 为鸭科动物鹅的肉。

【性味与归经】 甘，平。入脾、肺经。

【功能与治】 健脾和胃，补虚止渴。用于虚羸、消渴等。

【用量与用法】 1只，煮、炖、煨。

【宜忌】 湿热内蕴者忌用。

【药膳方选】

1. **治中气不足之消瘦乏力食少** 鹅1只（去毛及内脏），黄芪、党参、山药各30g。共煮，肉熟后食用（《中国药膳学》鹅肉益气汤）。

2. **治消渴** 鹅肉。煮汁饮之（《本草拾遗》）。

【成分】 含蛋白质、脂肪、维生素 B_1、维生素 B_2、维生素 C、胆甾醇及钙、磷、铁等。

鹌 鹑

【基原】 为雉科动物鹌鹑的肉或全体。

【性味与归经】 甘，平。入脾、胃、大肠经。

【功能与主治】 补虚益气，清利湿热。用于虚劳羸弱、泄泻、痢疾、疳积、湿痹。

【用量与用法】 一至数只，煮、炖、熬、蒸、炸。

【药膳方选】

1. **防病延年** 鹌鹑肉100g，冬笋1g，水发口蘑、黄瓜各5g。先将炒锅烧热，放适量菜油，待油烧至六成热时，倒入鹌鹑肉片，翻炒变色后，加入清汤、调料（蛋清和水壶粉）、笋、蘑、黄瓜片，烧开后，撇去浮沫，放入味精，炒匀即成（《中华药膳宝典》鹌鹑肉片）。

2. **治体虚乏力** 鹌鹑1只。去毛及内脏，加盐等调料，煮汤食（《中国药膳学》鹌鹑补益汤）。

中医药膳学

3. **治泻痢** 鹌鹑、小豆、生姜。共煮食（《嘉祐本草》）。

4. **治腰膝酸软、气短乏力** 鹌鹑 1 只（洗净），枸杞 30g，杜仲 9g。水煮熟，去药，食肉喝汤（《中国药膳学》）。

【成分】 含蛋白质、脂肪等。

鲫 鱼

【基原】 为鲤科动物鲫鱼的肉或全体。

【性味与归经】 甘，平。入脾、胃、大肠经。

【功能与主治】 健脾利湿。用于脾虚有湿之证，如纳少疲乏、泄泻、痢疾、水肿、便血等。

【用量与用法】 1 条，煮、炖、煨、炸。

【药膳方选】

1. **治脾胃气冷、食少虚弱** 鲫鱼 250g（细切作鲙），沸豉汁热投之。着胡椒、干姜、莳萝、橘皮等末，空心食之（《食医心镜》鹘突羹）。

2. **治脾虚不欲食、食后不化** 鲫鱼 1 条（去内脏），紫蔻 3 粒。先将紫蔻为末，放入鱼肚内，再加生姜、陈皮、胡椒等，煮熟食用（《吉林中草药》）。

3. **治噤口痢** 鲫鱼 1 条，不去鳞、鳃，下作一窍，去肠肚。入白矾一栗子大，纸裹，煨令香熟。令患者任意用盐、醋食之（《百一选方》）。

4. **治卒病水肿** 鲫鱼 3 条（去肠留鳞），商陆、赤小豆等分。上药为末，填满鱼肚；扎定；水煮糜，去鱼，食豆饮汁，2 日 1 次（《肘后方》）。

5. **治全身水肿** 鲫鱼 1 条，砂仁面 6g，甘草末 3g。将药末纳入鱼腹内，用线缝好，清蒸熟烂，分 3 次当菜吃，忌盐、酱 20 天（《吉林中草药》）。

6. **治消渴饮水** 鲫鱼 1 条，去肠留鳞，以茶叶填满，纸包煨熟食（《活人心统》）。

7. **治小肠疝气** 鲫鱼 1 条，同茴香煮食（《生生编》）。

8. **治产后乳汁不足**

①鲫鱼 1 条，猪脂 125g，漏芦 120g，石钟乳 120g。清酒煮熟，绞去滓，取汁。适寒温，分 5 次喝（《千金要方》鲤鱼汤）。②鲫鱼 500g，蛴螬 5 枚。依常煮羹，餐后食之（《圣济总录》鲫鱼羹）。③鲫鱼 500g，通草 9g，猪前蹄 1 只，或漏芦 6g。共煮熟，去药，食肉及汤（《中国膏药学》）。

9. **臂痛抽筋** 鲫鱼 1 条，切成小块，不去鳞肠，用饮热黄酒 120g，取微汗（《吉林中草药》）。

10. **治小儿喘** 鲫鱼 7 条，以器盛，令儿自便尿养之，待红，煨熟食（《濒湖集简方》）。

【成分】 含蛋白质、脂肪、维生素 A、维生素 B_1、维生素 B_2、维生素 B_{12}、尼古酸及钙、磷、铁等。

带 鱼

【基原】 为带鱼科动物带鱼的肉。

【性味与归经】 甘，温。入脾、胃经。

【功能与主治】 和中开胃，补虚，润泽皮肤。用于病后体虚，皮肤枯燥。

【用量】 250～500g，煮、炖、煨。

【宜忌】 发疥动风患者忌用。

【药膳方选】

1. **治脾胃虚寒饮食减少** 带鱼500g（切块），豆豉6g，生姜3片，陈皮3g，胡椒1～5g。先煮豉，调入生姜、陈皮、胡椒，沸后下鱼，煮熟食用（《中国药膳学》带鱼豆豉汤）。

2. **治气虚之胃下垂、脱肛** 带鱼500g，黄芪24g，炒枳壳9g。水煮，去药，食肉喝汤（《中国药膳学》带鱼益气汤）。

【成分】 含蛋白质、脂肪、维生素B_1、维生素B_2、尼古酸及钙、磷、铁、碘等。

鲛 鱼 翅

【基原】 为皱唇鲨科动物白斑星鲨或其他鲨鱼的鳍。

【性味与归经】 甘、咸，平。入脾、胃经。

【功能与主治】 益气、补虚、开胃。用于虚劳羸瘦，病后体虚，食少乏力等。

【用量与用法】 50～300g，烧、煮、炖、煨、蒸。用时先用水发，开水煮2次，捞起放入凉水盆中，折去翅骨。

【药膳方选】

1. **治老人、小儿骨质软弱，行走无力** 水发鱼翅1000g，螃蟹1500g，胡萝卜120g，母鸡1只，火腿250g，猪肉750g。将鱼翅放入瓷盒，加入猪肉、母鸡肉（半只）、火腿、葱、姜、料酒，上蒸锅蒸烂，以筷子挑起鱼翅中间（两端下垂为度），取出；将鱼翅用开水冲1次，再放入瓷盆内，加入余下的半只鸡肉、葱、姜、料酒，再蒸半小时，取出，再开水余1次，沥干；另将螃蟹蒸熟，取出蟹黄与肉，煸好，放入清汤，加入味精、料酒，再将鱼翅放入，微火熬浓，然后勾芡，加入红萝卜油（用红萝卜丝，猪油在微火上炸成泥状，油变红），倒入大盘中即可（《中华药膳宝典》海红拔鱼翅）。

2. **治体弱食少** 鱼翅50g，燕窝2g，猪瘦肉150g，光鸡150g，火腿30g。先将猪肉、鸡肉、火腿分别煮熟，然后煮2～3小时；燕窝温水泡胀，在白瓷盆内夹去毛；然后烧热锅下油及佐料，同以上诸料烩烧即成（《中国药膳学》鱼翅烩燕窝）。

3. **治虚劳** 鱼翅300g，母鸡1只，火腿丝6g。将鱼翅与火腿共装入鸡肚内，将开口扎牢，再配佐料，蒸半小时即成（《中国药膳学》鱼翅蒸鸡）。

鲟 鱼

【基原】 为鲟科动物中华鲟的肉。

【性味与归经】 甘，平。入脾、胃、肺、肝经。

【功能与主治】 益气补虚，活血通淋。用于病后体虚，血淋，自汗，气少。

【用量与用法】 250～750g，煮、炖、炸。

【药膳方选】

1. **治肺虚自汗、动则气喘** 鲟鱼1斤，黄芪15g。先将鲟鱼净，与芪同煮熟，去药，食肉喝汤（《中国药膳学》鲟鱼黄芪）。

2. 治血淋　鲟鱼，煮汤食之（《食疗本草》）。

鳜鱼（桂鱼）

【基原】　为鮨科动物鳜鱼的肉。

【性味与归经】　甘，平。入脾、胃经。

【功能与主治】　健脾益胃，补气养血。用于虚劳羸瘦，肠风便血。

【用量与用法】　1条，煮、炖、煨、焖。

【宜忌】　寒湿患者忌用。

【药膳方选】

1. 祛病延年及治贫血食少　鳜鱼1条，大枣150g，鸡蛋清8只。先将鳜鱼去头尾（留用），折骨去皮，切鱼片；将大枣蒸1小时去核，加猪油、糖混合成枣泥；将鱼片摊平，拌上干淀粉后抹上枣泥，卷成24条卷子；锅烧热，放入猪油，烧至五成热时，将鱼卷放入蛋清糊（蛋清加面粉调成）内拖一拖后下油锅炸熟，捞出，沥干油分放在盘中，用原油锅将鱼头、尾炸熟，镶在鱼卷两头；鱼上撒玫瑰糖，四周再用菜菘围边即成（《滋补中保健菜谱》枣泥桂鱼）。

2. 治老年及病后体弱　鳜鱼1条，黄芪、党参各15～30g，当归头12g。先煎药取汁，入鱼共煮熟食用（《中国膳学》鳜鱼补养汤）。

【成分】　含蛋白质、脂肪、维生素 B_1、维生素 B_2 及钙、磷、铁等。

鲂鱼（鳊鱼）

【基原】　为鲤科动物三角鲂的肉。

【性味与归经】　甘，平。入脾、胃经。

【功能与主治】　健脾养胃。用于病后体虚，食少，消化不良者。

【用量与用法】　250～500g，煮、炖、炸。

【宜忌】　患疥、痢者忌用。

【药膳方选】

1. 益胃助肺　鲂鱼1条。煮熟，和芥子酱食之（《食疗本草》）。

2. 益气强身　鲂鱼500g，生姜3片，陈皮3g，胡椒0.2g，花椒3g。先煮后四味，沸后下鱼煮熟，食用（《中国药膳学》清汤鲂鱼）。

3. 治消谷不化　鲂鱼，作鲙食（《食疗本草》）。

鳝　鱼

【基原】　为鳝科动物黄鳝的肉或全体。

【性味与归经】　甘，温。入脾、肝、肾经。

【功能与主治】　补虚益损，除风胜湿，强筋壮骨。虚乏力，风寒湿痹，下痢脓血，痔疮出血等。

【用量与用法】　1条，煮、炖、炒、炸、烧、焙。

【宜忌】　时行热病及虚热者，不宜用。

【药膳方选】

1. **治体倦乏力、心悸头昏** 鳝鱼 1 条（去内脏），猪瘦肉 100g，黄芪 15g。共煮熟，去药，调味食（《中国药膳学》鳝鱼补气汤）。

2. **治风湿痹痛** 鳝鱼，作鲙，空腹饱食（《本草纲目》）。

3. **治久痢虚症、大便脓血** 鳝鱼 1 条，红糖 9g（炒）。将鳝鱼去肚杂，在新瓦上焙枯，为末。和糖，开水吞服（《云南中医验方》）。

4. **治内痔出血** 鳝鱼，煮食（《便民食疗方》）。

5. **治肺结核** 白鳝鱼 250g（洗净），川贝 15g，百合 30g，百部 15g，芦根 25g。同炖熟，入少许盐调味，去药，吃肉喝汤，每日 1 剂（《中国药膳大观》白鳝鱼川贝汤）。

6. **治病后体虚面黄肌瘦** 鳝鱼 500g，当归 15g，党参 30g。先将归、芪装入纱布袋，扎口备用；将鳝鱼丝置锅内，放药袋，加料酒、葱、姜、蒜、盐，先武火煮沸，撇去浮沫，再文火熬 1 小时，去袋，加入味精即成（《本经逢源》）。

【成分】 含蛋白质、脂肪及钙、磷、铁等。

泥　鳅

【基原】 为鳅科动物泥鳅的肉或全体。

【性味与归经】 甘，平。入肺、脾经。

【功能与主治】 补中益气，温中利湿。用于消渴、阳痿、痔疮、黄疸等。

【用量与用法】 50～200g，煮、炖。

【药膳方选】

1. **治阳事不起** 泥鳅，煮食之（《濒湖集简方》）。

2. **治黄疸、小便不利** 泥鳅，炖豆腐食（《泉州本草》）。

3. **治痔疮** 泥鳅，同米粉煮羹食（吴球方）。

4. **治肾虚阳痿** 泥鳅 250g，生虾肉 150g。武火煮熟，料调味，临睡前吃肉喝汤（《中国药膳大观》泥鳅虾肉汤）。

【成分】 含蛋白质、脂肪、碳水化合物、脂肪酸、维生素 A、维生素 B_1、维生素 B_2、烟酸及钙、磷、铁等。

第二节　补血养营类

熟 地 黄

【基原】 为玄参科植物地黄或怀庆地黄的根茎。

【性味与归经】 甘，微温。入肝、肾经。

【功能与主治】 补血滋阴。用于阴血亏虚之证，如腰膝酸软、劳嗽遗精、小便频数、耳聋耳鸣、视物昏花等。

【用量与用法】 9～30g，蒸、浸酒、煮、炖。

【宜忌】 脾胃虚弱、气滞胀满、痰湿盛者，均忌用。

【药膳方选】

1. **利血生精** 熟地黄 30g（切），与米同煮，候熟；以酥、蜜、各 60g，同炒香，入粥内再煮，至熟食之（《臞仙神隐书》地黄粥）。

2. **固齿乌须** 熟地黄 2500g，柳木甑内，以土盖上，蒸熟晒干，如此 3 次，捣为小饼。每食 1 枚，嚼咽（《御药院方》）。

3. **治伤寒后脚膝无力、四肢羸劣** 熟地黄（焙）、地骨皮五味子各 30g，肉桂（去粗皮）15g，黄芪 45g，共为细末。每用 15g，与羊肾 1 只（切）同煮熟，先取出羊肾食之，后去滓服汤，每空心食前用之（《圣济总录》地黄散）。

4. **治体弱足软、须发早白** 熟地黄 60g，白酒 500g。泡 7 天服，每服 1 小杯，每日 2 次（《中国药膳学》地黄酒）。

【成分与药理】 含甾醇、地黄苷、糖类、氨基酸、维生素 A、胡萝卜苷及铁、锌等。有提高细胞免疫、增强心肌收缩力、降血压、降血糖、止血、利尿、抗癌及镇静作用。

当　归

【基原】 为伞形科植物当归的根。

【性味与归经】 甘、辛，温。入心、肝、脾经。

【功能与主治】 补血和血，调经止痛，润燥滑肠。用于血虚失养之证，如月经不调、崩漏、经闭、头痛、眩晕、肠燥便秘等。

【用量与用法】 9～15g，煮、炖、熬、浸。

【宜忌】 脾虚湿盛及大便稀溏者慎用。

【药膳方选】

1. **治头晕心悸及月经不调** 当归 30g，母鸡 1 只（洗净）。锅内装水，放入鸡及糟汁、当归、姜、葱、盐，盖严锅口，先在旺火上烧开，再用小火炖 3 小时即成，出锅时撒胡椒面（《滋补中保健菜谱》当归炖鸡）。

2. **治贫血及病后心悸食少困乏** 当归 15g，黄芪 45g，党参 30g，羊肉 500g。将羊肉放入锅内，放入药袋（内装诸药），加水和葱、食盐；先武火烧沸，再用文火煨炖，直至羊肉扒烂为止；食用时加味精，吃肉喝汤（《中华药膳宝典》当归羊肉羹）。

3. **治头痛如裂** 当归 30g，酒煮服（《外台秘要》）。

4. **治月经过多及功能性子宫出血** 当归 30g，生地黄 30g，羊肉 150～200g。水煮煲汤，食盐调味，饮汤食肉（《中国药膳学》）。

5. **治眼痛不可忍** 当归、黄连，酒浸煎服（《医学启原》）。

【成分与药理】 含挥发油、有机酸、糖类、维生素 B_{12}、维生素 A、氨基酸、尿嘧啶、腺嘌呤、胆碱及钙、锌、磷、硒等。有提高免疫、抗氧化、清除自由基、增加冠脉流量、降低心肌耗氧量、抗心律失常、降血脂、抗动脉硬化、抗血栓、抗辐射、抗肿瘤、抗炎及镇痛、镇静等作用。

阿　胶

【基原】 为马科动物驴的皮去毛后熬制而成的胶块。

【性味与归经】 甘，平。入肺、肝、肾经。

【功能与主治】 补血养阴，润燥安胎。用于阴血亏虚之证，如贫血、产后血虚、心悸、燥咳、吐血、衄血、便血、崩中下血、月经不调、先兆流产等。

【用量与用法】 6～15g，单独蒸化，作汤剂。

【宜忌】 脾胃虚弱、消化不良者，慎用。

【药膳方选】

1. **治久咳、咳血及崩漏、胎动** 阿胶15g，桑白皮15g，糯米100g，红糖8g。先煮桑白皮，去滓取汁；后用清水煮糯米10分钟后，倒入药汁、阿胶，然后入红糖，煮成粥（《中国药膳大观》）。

2. **治瘫痪不遂及腰脚无力** 先炙阿胶令微起；另煮葱、豉粥别贮；又以水煮香豉100g，去滓，入阿胶令化。先顿食阿胶汤，及暖，吃前葱豉粥，任意食之（《广济方》）。

3. **治老人体虚大便秘结** 阿胶6g，连根葱白3根，蜜2匙，先煎葱，入阿胶、蜜溶开，食前温服（《仁斋直指方》胶蜜汤）。

4. **治胎动腹痛** 阿胶30g（炙），艾叶30g，水煮食之（《小品方》胶艾汤）。

5. **治产后下痢** 粳米100g，蜡（如鸡子大）1枚，阿胶、当归各12g，黄连6g。先煮米令沸，去米，入当归、黄连煮至减半，再入蜡、胶烊化即成。分3次食之（《僧深集方》胶蜡汤）。

6. **治妊娠血痢** 阿胶15g，酒煮顿食之（《本草纲目》）。

7. **治失血性贫血** 阿胶6g，猪瘦肉100g。水炖猪肉至熟，后入阿胶烊化，低盐调味，食肉喝汤（《中国药膳学》）。

【成分与药理】 含蛋白质，水解后产生多种氨基酸，如赖氨酸、精氨酸、组氨酸、胱氨酸、甘氨酸等。能促进红细胞和血红蛋白的生成，改善体内钙的平衡，增加钙的吸收、使血钙增加，并有抗创伤性休克、防治进行性肌营养障碍症的作用。

猪　　血

【基原】 为猪科动物猪的血。

【性味与归经】 咸，平。入脾、肝经。

【功能与主治】 补血祛风。用于贫血、头风眩晕、胃中嘈杂。

【用法与用量】 100～250g，煮、炖、煨、焖。

【药膳方选】

1. **治贫血** 猪血1碗，鲫鱼100g，白胡椒少许，白米100g。共煮成粥食（《中国药膳学》猪血鲫鱼粥）。

2. **治卒下血不止** 猪血，美清酒和炒食之（《千金食治》）。

3. **治嘈杂有虫** 猪血，清油炒食（《本草纲目》）。

【成分】 含蛋白质、脂肪、磷水化合物及钙、铁、磷等。

猪　　蹄

【基原】 为猪科动物猪的四脚。

【性味与归经】 甘、咸，平。入胃经。

【功能与主治】 补血，通乳，托疮。用于体虚血亏、妇人乳少、痈疮等。

【用量与用法】 1~2只，煮、炖。

【药膳方选】

1. 治产后乳汁不下 ①母猪蹄2只，木通21g。先煎木通去滓，入猪蹄及五味，煮熟，任意食之（《圣济总录》猪蹄羹）。②猪蹄1只，粳米100g。水煮，入五味作羹，任意食之。作粥亦可（《圣济总录》猪蹄羹）。③母猪蹄1只，王瓜根、木通、芦各30g。先水煮猪蹄，去滓取汁，余药为细末；每猪蹄汁2碗，入药末9g共煎，去滓，再入葱、豉、五味及白米50g，煮成粥，任意食之（《圣济总录》猪蹄粥）。

2. 治鼻衄及便血 猪蹄2只，茜草30g（纱布包），大枣10枚。水煎去滓，喝汤食肉（《中国药膳学》猪蹄止血汤）。

3. 治贫血、血小板减少及白细胞减少 猪蹄2只，花生50g，大枣10枚。共煮熟食（《中国药膳学》）。

4. 治痈疽发背及乳发初起微赤 母猪蹄2只，通草12g（以绵裹）。共煮做羹食之（《梅师集验方》）。

【成分】 含蛋白质、脂肪、碳水化合物及钙、磷、铁等。

猪 肝

【基原】 为猪科动物猪的肝脏。

【性味与归经】 甘、苦，温。入肝经。

【功能与主治】 补养肝血，明目。用于肝血不足，夜盲，以及贫血萎黄、目赤浮肿、脚气等。

【用量与用法】 50~500g，煮、炖、煨、焖。

【药膳方选】

1. 补血明目，治急、慢性结膜炎及虹膜炎 玄参15g，猪肝500g，素油、葱、姜、酱油、黄酒、糖少许，芡粉10g。玄参洗净切成条状。洗净猪肝与玄参条同置于锅内，加水适量煮1小时，捞出猪肝，用刀切成小片备用。油锅中以素油煸炒葱、姜，再放入猪肝片，烹入酱、糖、黄油少许，兑加原汤少许，收汁。勾入芡粉，汤汁明透即可。顿食或分餐佐餐食用（《中国药膳良方》）。

2. 治下痢肠胃，完谷不化 猪肝500g，黄连、乌梅肉、阿胶各50g，胡粉适量。猪肝熬干，上5味研末，蜜和为丸如梧子大，酒送服，每次20丸，日3次（《千金方》猪肝丸）。

3. 治夜盲 雄猪肝300g，蚌粉（如无，以夜明砂代）10g。猪肝劈开，纳入蚌粉，用麻线扎紧，米泔水煮七分熟。共蚌粉细嚼，以汤送下（《仁斋直指方》雀盲散）。

4. 治肝脏虚弱，远视无力 猪肝500g，葱白一握，鸡蛋3枚。猪肝洗净细切，去筋膜；葱白去须，切成片。在豉汁中煮猪肝、葱白，临熟，打入鸡子，即可食（《圣惠方》猪肝羹）。

5. 治急劳瘦瘁，日晚即寒热，惊悸不宁，常若烦渴 猪肝1000g，甘草500g。猪肝切丝，甘草捣为末。在锅中铺一层猪肝，再放一层甘草，如此以尽为度。入童子小便

2L，文火煮至小便尽。细研糊丸如梧桐子大。每次服 20 丸，空腹米汤送服，渐加至 30 丸（《圣济总录》猪肝丸）。

6. **治水肿溲涩** 猪肝尖 3 块，绿豆 100g，陈仓米 200g，同水煮粥食（《本草纲目》）。

【成分】 含蛋白质、脂肪、碳水化合物、维生素 A 及钙、磷、铁等。

第三节 滋阴生津类

南 沙 参

【基原】 为桔梗科植物轮叶沙参、杏叶沙参等的根。

【性味与归经】 甘、微苦、凉。入肺、肝经。

【功能与主治】 养阴清肺，化痰止咳。用于肺阴亏虚之证，如燥咳、久咳、咽干喉痛等。

【用量与用法】 9～15g，煮、炖、蒸、煨。

【宜忌】 风寒咳嗽者忌用。

【药膳方选】

1. **治肺热咳嗽** 南沙参 25g，冰糖 15g，水煎汤食（《中国药膳学》）。
2. **治产后无乳** 南沙参 12g，炖猪肉食（《湖南药物志》）。
3. **治虚火牙痛** 南沙参 15～60g，煮鸡蛋食（《湖南药物志》）。

【成分与药理】 含沙参皂苷、淀粉等。有强心、祛痰和抗真菌作用。

麦 门 冬

【基原】 为百合科植物沿阶草的块根。

【性味与归经】 甘、微苦、寒。入肺、胃、心经。

【功能与主治】 养阴润肺，清心除烦，益胃生津。用于肺胃阴亏之证，如干咳、肺痿、肺痈、消渴、吐血、咳血、咽干口燥、烦热、便燥等。

【用量与用法】 9～15g，泡、蒸、炖、煮、熬。

【宜忌】 风寒咳嗽、痰湿胀满、虚寒泄泻者均忌用。

【药膳方选】

1. **治咽喉疼痛及咽燥口渴** 麦冬、银花各 9g，桔梗、生甘草各 6g。开水浸泡代茶饮（《中国药膳学》银麦甘桔饮）。
2. **治妊娠胃反呕逆不下食** 麦冬（取汁）100g，粳米 200g，薏苡仁 100g，生地黄（绞汁）300g，生姜汁 100g。先煮粳米、薏苡仁令百沸，次下三汁，煎成稀粥即成（《圣济总录》麦门冬粥）。
3. **治慢性肝炎及早期肝硬化** 麦冬 10g，枸杞 30g，鸡蛋 5 个，猪瘦肉 30g，花生米 30g。先将花生米煎脆，将枸杞入沸水略余一下，将麦门冬煮熟切末，将猪肉切粒，将蛋加盐蒸熟，冷却后切成粒状；锅置旺火上，放花生油，把猪肉炒熟，再倒进蛋粒、枸杞、麦冬末，炒匀，放盐少许及湿淀粉勾芡，最后放味精，脆花生米铺在上面即可

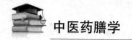

（《滋补中药保健菜谱》枸杞麦冬蛋丁）。

【成分与药理】 含多种甾体皂苷、黏液质、葡萄糖苷、氨基酸、维生素 A 等。有升高血糖、强心、利尿及提高耐缺氧能力的作用。

天 门 冬

【基原】 为百合科植物天门冬的块根。

【性味与归经】 甘、苦，寒。入肺、肾经。

【功能与主治】 滋阴清热，清肺润燥。用于肺肾阴虚之证，如燥痰、咳血、咽痛、消渴、肺痿、肺痈、便结等。

【用量与用法】 6~12g，煮、炖、蒸、熬。

【宜忌】 风寒咳嗽、虚寒泄泻者均忌用。

【药膳方选】

1. **益身延年** 天门冬（捣汁，煎）50kg，白蜜 10kg，胡麻（炒末）2000g。合煎至可丸，则止火，入大豆黄末作饼约巴掌大。每次食 1 个，每日食 3 次（《本草纲目》）。

2. **调补脏腑、却病** 天门冬 15kg，糯米 10kg，细曲 5000g。水煮天门冬取汁，如常法酿酒。酒熟，日饮 3 杯（《本草纲目》天门冬酒）。

3. **治干咳少痰低热盗汗** 天冬 15~20g，粳米 600g，冰糖少许。先煎天冬取汁，去滓，入粳米煮沸后加入冰糖，再煮成粥（《中国药膳大观》天门冬粥）。

4. **治乳汁不通** 天冬 60g，猪瘦肉 500g。炖熟食之（《中国药膳学》）。

【成分与药理】 天冬胺、黏液质、甾体皂苷 B、谷甾醇等。有抑菌、抗肿瘤作用。

玉 竹

【基原】 为百合科植物玉竹的根茎。

【性味与归经】 甘，平。入肺、胃经。

【功能与主治】 养阴生津，除烦止渴。用于肺胃阴虚之证，如咳嗽烦渴、消谷善饥、小便频数等。

【用量与用法】 9~15g，煮、炖、熬、煨。

【宜忌】 气滞胀满、痰湿较盛者忌用。

【药膳方选】

1. **治消渴、萎缩性胃炎及津亏便结** 玉竹 50g，沙参 50g，老鸭 1 只，大葱 6 茎，生姜 6g。将老鸭洗净，与沙参、玉竹共入锅内，加水适量，先武火烧沸，再文火炖 1 小时，至鸭肉扒烂为止；去药渣，放入调料，吃肉喝汤（《大众药膳》玉竹焖鸭）。

2. **治病后、产后体虚及烦渴尿频** 玉竹 25g，水发香菇 30g，笋片 30g，火腿片 25g，母鸡 1 只。将鸡洗净，下开水锅氽一下取出，洗净血秽；鸡腹向上放在汤碗内，加入清汤、味精、盐、料酒，鸡上面放香菇、笋片、火腿片，蒸八成熟，放入玉竹片，继续蒸至鸡酥烂时取出，上席即成（《中国药膳大观》）。

3. **治冠心病、肺心病、糖尿病、肺结核** 玉竹 100g，猪心 1000g，生姜 15g，葱 15g。先煮玉竹取液；锅内注入清水，下花椒、姜、葱和猪心，烧沸，加入玉竹液同煮至猪心六成熟捞出，揩净浮沫，装入盘内（汤不用）；锅内倒入卤汁烧沸，下入猪心文火卤熟捞出；炒锅置火上，加入卤汁、食盐、白砂糖、味精，加热收成浓汁，涂抹在猪心内外，待汁冷凝后，再刷上麻油即成（《中国药膳学》）。

4. **治虚咳**　玉竹 15～30g。与猪肉同炖食（《湖南药物志》）。

【成分与药理】　含铃兰苦苷、铃兰苷、山奈酚苷、槲皮醇苷、维生素 A 及淀粉、黏液质等。有强心、降血压和调节血糖等作用。

枸　杞　子

【基原】　为茄科植物枸杞或宁夏枸杞的成熟果实。

【性味与归经】　甘，平。入肝、肾经。

【功能与主治】　滋补肝肾，润肺明目。用于眩晕耳鸣、腰膝酸软、视物昏花、咳嗽遗精等。

【用量与用法】　6～15g，煮、炖、蒸、泡。

【宜忌】　实热、痰湿及泄泻者忌用。

【药膳方选】

1. **长肌肉、益颜色**　枸杞子 200g，清酒 200g。共泡 7 日，去滓，任意饮之（《延年方》枸杞子酒）。

2. **治注夏虚病**　枸杞子、五味子为末，开水泡封 3 日，代茶饮（《摄生众妙方》）。

3. **治肾下垂、脱肛、子宫脱垂**　枸杞子 30g，黄芪 60g，乳鸽 1 只。隔水炖熟，加盐、味精等调料食之（《大众药膳》芪杞炖乳鸽）。

4. **治腰痛脚弱、头晕脑鸣**　枸杞子 30g，白米 50g，红糖、蜜适量。先煮米成粥，将熟入枸杞，食时加糖、蜜即可（《中国膳大观》枸杞子粥）。

5. **治神经衰弱、心悸失眠**　枸杞子 30g，人参 9g，五味子 30～500g。共浸泡，7 天后即可饮用（《中医内科学》）。

【成分与药理】　含胡萝卜素、硫胺素、甜菜碱、隐黄质、酸浆果红素、天仙子胺、氨基酸等。能促进免疫功能、降血脂、抗脂肪肝、抗衰老、降血脂、促进骨髓造血功能，并有雌性激素样作用和生长刺激作用。

白　木　耳

【基原】　为银耳科植物银耳的子实体。

【性味与归经】　甘、淡，平。入肺、胃经。

【功能与主治】　滋阴生津，润肺养胃。用于虚劳咳嗽，口干咽燥，痰中带血等。

【用量与用法】　3～15g，蒸、煮、炖。

【宜忌】　风寒咳嗽忌用。

【药膳方选】

1. **治燥热咳嗽、痰中带血**　白木耳 25g，大米 100g，冰糖适量。水焖白木耳煮至六成酥，入米煮粥，起锅前加冰糖（《中国药膳大观》白木耳冰糖粥）。

2. **治干咳便秘**　银耳 50g，鸽蛋 20 个，冰糖 250g。先水熬银耳熟烂汁稠，入冰糖，待溶化后打去浮沫，再入另蒸好的鸽蛋，同煮滚即成（《中华药膳宝典》银耳鸽蛋汤）。

【成分】 含蛋白质、碳水化合物、脂肪及硫、磷、铁、镁、钙、钾等。

燕 窝

【基原】 为雨燕科动物金丝燕及多种同属燕类用唾液或唾液与绒羽等混合凝结所筑成的巢窝。

【性味与归经】 甘，平。入肺、胃、肾经。

【功能与主治】 益气养阴。用于虚劳羸瘦、咳嗽咳血、反胃、噎膈等。

【用量与用法】 3～10g，蒸、炖。

【宜忌】 外感表证及肺胃虚寒、湿痰停滞者均忌食之。

【药膳方选】

1. **治虚劳咳嗽** 燕窝3g，冰糖30g。先炖冰糖，去浮沫，后下燕窝，文火炖沸即成（《内经类编试效方》）。

2. **治老年痰喘** 秋白梨1个（去心），燕窝3g，先用开水泡，再入冰糖3g蒸熟。每日早晨服下（《文堂集验方》）。

【成分】 含氮物质、糖类、蛋白质等。

海 参

【基原】 为刺参科动物刺参或其他种海参的全体。

【性味与归经】 咸，温。入心、肾经。

【功能与主治】 补肾益精，养血润燥。用于虚损劳怯、阳痿遗精、尿多尿频、肠燥便结等。

【用量与用法】 适量，煮、炖、煨。

【宜忌】 痰湿盛、泄泻者忌食。

【药膳方选】

1. **治体瘦低热、皮肤干燥** 海参20g，米50g。煮粥，作早餐食（《中国药膳大观》）。

2. **治虚火燥结** 海参、木耳。入猪肠煮食（《药性考》）。

3. **治早衰早老、阳痿滑精** 海参15g，小茴香6g，生姜汁适量。将海参发软，入开水余1次，放入锅内，加清汤，小茴香炖烂，吃时加姜汁，分次食（《仁寿录》）。

【成分】 含甾醇、三萜醇、海参毒素、黏蛋白、糖蛋白等。

百 合

【基原】 为百合科植物百合、细叶百合、麝香百合等鳞茎的鳞叶。

【性味与归经】 甘、微苦，平。入心、肺经。

【功能与主治】 润肺止咳，清心安神。用于心肺阴虚之证，如久咳、痰血、虚烦、惊悸、神志恍惚等。

【用量与用法】 12～60g，蒸、煮、炖、煨。

【宜忌】 风寒咳嗽、虚寒泄泻者忌用。

【药膳方选】

1. **治咳嗽、虚烦、惊悸、恍惚** 百合30g，粳米60g，白糖适量。将米、水、百合入锅，先武火煮沸，后用文火煨熬，待百合烂时加入白糖拌匀即成（《中华药膳宝典》）。

2. **治肺病咳血** 新鲜百合捣汁，和水饮之，亦可煮食（《卫生易简方》）。

3. **治肺脏壅热烦闷** 新鲜百合120g，蜜半盏。拌和，蒸令软。每用枣大，时时嚼之，咽津（《圣惠方》）。

4. **治肺虚咳嗽反复难愈** 百合30g，党参15g，猪肺250g。炖熟，入少许食盐调味，去药，喝汤食猪肺（《中国药膳学》）。

5. **治肺痈** 白花百合。或煮或蒸，频食，拌蜜蒸更好（《经验广集》百合煎）。

6. **治肺燥咳嗽** 百合10g，杏仁6g，赤小豆60g，白糖适量。先用水煮赤小豆，作粥，至半熟时放入百合、杏仁同煮，粥成放入白糖，可作早餐食用（《中国药膳大观》百合杏仁赤豆粥》）。

7. **治燥热咳嗽及高血压** 干百合100g，草鱼1000g。先将草鱼去皮去骨取肉，用刀背砸成鱼茸，加入葱、姜，水调匀，滤去骨刺及筋皮，放碗中加盐，肥膘肉茸（用刀背砸成），搅拌，再加少许蛋清，再搅；锅中加水烧沸，改用中火把鱼肉茸挤成鱼丸至锅中余熟，添入鸡汤；将锅上火注入鸡油，待热下葱姜快炒出香味时下入汤，挑出葱、姜，再倒入鱼丸子、蒸透之百合，调以盐、味精，用水淀粉勾芡盛盘即可（《中国药膳大观》）。

8. **治神经症、癔症** 百合7枚（擘），鸡子黄1枚。水洗百合，渍一宿，去其水，更以水煮，去渣，入鸡子黄，搅匀，煮服（《金匮要略》百合鸡子汤）。

【成分与药理】 含秋水仙碱、淀粉、蛋白质、脂肪等。有增加肺灌流量、抗组胺性哮喘及止咳作用。

石 斛

【基原】 为兰科植物金钗石斛或其他多种同属植物的茎。

【性味与归经】 甘、淡、微咸，寒。入胃、肺、肾经。

【功能与主治】 养阴清热，益胃生津。用于热病伤津、病后虚热、口干烦渴，阴伤目暗等。

【用量与用法】 6～15g，煮、炖、煨、焖。

【宜忌】 虚而无热者慎用。

【药膳方选】

1. **治烦热口干不思食** 鲜石斛15g，冰糖适量。泡开水代茶饮（《中国药膳学》）。

2. **治阴虚胃痛、便结** 鲜石斛30g，花生仁50g。先煎石斛，再加花生同煮，至花生熟，水焖干为度。平时嚼服之（《中哗药膳宝典》）。

【成分与药理】 含石斛碱、石斛胺、石斛星碱、石斛次碱及黏液质、淀粉等。能促进胃液分泌，并有止痛、退热作用。

梨

【基原】 为蔷薇科植物白梨、沙梨、秋子梨等栽培种的果实。

【性味与归经】 甘，微酸，凉。入肺、胃经。

【功能与主治】 生津润燥，清热化痰。用于热病伤津之证，如消渴、烦渴、热咳、便秘、噎膈等。

【用量与用法】 1~5个，捣、蒸、煮、炖、熬。

【宜忌】 寒嗽及虚寒泄泻者忌用。

【药膳方选】

1. 治温病口渴 梨1个，薄切，置新汲凉水中半日，捣汁，时时频饮（《温病条辨》雪梨浆）。

2. 治昏蒙躁闷不能食 梨3个，粳米100g。先切梨水煮，去滓取汁，入米，煮粥食之（《圣惠方》）。

3. 治消渴 梨，用蜜熬，瓶盛。不时用水调服，或只嚼梨（《普济方》）。

4. 治卒咳嗽 ①梨1个，川椒50粒。先在梨上刺50个孔，每孔纳入川椒1粒，以面裹入热火灰中煨之，令熟，取出。候冷，去椒食之（《孟诜方》）。②梨，去核，纳酥蜜，面裹煨令熟，食之（《孟诜方》）。

5. 治燥热型急性气管炎咳嗽 苦杏仁10g，鸭梨1个，冰糖少许。将杏仁去皮尖打碎，鸭梨去核切块，加水同煮；梨熟后再入冰糖即成（《中国药膳大观》杏梨饮）。

6. 治痰喘气急 梨，剜空，纳小黑豆令满，留盖合住，系定，糠火煨熟，捣作饼，每日食之（《摘元方》）。

7. 治反胃吐食、药物不下 梨1个，丁香15粒。以丁香刺入梨内，湿纸包四五重，煨熟食之（《圣济总录》）。

8. 治卒失音不语 梨，生捣汁服之，日再服（《食疗本草》）。

【成分】 含果糖、蔗糖、葡萄糖、柠檬酸、维生素 B_1、维生素 B_2、维生素 A 及钙、磷、铁等。

苹 果

【基原】 为蔷薇科植物苹果的果实。

【性味与归经】 甘，凉。入肺、胃经。

【功能与主治】 生津润肺，除烦醒酒。用于心烦口渴、酒醉等。

【用量与用法】 一至数个，捣汁、煮、熬。

【宜忌】 痞胀者慎用。

【药膳方选】

1. 调营卫，生津液 苹果，炖膏食之（《滇南本草》玉容丹）。

2. 治卒食后气不通 苹果，生捣汁食之（《孟诜方》）。

3. 治筋骨疼痛 苹果，同酒食之（《滇南本草图说》）。

【成分】 含蔗糖、还原糖、苹果酸、奎宁酸、柠檬酸、酒石酸及醇类、酯类等。

桃 子

【基原】 为蔷薇科植物桃或山桃的成熟果实。

【性味与归经】 甘、酸，温。入肠、胃、肝经。

【功能与主治】 生津润肠，活血消积。用于肠燥便结、消化不良。

【用量与用法】 一至数个，鲜用或作果脯用。

【宜忌】 不宜与鳖、术同食。多食令人生热、发疮、膨胀。

【药膳方选】

1. **益颜色** 桃子，作果脯食之（《日华子本草》）。

2. **健胃助消化** 鲜桃去皮，切片，用白糖腌渍，饭后食之（《中国药膳学》鲜桃饮）。

【成分】 含蛋白质、脂肪、碳水化合物、维生素 A、维生素 B_1、维生素 B_2、维生素 C、烟酸及钙、磷、铁等。

荔　　枝

【基原】 为无患子科植物荔枝的果实。

【性味与归经】 甘、酸，温。入脾、胃、肝经。

【功能与主治】 生津养血，理气止痛。用于烦渴、呕逆、牙痛、胃痛等。

【用量与用法】 5～10 枚，生食，或煮、炖、煎。

【宜忌】 阴虚火旺者慎用。

【药膳方选】

1. **治病后、产后及老年人体虚烦渴** 鲜荔枝肉（净）100g，猪腿肉300g，蛋清2个。先把猪腿肉切成2块，用刀背敲松后改切成24块，加入盐、食用红色素少许、蛋清、淀粉拌匀备用；烧热锅放入植物油，待油烧至六七成熟时，把猪腿肉一块块下油锅炸至内熟外脆呈金黄色捞出；将锅中油倒去，加入料酒、水、白糖、白醋、盐，下淀粉勾芡，倒入炸好的肉和鲜荔枝肉（切开）。翻炒几下，淋上少许熟油，起锅装盘即可（《中国药膳大观》荔枝肉）。

2. **治体虚贫血** 鲜荔枝150g，肥鸭1只、猪瘦肉60g，瘦肉火腿（熟）15g，鲜荷花1朵。先将鸭洗净，火腿切成5粒，猪肉切成6块，荔枝去壳、核切开；再将荷花瓣放入开水锅内略焯后捞起，再放入鸭余1分钟取出；将火腿、猪肉、鸭、姜、葱、盐、料酒、开水放入钵内，隔水蒸90分钟，去姜、葱，去鸭之胸骨、锁喉骨，撇去汤面浮沫，用净布过滤备用；将鸭放回钵内（胸向上），倒入原汤，清汤，再蒸30分钟后，放入荔枝、荷花瓣，再蒸10～20分钟取出，最后放入味精即可（《滋补中药保健菜谱》荔荷蒸鸭）。

3. **治烦渴** 荔枝5枚，大米30g，煮粥食用（《中国药膳学》荔枝粥）。

4. **治老人五更泻** 荔枝干、春米、山药或莲子，同煮粥食（《泉州本草》）。

【成分】 含葡萄糖、蔗糖、蛋白质、脂肪、维生素 A、维生素 B、维生素 C、叶酸、柠檬酸、苹果酸等。

杨　　梅

【基原】 为杨梅科植物杨梅的果实。

【性味与归经】 甘、酸，温。入肺、胃经。

【功能与主治】 生津解渴，和胃消食。用于心烦口渴、吐泻、痢疾等。

【用量与用法】 100~500g，生啖、浸酒、腌食、挤汁。

【宜忌】 多食则损齿及筋。

【药膳方选】

1. **生津止渴** 杨梅1000g，白糖500g。先挤压杨梅取汁，加入白糖，煮沸，凉存，饮用（《中国药膳大观》）。

2. **治胃肠胀满** 杨梅，腌盐备用。取数颗，泡开水服（《泉州本草》）。

3. **治痢疾及预防中暑** 杨梅，浸烧酒服（江西《中草药学》）。

【成分】 含葡萄糖、果糖、柠檬酸、苹果酸、草酸、乳酸、蒲公英赛醇等。

柠　檬

【基原】 为芸香科植物黎檬或洋柠檬的果实。

【性味与归经】 酸，平。入胃经。

【功能与主治】 生津止渴。用于烦渴、知饥不欲食。

【用量与用法】 100~150g，绞汁或生食、煮、煨、焖。

【药膳方选】

1. **避暑疗渴** 柠檬，捣汁饮之（《食物考》）。

2. **下气和胃** 柠檬，腌渍食之（《本草纲目拾遗》）。

3. **治伤寒痰火** 柠檬，盐腌日久色黑者，食之（《粤语》）。

4. **治烦渴眩晕之阴虚阳亢者** 柠檬汁90g，鸭脯240g，去壳鸡蛋45g，罐头菠萝150g。先将鸭脯用鸡蛋液拌匀，后拌干淀粉；用旺火烧热锅，下油涮锅后将油倒回油罐，将锅离火，把鸭脯进行半煎炸；然后将锅端回炉上，放入鸭脯烹料酒，加柠檬汁拌炒，淋麻油、花生油，炒匀上盘，用菠萝块镶边即成（《滋补中药保健菜谱》柠檬汁煎鸭脯）。

5. **治脾虚咳嗽** 仔鸡1只，柠檬汁适量。将仔鸡洗净切碎，拌入柠檬汁、白糖、麻油、植物油、食盐，渍20分钟，然后入锅加水，先武火后文火焖熟食（《中国药膳大观》柠檬汁煨鸡）。

【成分】 含橙皮苷、柚皮苷、柠檬酸、苹果酸、奎宁酸、香豆精类、维生素 B_1、维生素 B_2、维生素 C、烟、酸及钙、磷、铁等。

甘　蔗

【基原】 为禾本科植物甘蔗的茎秆。

【性味与归经】 甘，寒。入肺、胃经。

【功能与主治】 生津清热，下气润燥。用于热病津伤之证，如心烦口渴、燥咳呕吐、大便燥结等。

【用量与用法】 500~1000g，生捣汁。

【宜忌】 脾胃虚寒者慎用。

【药膳方选】

1. **治发热口干小便涩** 甘蔗，去皮，令吃之，咽汁（《外台秘要》）。

2. **治胃反而吐者** 甘蔗汁、生姜汁，按7：1相和，服之（《梅师集验方》）。

3. 治卒干呕不止 甘蔗汁，温令热，服 100mL，一日 3 次（《补缺肘后方》）。

4. 治虚热咳嗽口干涕唾者 甘蔗汁 400g，高粱米 200g。煮粥，分 2 次食（《本草纲目》）。

5. 治尿频尿急尿血尿痛 鲜甘蔗 500g（绞汁），白藕 500g（切碎）。共浸半日，再绞汁，分 3 次服（《中国药膳学》）。

6. 治血热之倒经 鲜甘蔗、鲜藕各 500g，鲜生地黄 100g。榨汁混匀，当饮料食用（《中华药膳宝典》）。

7. 治口痛 甘蔗，捣汁服之（《外台秘要》）。

【成分】 含蛋白质、脂肪、甲基延胡索酸、琥珀酸、甘醇酸、苹果酸、柠檬酸、乌头酸、维生素 B_1、维生素 B_2、维生素 B_6、维生素 C 及钙、磷、铁等。

落 花 生

【基原】 为豆科植物落花生的种子。

【性味与归经】 甘，平。入脾、肺经。

【功能与主治】 润肺化痰，和胃润燥。用于燥咳、反胃、肠燥便结、产后乳少等。

【用量与用法】 50 ~ 200g，生研或煮、炖、煨、炒。

【宜忌】 寒湿较盛及肠滑泄泻者均忌用。

【药膳方选】

1. 治久咳及秋燥、百日咳 花生（去嘴尖）文火煎汤调服（《杏林医学》）。

2. 治肺痨 落花生，盐水煮食（《滇南本草》）。

3. 治燥咳少痰及百日咳 花生 250g，冰糖 50g。先将冰糖加水少许熬成丝状，离火趁热加入炒熟的花生，调匀，倒入用油擦过的瓷盅内，压平冷却即成。每取小块食用（《中国药膳学》花生糕）。

4. 治脚气 生花生肉（带衣用）、赤小豆、红皮枣各 15g。水煮，1 日分数次食（《现代实用中药》）。

5. 治乳汁少 花生米 90g，猪蹄（前腿）1 只。共炖熟食之（《陆川本草》）。

【成分与药理】 含脂肪油、淀粉、蛋白质、卵磷脂、嘌呤、花生碱、甜菜碱、胆碱、维生素 B_1、泛酸、三萜皂苷等。有止血作用。

藕

【基原】 为睡莲科植物莲的肥大根茎。

【性味与归经】 甘，寒。入心、脾、胃经。

【功能与主治】 生用：清热养阴，凉血散瘀，用于热病烦渴、吐血衄血、尿血热淋等；熟用：健脾开胃，养血生津，止泻，用于不能食、泻痢等。

【用量与用法】 100 ~ 250g，捣汁或蒸、煮、炖。

【药膳方选】

1. 补五脏、实下焦 藕，蒸食之（《孟诜方》）。

2. 治时气烦渴 生藕（捣汁）100g，生蜜 30g。搅匀，分 2 次食之（《圣惠方》）。

3. 治霍乱吐不止兼渴 生藕 30g，生姜 5g。绞汁，分 3 次食之（《圣济总录》姜藕饮）。

4. 治肺结核喘咳咳血 生藕汁、梨汁、白萝卜汁、鲜姜汁、面粉各120g，川贝18g。先将各药汁加蜂蜜、香油各120g，加川贝母搅匀，置碗中蒸熟，为饼如枣大。每次食3枚，日3次，夜3次，不可间断（《中医验方汇选》藕梨蒸饼）。

5. 治小便热淋 生藕汁、地黄汁、萝卜汁各等分。搅匀，每服半盏，入蜜温服（《本草纲目》）。

6. 治子宫脱垂 鲜藕500g，糯米150g，蜂蜜50g，白糖150g，湿淀粉适量。先将糯米浸泡2小时后晾干，灌入切去节的藕孔中，封口，蒸半小时，取出入清水中去皮，捣烂，加入蜜、白糖拌匀，再蒸10多分钟，取出用淀粉拌匀，再在锅上浇藕即成。每日1剂，连食数日（《中国药膳大观》）。

7. 治眼热赤痛 藕1节（连节），以绿豆入满其中空处，水煮熟，连藕食之（《岭南采药录》）。

【成分】 含淀粉、蛋白质、天门冬素、维生素C、焦性儿茶酚、新绿原酸、过氧化物酶等。

番茄（西红柿）

【基原】 为茄科植物番茄的新鲜果实。

【性味与归经】 甘、酸，微寒。入胃经。

【功能与主治】 生津止渴，健胃消食。用于口渴，食欲不振等。

【用量与用法】 50~250g，生吃、捣汁、煮、炖。

【药膳方选】

1. 治夏季口渴、食欲不振 番茄、西瓜。分别取汁，合并，随量饮之（《中国膳学》番茄西瓜汁）。

2. 治脾虚子肿 冬瓜250g，番茄200g，葱5g。按常规做汤菜吃（《中华药膳宝典》冬瓜番茄汤）。

【成分与药理】 含苹果酸、柠檬酸、腺嘌呤、胡芦巴碱、胆碱、番茄碱、维生素B_1、维生素B_2、维生素C、烟酸、胡萝卜素及钙、磷、铁等。有降低胆固醇、降血压、抗炎和抗菌作用。

猪　肉

【基原】 为猪科动物猪的肉。

【性味与归经】 甘、咸，平。入脾、胃、肾经。

【功能与主治】 滋阴润燥。治赢瘦、消渴、燥咳、便结。

【用量与用法】 100~500g，煮、炖、蒸。

【宜忌】 痰湿内蕴者慎用。

【药膳方选】

1. 治热病伤津 鲜猪肉500g。切大块，急火煮清汤，撇净浮油，随意凉饮（《温热经纬》）。

2. 润燥化痰和胃 猪瘦肉500g，板栗250g（去皮）。红烧煮熟食用（《中国药膳学》板栗烧肉)。

3. 治肺结核、慢性支气管炎之慢性咳喘 猪五花肉（带皮）500g，杏仁 18g，冰糖 30g，湿淀粉 5g。铁锅放旺火上，倒入猪油，加冰糖 15g，炒成深红色；再放入肉块一起翻炒，当肉块呈红色时，即下葱段、姜块、酱油、料酒、水（浸没肉块）和纱布包裹的杏仁（开水泡透，去掉外皮）；烧开后，倒入沙锅内，放在微火上炖；炖至六七成烂时，放入剩下的冰糖，炖到九成烂时将杏仁取出，去纱布，将杏仁平铺碗底，把炖好的肉块（皮朝下）摆在杏仁上，倒入一些原汤，蒸十成烂，扣在盘里；然后将剩下的原汤烧开，加入湿淀粉勾成黏汁，浇在肉上即成（《滋补中药保健菜谱》杏仁蒸肉）。

4. 治肾虚腰痛 猪瘦肉 100g，黄鳝 250g。两者共剁碎，加少许调料、调味拌匀，隔水蒸熟，吃肉喝汤，每日 2 次，连服 5 日（《中国药膳大观》）。

5. 治崩漏 猪瘦肉 250g，墨鱼 2 条，食盐 3g。将墨鱼连骨与猪肉同炖，吃肉喝汤。血止后，将墨鱼去骨与猪肉同炖，以巩固疗效（《浙江中医杂志》）。

6. 治产后缺乳 猪五花肉 250g，番薯叶 180g。同煮至烂熟。吃肉、叶，喝汤，每日空腹时吃 2 次，连吃半月（《岭南草药志》）。

7. 治小儿疳积 猪瘦肉、红石榴根皮各 30g。同炖至烂熟，吃肉喝汤，连吃 3 天（《中医验方》）。

【成分】 含蛋白质、脂肪、碳水化合物及钙、磷、铁等。

猪 脂 膏

【性味与归经】 甘，凉。入肺、大肠经。

【功能与主治】 补虚润燥。用于燥咳、便结、皮肤皲裂等。

【用量与用法】 10g，熬膏，烊化。

【宜忌】 外感及滑泄者忌用。

【药膳方选】

1. 治肺热暴喑 猪脂油 500g，白蜜 500g。合炼少顷，滤净冷定。每次 1 匙，不时食之（《本草纲目》）。

2. 治胸满气喘 猪肥肉 120g。煮百沸，切，和酱、醋食之（《食医心镜》）。

3. 治产后体虚寒热自汗 猪膏 100g，清酒 50g，生姜汁 100g，白蜜 100g。水煎令和，熬膏。随意酒服 1 匙，当炭火上熬（《千金方》猪膏煎）。

【成分与药理】 含饱和脂肪酸等。

羊 脂

【基原】 为牛科动物山羊的脂肪油。

【性味与归经】 甘，温。入肺、大肠。

【功能与主治】 补虚润燥，祛风止痒。用于虚劳赢瘦、肌肤皱裂、久痢、疮癣等。

【用量与用法】 10g，烊化冲服。

【宜忌】 外感及痰火为病者，忌服。

【药膳方选】

1. 治虚劳口干 羊脂 10g，醇酒 50g，枣 7 枚。合渍 7 日，取枣食之（《千金要方》）。

2. 治久痢不止 羊脂、蜡、阿胶各 60g，黍米 200g。合煮作粥，一服令尽（《千金要方》）。

3. 治产后羸瘦 生地黄汁 100g，生姜汁 500g，羊脂 200g，白蜜 500g。先煎地黄汁减半；入羊脂，煎减半；次下姜、蜜，煎令如饴。每服鸡子大，投酒中，空腹饮之，日 3 次（《古今录验方》地黄羊脂煎）。

【成分】 含饱和脂肪酸、油酸、亚油酸等。

羊　　髓

【基原】 为牛科动物山羊或绵羊的骨髓或脊髓。

【性味与归经】 甘，温。入肾、肺经。

【功能与主治】 益阴补髓，润肺泽肌。用于虚劳羸瘦、肺痿咳嗽、消渴、皮毛憔悴等。

【用量与用法】 10～50g，熬、煮、炖、蒸。

【药膳方选】

1. 治虚劳腰痛及肺痿咳嗽 熟羊髓、熟羊脂各 150g，白蜜 150g，生姜汁 10g，生地黄汁 50g。先煎羊脂令沸，次下羊髓又令沸，次下蜜、地黄、生姜汁，不住手搅，微火熬成膏。每次 1 匙，空心温酒调下，或做羹汤，或作粥食亦可（《饮膳正要》羊蜜膏）。

2. 治腰痛、脚膝无力 羊髓 300g，羊脊骨 1 具（捶碎），米 500g。先以水煮骨取汁，入米、五味煮粥，熟时入羊髓搅。空腹食之（《圣济总录》羊髓粥）。

3. 治消渴口干 羊髓 200g，白蜜 200g，炙甘草 30g。水煮甘草，去滓取汁，纳蜜、髓，煎令如饴。嚼化咽之，尽则复含（《千金翼方》羊髓煎）。

乌　骨　鸡

【基原】 为雉科动物乌骨鸡的肉或除去内脏的全体。

【性味与归经】 甘，平。入肝、肾经。

【功能与主治】 养阴退热。用于虚劳羸瘦、骨蒸、消渴、泻痢、崩中、带下等。

【用量与用法】 1 只，煮、炖、蒸、煨、焖。

【药膳方选】

1. 治中风背强口噤 乌雌鸡 1 只（洗净），酒 1500g。共煮，去滓，分 3 次服之，相继服尽取汗。无汗者，用热生姜葱白稀粥食之，盖被取汗（《圣济总录》乌鸡酒）。

2. 治一切贫血及产后血虚发热 乌骨鸡 1 只，饴糖、生地黄各 120g。将鸡洗净，生地黄酒洗后切片，拌饴糖，装入鸡肚内，缝好放进瓦钵；隔水蒸烂食之（《仁寿录》）。

3. 治噤口痢、闻食口闭 乌骨鸡 1 只（洗净），用茴香、良姜、红豆、陈皮、白姜、花椒、盐，同煮烂。以鸡令患者嗅之，如欲食，令饮汁食肉（《普济方》乌鸡煎）。

4. 治脾虚滑泄 乌骨母鸡 1 只（洗净），豆蔻 30g，草果 2 枚。将后二药烧存性，掺入鸡腹内，扎定煮熟。空腹食之（《本草纲目》）。

5. **治遗精白浊及赤白带下** 乌骨鸡 1 只（洗净），白果、莲肉、江米各 15g，胡椒 3g。后四药为末，装入鸡腹内，煮熟，空心食之（《本草纲目》）。

6. **治妇女痛经属虚寒者** 雄乌骨鸡 500g，陈皮 3g，良姜 3g，胡椒 6g，草果 2 枚，葱、醋少许。将鸡洗净，切块，与药文火炖烂。吃肉喝汤（《中国药膳大观》）。

【成分】 含蛋白质、脂肪、维生素 B_1、维生素 B_2、烟酸及钙、磷、铁等。

白 鸭 肉

【基原】 为鸭科动物家鸭的肉。

【性味与归经】 甘、咸，平。入脾、胃、肺、肾经。

【功能与主治】 滋阴养胃，利水消肿。用于虚劳羸瘦、骨蒸劳热、咳嗽、水肿。

【用量与用法】 1 只，煮、炖、煨、蒸。

【宜忌】 脾胃阳虚、外感、泄泻者，均忌用。

【药膳方选】

1. **治病后体弱及营养不良、贫血** 鸭子 1 只（洗净），大枣、白果、莲米各 4 枚，人参 3g。先将大枣去核，白果去壳抠心，莲米水发去皮、心，人参切片为末；将绍酒和酱油合匀，搽在鸭子表皮和腹内（可先在鸭皮上戳小孔）；将后 4 药和匀，填入鸭腹，蒸熟即成（《验方新编》）。

2. **治头晕、恶心、浮肿尿少** 青头鸭 1 只，赤小豆 200g，草果 10g，葱白适量。将鸭洗净，赤小豆与草果填入鸭腹，缝合；放入沙锅，加水，先武火煮沸，后文火炖熟，加入葱白，即可食用。食时只去草果，最好不入盐（《饮膳正要》）。

3. **治阴虚之咳喘盗汗、遗精腰痛** 老雄鸭 1 只，虫草 10g。将鸭洗净，在开水中余一下，捞出晾凉；将鸭头顺颈劈开，取虫草装入鸭头内，棉线缠紧，余下的虫草及姜、葱一起装入鸭腹内，然后放入瓷盆，注入清汤，用食盐、胡椒粉、料酒调好味，用湿绵纸密封盆口，蒸 2 小时；去绵纸，姜、葱加味即成（《大众药膳》）。

4. **治肾不纳气之咳喘咯血** 老肥鸭 1 只，核桃肉 90g，补骨脂 100g。将核桃肉、补骨脂用甜酒、酱油拌和，填入鸭肚内，以线缝紧，放盆内，不放水，盖严，用湿绵纸封固，隔水蒸烂，去药食之（《仁寿录》）。

5. **治阴虚消渴及肠燥便结** 老鸭 1 只，玉竹、沙参各 50g。共煮炖烂，去药，入调料，吃肉喝汤（《大众药膳》）。

6. **治卒大腹水病** 青头雄鸭 1 只（洗净），水煮，饮尽，厚盖取汗（《肘后方》）。

7. **治水肿尿少** 白鸭 1 只，生姜 15g，胡椒 6g，葱白 10g，米饭 100g。将粳米蒸熟，与姜末、胡椒粉、葱丝拌和，填入鸭腹内，缝好后，蒸至烂熟。每早晚空腹食鸭肉和饭，不用盐、酱油（《多能鄙事》）。

8. **治虚性水肿** 鸭 1 只（洗净），大蒜 30g。将大蒜装入鸭腹内，扎好，炖熟。分数次食完（《中国药膳学》）。

【成分】 含蛋白质、脂肪、碳水化合物、维生素 B_1、维生素 B_2、烟酸及钙、磷、铁等。

鸭 蛋

【基原】 为鸭科动物家鸭的蛋。

【性味与归经】 甘，凉。入肺、大肠经。

【功能与主治】 滋阴清肺。用于咳嗽、咽痛、齿痛、泻痢。

【用量与用法】 数个，蒸、煮。

【宜忌】 阳虚、寒湿下痢、气滞痞胀者，均忌用。

1. **痰少咽干** 鸭蛋1个，银耳9g。先煮银耳，后打蛋，冰糖调味食用（《中国药膳学》银耳鸭蛋）。

2. **耳聋** 绿壳鸭蛋2个，火炭母草20g。先将火炭母丁入鸭蛋，放盐，搅匀；炒锅烧热，倒入菜油，烧至六七成熟，把蛋糊倒入油煎，待蛋两面呈金黄色即可起锅（《成都中草药》）。

3. **治妇人胎前产后赤白痢** 鸭蛋1个，蒲黄9g，生姜汁适量。先将鸭蛋打入姜汁内搅匀，共煎，入蒲黄，再煎5~7沸。空心温服（《医钞类编》鸭蛋汤）。

【成分】 含蛋白质、脂肪、碳水化合物、维生素A、维生素B_1、维生素B_2、烟酸及磷、钙、铁、钾、钠、氯等。

鸽

【基原】 为鸠鸽科动物原鸽、家鸽或岩鸽的肉或全体。

【性味与归经】 咸，平。入肝、肾经。

【功能与主治】 滋肾益阴，祛风解毒。用于虚劳羸瘦、消渴、经闭等。

【用量与用法】 1只，煮、炖、蒸。

【药膳方选】

1. **治消渴** 鸽1只，切作小齑，以土苏煎，含之咽汁（《食医心镜》）。

2. **治久疟** 鸽肉，蒸食（《四川中药志》）。

3. **治老人体虚** 白鸽1只，枸杞子24g，黄精30g。共煮熟食用（《中国药膳学》白鸽杞精汤）。

4. **治干血劳和闭经** 鸽肉、魔芋、夜明砂、鳖甲、龟板共炖鸡食（《四川中药志》）。

【成分】 含蛋白质、脂肪等。

蛤 士 蟆

【基原】 为蛙科动物中国林蛙或黑龙江林蛙的除去内脏的全体。

【性味与归经】 咸，凉。入肺、肾经。

【功能与主治】 养肺滋肾。用于虚劳咳嗽。

【用量与用法】 蛤士蟆15~60g，煮、炖、蒸。

【宜忌】 痰湿壅盛及泄泻者忌食。

【药膳方选】

1. **治年老体弱及产后体虚者** 蛤士蟆25g，火腿25g，豌豆苗50g，鸡蛋1个，水发香菇25g。先将蛤士蟆温水泡软，放开水锅中余烫一次；鸡蛋煮熟去壳，切片；香菇入开水余一下；锅中鸡清汤烧开，下蛤士蟆、火腿片、香菇片、鸡蛋片、酒、味精，去浮沫，入豌豆苗起锅（《保健药膳》清汤蛤士蟆）。

2. **治烦热、肢软消瘦及产后体虚** 干蛤士蟆油 18g，火腿 10g，鸡清汤 1500g。将干蛤士蟆油、鸡汤、料酒、盐，蒸 1 个半小时，放味精、白糖，撒上火腿片即可（《滋补中药保健菜谱》）。

3. **治肺痨吐血** 蛤士蟆油、白木耳，蒸服（《四川中药志》）。

4. **治神经衰弱** 蛤士蟆油、土燕窝，蒸服（《四川中药志》）。

【成分】 含蛙醇、三磷腺苷等。

鲇 鱼

【基原】 为鲇科动物鲇鱼的全体或肉。

【性味与归经】 甘，温。入脾、胃经。

【功能与主治】 滋阴开胃，催乳利尿。用于虚劳食少、水肿尿少、乳汁不足等。

【用量与用法】 1 条，煮、炖。

【宜忌】 不宜与荆芥同食。

【药膳方选】

1. **治乳肿** 鱼 2 条，香菜 150g，香油适量。将鱼洗净，把香菜纳入鱼腹中，香油加水炖食（不加盐），连续食用（《吉林中草药》）。

2. **治产妇乳汁不足** 鱼 1 条。熬汤，卧鸡蛋，连续食用（《吉林中草药》）。

乌贼鱼肉

【基原】 为乌贼科动物无地针乌贼或金乌贼的肉。

【性味与归经】 咸，平。入肝、肾经。

【功能与主治】 养血滋阴。用于崩漏、带下、经闭、胎漏、滑胎等。

【用量与用法】 2～4 只，煮、炖、煨、焖。

【药膳方选】

1. **治妇人经闭** 乌贼鱼肉（洗净），合桃仁煮食（《陆川本草》）。

2. **治崩漏** 乌贼鱼肉（连骨）。2 只（洗净），食盐 3g，猪瘦肉 250g。同煮炖食（《浙江中医杂志》）。

鱼鳔（鱼肚）

【基原】 为石首鱼科动物大黄鱼、小黄鱼或鲟科动物中华鲟的鱼鳔。

【性味与归经】 甘，平。入肾经。

【功能与主治】 补肾益精，滋养筋脉，散瘀止血。用于滑精、吐血、咳血、破伤风、血崩、痔疮等。

【用量与用法】 9～15g，煮、炖、熬、煎。

【宜忌】 纳呆、痰多者忌用。

【药膳方选】

1. **治食道癌及胃癌** 鱼鳔，用香油炸酥，压碎。每服 5g，日 3 次（《中药大辞典》）。

2. **治破伤风** 鱼鳔，以酒化服之（《饮膳正要》）。

3. **治赤白崩中**　鱼鳔，焙黄为末，同鸡蛋煎饼，好酒食之（《本草纲目》）。

蚌　肉

【基原】　为蚌科动物背角无齿蚌或褶纹冠蚌、三角帆蚌等蚌类的肉。

【性味与归经】　甘、咸，寒。入肝、肾经。

【功能与主治】　滋阴明目，清热，解毒。用于烦渴、目赤、崩漏带下、痔瘘等。

【用量与用法】　90～150g，煮、炖。

【宜忌】　脾胃虚寒者慎用。

【药膳方选】

1. **祛病延年**　鲜蚌肉400g，净鸡肉500g，猪瘦肉100g。先将鸡肉切成4块，猪肉切成片，同盛小盆中，加水、盐用旺火蒸2小时取出，过滤去滓备用；将蚌肉切片装漏勺中，放开水中汆一下。去蚌膜入碗中，加白酒腌渍后沥干酒汁，然后排在碗中；把鸡肉汤烧开加入白酱油、味精后，浇入蚌肉上，迅速上桌即食（《中国药膳大观》）。

2. **治病毒之发热口渴**　蚌120g，粳米50g。先水煮蚌取汁，用汁煮米成粥，可加少许盐，作早餐食之（《中国药膳大观》蚌粥）。

【成分】　含蛋白质、脂肪、碳水化合物、维生素A、维生素B_1、维生素B_2、维生素C及钙、磷、铁等。

蛤　蜊

【基原】　为蛤蜊科动物四角蛤蜊或其他种蛤蜊的肉。

【性味与归经】　咸，寒。入胃经。

【功能与主治】　滋阴利水，化痰软坚。用于消渴、瘿瘤、痰核、水肿等。

【用量与用法】　100～500g，煮、炖、炒。

【药膳方选】

1. **醒酒**　蛤蜊，煮食之（《本草经集注》）。

2. **治消渴**　蛤蜊肉，炖熟食用，日3次（《中国药膳学》）。

3. **治肺结核潮热盗汗**　蛤蜊肉、韭菜，作炒菜食用（《中国药膳学》）。

4. **治老癖及妇人血块**　蛤蜊肉，煮食之（《嘉祐本草》）。

【成分】　含蛋白质、脂肪、维生素A、维生素B_1、维生素B_2、维生素C、尼古酸及碘、钙、磷、铁等。

鳖　肉

【基原】　为鳖科动物中华鳖的肉。

【性味与归经】　甘，平。入肝经。

【功能与主治】　滋阴凉血，软坚散结。用于骨蒸劳热、久疟久痢、癥瘕痞块、崩漏带下等。

【用量与用法】　1～2只，煮、炖、煨、炸、炒、蒸。

【宜忌】　脾胃阳虚及孕妇均忌用。

【药膳方选】

1. **治骨蒸潮热、心烦失眠**　活甲鱼1只，熟火腿肉15g，水发香菇15g，先将甲鱼洗净，下沸水锅中氽透，刮去黑膜，去盖剁块，再水洗净；锅底放油，上火烧热，下葱、蒜炸锅，添汤，放入甲鱼块；再将汤及鱼全部倒入砂锅中，加盐、料酒、味精放火上烧开，炖至七八成熟时加入火腿及香菇，再炖至酥烂，带香菜段上桌（《中国药膳大观》）。

2. **治久疟不愈**　甲鱼1只，洗净，用猪油炖，入盐少许食（《贵州中医验方》）。

3. **治鼓胀**　甲鱼1只（洗净），槟榔12g，大蒜适量，共煮熟，食肉喝汤，连服数日（《中国药膳学》鳖鱼槟榔汤）。

4. **治慢性肾炎**　鳖鱼500g，大蒜100g，白糖、白酒适量。水炖熟食（《中国药膳学》鳖鱼炖大蒜）。

【成分】　含蛋白质、脂肪、碳水化合物、维生素B_1、维生素B_2、维生素A、烟酸及钙、磷、铁等。

龟　肉

【基原】　为龟科动物乌龟的肉。

【性味与归经】　甘、咸，平。入肺、肾经。

【功能与主治】　益阴补血。用于劳瘵骨蒸，久嗽久疟，咳血便血等。

【用量与用法】　1~3只，煮、炖、煨、蒸、炸。

【药膳方选】

1. **治虚劳咳血、咳嗽、寒热**　龟肉，和葱、椒、酱、油煮熟食之（《便民食疗方》）。

2. **治肺痨吐血**　龟肉、沙参、虫草，共炖食之（《四川中药志》）。

3. **治久咳上气**　龟3只，秫米400g。先将龟洗净，水煮取汁，以渍曲，酿秫米，如常法，熟饮之（《补缺肘后方》）。

4. **治胃下垂或子宫脱垂**　龟肉250g，炒枳壳15g。煮熟去药，食肉喝汤（《中国药膳学》）。

5. **治老年肾虚尿多**　龟肉250g，小公鸡肉250g。共炖熟，加盐调味食用（《中国药膳学》）。

6. **治痢及泻血**　龟肉，以砂糖水拌，椒和，炙煮食之（《普济方》）。

7. **治热气湿痹**　龟肉，同五味煮食之，微泄为效（《普济方》）。

【成分】　含蛋白质 脂肪、糖类、维生素B_1、维生素B_2、烟酸。

第四节　助阳健身类

紫　河　车

【基原】　为健康人的胎盘。

【性味与归经】　甘、咸，温。入肺、肝、肾经。

【功能与主治】　大补元气，补肾益精。用于虚损羸弱、骨蒸劳热、咳喘、阳痿、

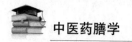

遗精、不孕或乳少等。

【用量与用法】 1 具，煮、炖、煨，为末兑入。

【药膳方选】

1. **治日渐羸瘦** 紫河车 1 具（洗净）。以五味和之，如做饼法，与食之（《本草拾遗》）。

2. **治久癫失志、气虚血弱者** 紫河车 1 具。洗净，煮烂食之（《刘氏经验方》）。

3. **治肺痨咳嗽咳血、潮热盗汗** 紫河车 1 具，白及 15g，百部 15g，同炖熟，食盐调味食之（《中国药膳学》）。

【成分与药理】 含多种抗体、干扰素、巨球蛋白、纤维蛋白稳定因子、尿激酶抑制物、促性腺激素、催乳素、促甲状腺激素、雌酮、可的松、红细胞生成素、磷脂等。具增强抵抗力、促进创伤愈合、抗感染和激素样作用。

鹿 茸

【基原】 为鹿科动物梅花鹿或马鹿的尚未骨化的幼角。

【性味与归经】 甘、咸，温。入肝、肾经。

【功能与主治】 壮阳益精，补肾壮骨，止崩束带。用于元阳虚惫之证，如虚劳羸瘦、眩晕、耳聋、腰膝酸软、阳痿滑精、崩漏、带下、形寒肢冷等。

【用量与用法】 0.5～1.5g，蒸、煮、炖、煨。

【宜忌】 阴虚阳亢者忌用。

【药膳方选】

1. **治眩晕、屋转眼花** 鹿茸 1.5g。酒煎，去滓，入麝香少许服之（《证治要诀》）。

2. **治阳痿尿频** 鹿茸 15g，山药 30g（生薄绢裹），酒蒸七日。饮酒，日 3 盏为度（《普济方》鹿茸酒）。

3. **治肾虚腰痛、遇劳则甚** 鹿茸 5g，菟丝子 15g，小茴香 9g，羊肾 1 对。共炖，食肉喝汤（《中国药膳学》）。

【成分与药理】 含卵胞激素雌酮、骨质、胶质及钙、镁、磷等。有提高机体工作能力、降低肌肉疲劳、促进红细胞增生、强心、强壮及促进溃疡、创口、骨折的愈合和性激素样作用。

鹿鞭（鹿肾）

【基原】 为鹿科动物梅花鹿或马鹿雄性的外生殖器。

【性味与归经】 甘、咸，温。入肝、肾经。

【功能与主治】 补肾，壮阳，益精。用于肾阳虚衰之证，如阳痿、腰酸、耳鸣及女子宫寒不孕等。

【用量与用法】 9～15g，煮、炖、煨、熬。

【宜忌】 阴虚火旺者忌用。

【药膳方选】

1. **补元阳，益气力** 鹿肾 1 对（去脂膜，细切），肉苁蓉 60g（酒浸 1 宿，刮去皱皮，切），粳米 200g。水煮米作粥，欲熟，下鹿茸、苁蓉、葱白、盐、椒，煮熟食之

（《圣惠方》鹿肾粥）。

2. **治肾虚耳聋** 鹿肾1对（去脂膜，切），粳米200g，于豉汁中相和，煮作粥，入五味，如法调和，空腹食之。作羹及入酒并得，食之（《圣惠方》鹿肾粥）。

3. **治肾阳虚阳痿** 鹿肾1具，白酒500g，泡7日后服。每饮一小杯，日2次（《中国药膳学》鹿鞭酒）。

【成分与药理】 含雄性激素、蛋白质、脂肪等。有兴奋性功能作用。

蛤 蚧

【基原】 为壁虎科动物蛤蚧除去内脏的全体。

【性味与归经】 咸，平。入肺、肾经。

【功能与主治】 补肾益精，纳气定喘。用于阳痿、遗精、劳嗽、虚喘、消渴等。

【用量与用法】 6～13g，煮、炖、煨、浸。

【宜忌】 外感风寒咳喘者忌用。

【药膳方选】

1. **补肾定喘，益精壮阳** 全尾活蛤蚧5只，大米500g。先将蛤蚧洗净，酒洗，去头，剁碎，加适量米酒、食油、盐、葱花、胡椒粉拌匀，密闭静置20分钟；倒入已煮烂的沸腾的粥锅里，加盖以旺火熬煮5分钟即成。以蛤蚧干为原料时，去头、足、鳞及竹片，切成小块，洗净后，加水、米酒、盐，用小火煨烂，然后加米熬粥，粥熟后撒入葱花、胡椒粉搅匀即成（《中国药膳大观》）。

2. **治肺痨咳嗽** 蛤蚧1对（用醋少许涂，炙令赤色），白羊肺30g，麦冬15g（去心，焙），款冬花、胡黄连各4g。先将羊肺于沙盆内细研如膏，以无灰酒盏暖，令鱼眼沸，入四药之末9g，搅令匀。令患者仰卧，徐徐食之（《圣惠方》蛤蚧散）。

3. **治咳嗽、面浮肿、四肢浮肿** 蛤蚧1对（酒和蜜涂炙熟），人参1株。为末，熔蜡120g，滤去滓，和药末作6个饼子。每服1饼，糯米粥溶化，趁热食之（《圣济总录》独圣饼）。

4. **治肺燥咳嗽咳血** 蛤蚧1对，白及末100g，蜂蜜适量。将蛤蚧为末，与白及末拌匀。每日早晚取药末15g，冲开水调蜂蜜食之，连服20日（《中国药膳大观》）。

5. **治肾虚喘证** 蛤蚧1对，人参6g，白酒1000g。共浸泡5～7日，每日摇动数次，即可食用（《中华药膳宝典》）。

6. **治肾虚阳痿尿频** 蛤蚧1对（去头、足、鳞），黄酒500g。浸泡7日后，每饮1～2匙，日2次（《中国药膳学》蛤蚧酒）。

【成分与药理】 含蛋白质、脂肪等。有雄性激素样作用。

冬 虫 夏 草

【基原】 为麦角菌科植物冬虫夏草菌的子座及寄主蝙蝠蛾科昆虫虫草蝙蝠蛾等的幼虫尸体的复合体。

【性味与归经】 甘，温。入肺、肾经。

【功能与主治】 补肾助阳，滋肺止咳。用于病后体虚、阳痿遗精、劳嗽咳血、自汗盗汗、腰膝酸痛等。

【用量与用法】 3～10g，煮、炖、煨、蒸、浸泡。

【宜忌】 外感表证者慎用。

【药膳方选】

1. 治病后虚损 冬虫夏草3～5枚，老雄鸭1只（洗净）。将鸭头劈开，纳药于中，以线扎好，入酱、油、酒，如常蒸烂食之（《本草纲目拾遗》）。

2. 治痫证 虫草3g，猪脑髓1个。将猪脑髓挑去红筋，与虫草在沙锅中用文火煨炖，炖熟即成。每日分2次空腹连虫草猪脑及汤食之（《浙江中医杂志》）。

3. 治病后体虚失眠 虫草15～30g，白酒500g。共泡7日，每食10～20mL，每日2～3次（《中国药膳学》虫草酒）。

4. 治虚喘 冬虫夏草15～30g，配老雄鸭蒸食（《云南中草药》）。

5. 治贫血、阳痿、遗精 冬虫夏草15～30g，炖肉或炖鸡食（《云南中草药》）。

6. 治阳痿早泄、耳鸣腰酸 虫草10g，野鸭2只，猪瘦肉60g，熟火腿15g。先将野鸭洗净，火腿切成5粒，猪肉切成6块；将野鸭入沸水锅中氽半分钟，取出用冷水洗净，去掉绒毛等；锅中换沸水，入猪肉氽半分钟，加入火腿粒，稍滚即一并捞出，沥干；锅烧热，下油及葱、姜、鸭爆炒，烹姜汁酒，加沸水煨半分钟，捞起，沥去水，去葱、姜；用炖盅1个，依顺序放入火腿、猪肉、鸭、虫草、姜、葱、盐、料酒、开水，蒸两小时取出，去葱、姜，把野鸭去掉胸骨、锁喉骨，撇去汤面沫，用洁布将原汤过滤；将鸭放回炖盅内，鸭胸向上，鸭头放胸上，倒入原汤（连虫草、猪肉、火腿），并倒入奶汤，再蒸1小时即成（《滋补中药保健菜谱》虫草炖野鸭）。

7. 治咳喘短气、腰膝酸痛 虫草8g，鹌鹑8只。先将鹌鹑洗净，放入沸水内氽1分钟，捞出晾凉；将虫草分8份放入鹌鹑腹内，用线缠紧，摆放在坛子内，鸡汤用食盐、胡椒粉调好味，灌入坛子中，用湿绵纸封口，蒸40分钟即成（《中国药膳学》）。

【成分与药理】 含脂肪、粗蛋白、粗纤维、碳水化合物、虫草酸、冬虫夏草素、维生素 B_{12} 等。有扩张支气管、抑制结核杆菌和镇静、催眠作用。

肉 苁 蓉

【基原】 为列当科植物肉苁蓉的带鳞叶的肉质茎。

【性味与归经】 甘、酸、咸，温。入肾、大肠经。

【功能与主治】 补肾壮阳，润燥滑肠。用于阳痿、腰膝冷痛、肠燥便秘及女子不孕、崩漏、带下等。

【用量与用法】 10～18g，煮、炖、浸、煨。

【宜忌】 脾虚泄泻、相火旺盛者，均忌用。

【药膳方选】

1. 治劳伤面黑 肉苁蓉120g（水煮令烂，细研），精羊肉。分4次，下五味，以米煮粥。空心服之（《药性论》）。

2. 治肾劳面气黄黑、鬓发干焦 肉苁蓉（酒洗）45g，羊肾3具（去脂膜，细切），羚羊角（去屑）60g，磁石（炮赤醋淬捣）、薏苡仁各90g，分3次，先煮苁蓉、羚羊角，去滓，下磁石、薏苡仁、羊肾煮粥，空心任意食之（《圣济总录》苁蓉羊肾粥）。

3. **治阳虚腰脚疼痛无力** 肉苁蓉（温水洗，细切）30g，白羊肾1对（去脂膜，切），葱白7茎，羊肺60g（切）。入五味汁作羹，空腹食之（《圣济总录》苁蓉羹）。

4. **治肾虚阳痿** 肉苁蓉30g，白酒500g。共泡7天后服，每次1小杯，每日2次（《中国药膳学》苁蓉酒）。

【成分与药理】 含6-甲基引哚、十七烷、二甲基甘氨酶甲酯、甜菜碱、胡萝卜苷、咖啡酸糖脂。有提高免疫能力、调整内分泌、促进代谢、抗衰老、降血压及强壮作用。

锁 阳

【基原】 为锁阳科植物锁阳的全草。

【性味与归经】 甘，温。入肝、肾经。

【功能与主治】 补肾助阳，润燥养筋，润肠通便。用于阳痿遗精、筋骨腰膝痿弱、肠燥便结。

【用量与用法】 10～15g，浸泡、煮、炖、熬、炸。

【宜忌】 泄泻及阳亢热盛者忌用之。

【药膳方选】

1. **治心脏病** 锁阳，冬季采集后用猪油（或奶油）经常冲茶食之（《中国沙漠地区药用植物》）。

2. **治肾虚阳痿、遗精、早泄及大便燥结** 锁阳15～30g，大米适量。共煮粥，调味食之（《中国药膳大观》锁阳粥）。

3. **治肾虚阳痿** 锁阳30g，白酒500g。泡7天后服，每次15～20mL，每日2次（《中国药膳学》锁阳酒）。

【成分】 含花色苷、三萜皂苷。

巴 戟 天

【基原】 为茜草科植物巴戟天的根。

【性味与归经】 辛，甘，温。入肝、肾经。

【功能与主治】 补肾壮阳，强筋壮骨，祛风胜湿。阳痿遗精、少腹冷痛、小便不禁、腰膝酸痛、风寒湿痹等。

【用量与用法】 6～15g，浸泡、煮、炖、炒。

【宜忌】 阴虚火旺者忌用。

【药膳方选】

1. **戒酒** 巴戟天15g，酒制大黄30g。先将巴戟天切片，用糯米拌炒至米焦，去米；共为末，用蜜糖水调服，每次3g，每日1次（《中国药膳学》）。

2. **治阳道不举** 巴戟天、生牛膝各30g，酒500g。共浸7日，去滓温服，常令酒气相接，勿至醉吐（《千金要方》）。

【成分与药理】 含维生素及糖类。有降血压、安定及利尿作用。

胡 桃 仁

【基原】 为胡桃科植物胡桃的种仁。

【性味与归经】　甘，温。入肾、肺经。

【功能与主治】　补肾固精，温肺定喘。用于肾虚喘嗽、阳痿遗精、小便频数、腰脚酸痛及肠燥便结等。

【用量与用法】　10～30g，蒸、煮、炖、生食。

【宜忌】　痰热、虚热者均忌用。

【药膳方选】

1. **健身益寿，并治阳痿、久咳、腰痛**　核桃仁 250g，石花菜 15g，糖桂花少许，菠萝蜜适量，奶油 1g。先将核桃仁水磨成浆；水煮石花菜至溶化，入白糖、核桃浆混合搅匀，再放入奶油，火上加热至沸，倒入铝盒中，待冷后放入冰箱冻结；取出切成块，撒上桂花，淋上菠萝蜜，再浇上冷甜汤或汽水即成（《民间食谱》桂花核桃冻）。

2. **治燥热咳嗽**　核桃仁 150g，冰糖 200g，山楂 50g。先将核桃仁水浸磨成浆，再将山楂水熬成汁，去滓，入冰糖及核桃浆同煮熟。随意食之（《中国药膳大观》）。

3. **治虚寒喘嗽、腰脚疼痛**　胡桃肉 60g（捣烂），补骨脂 30g（酒蒸），为末，蜜调如饴食之（《续传信方》）。

4. **治肾虚耳鸣遗精**　核桃仁 3 个，五味子 7 粒，蜂蜜适量。睡前嚼食之（《贵州草药》）。

5. **治脏躁病**　胡桃仁 30g，捣碎，和糖开水冲服，每日 3 次（《卫生杂志》）。

6. **治胃酸烧心**　烂嚼胡桃，以干姜汤下。或只嚼胡桃（《传信适用方》）。

7. **治胃、十二指肠溃疡疼痛**　绿皮核桃 3000g，打碎装入瓶内，加烧酒 5000g，在日光下连晒 20～30 天，待变为黑色为止，纱布过滤，滤液加糖浆 1350mL。每服 10～20mL，每日 1～2 次，或痛时食用（《辽宁中医杂志》核桃糖浆）。

8. **治小便频数**　胡桃煨熟，卧时嚼之，温酒下（《本草纲目》）。

9. **治石淋**　胡桃肉 100g，细米煮粥，相和顿服（《海上集验方》）。

10. **治尿路结石**　胡桃仁 120g，用食油炸酥，加糖适量混合研磨，使成乳剂或膏状。于 1～2 天内分次服完（《中医研究工作资料汇编》）。

11. **治阳痿遗精**　胡桃仁 60g，韭菜白 250g，麻油 30g，食盐 1.5g。炒熟食之（《方脉正宗》）。

12. **治冲任虚损之闭经**　胡桃仁、黑木耳各 120g，红糖 240g，黄酒适量。将木耳、核桃仁研末，加糖拌匀，瓷罐封装。每服 30g，黄酒调服，1 日 2 次，直服至月经来潮为止（《湖北验方选集》）。

【成分与药理】　含脂肪油、蛋白质、碳水化合物、维生素 A、维生素 B_2、纤维素、戊聚糖及钙、磷、铁等。能增加人血白蛋白，增加体重。

菟 丝 子

【基原】　为旋花科植物菟丝子或大菟丝子的种子。

【性味与归经】　辛、甘，平。入肝、肾经。

【功能与主治】　补肾益精，养肝明目。用于阳痿遗精、腰膝酸痛、尿有余沥、目暗昏花等。

【用量与用法】　10～15g，煮、炖、煎、浸泡。

【宜忌】　阴虚火旺者忌用之。

【药膳方选】

1. **治消渴不止** 菟丝子，煎汁，任意饮之（《事林广记》）。

2. **治肾虚腰痛及遗精阳痿、尿有余沥** 菟丝子 30～60g，粳米 100g，白糖适量。水煮菟丝子取汁去滓，入米煮粥，粥将成时加入白糖，稍煮即可（《中国药膳大观》）。

3. **治肝肾不足之腰痛、眩晕、遗精** 菟丝子、五味子各 30g，白酒 500g，泡 7 日后服。每次 20～30mL，每日 2～3 次（《中国药膳学》菟丝五味酒）。

4. **治肝血不足之视物模糊** 酒制菟丝子 10g，为末，调 1 个鸡蛋煎食（《中国药膳学》）。

5. **治身面卒肿** 菟丝子 100g，酒 500g，渍 2～3 宿，去滓。每饮适量，日 3 次（《肘后方》）。

【成分与药理】 含树脂苷、糖类、维生素 A、胡萝卜素、蒲公英黄质、叶黄素等。能增强心肌收缩力。

沙 苑 子

【基原】 为豆科植物扁茎黄芪或华黄芪的种子。

【性味与归经】 甘，温。入肝、肾经。

【功能与主治】 补肾益精，养肝明目。用于遗精早泄、目暗昏花、腰膝酸痛、小便频数、遗尿、带下等。

【用量与用法】 10～15g，煮、炖、煨、泡。

【宜忌】 相火旺盛、阳强易举者，忌用。

【药膳方选】

1. **甘美益人** 沙苑子，为末，点汤代茶（《本经逢原》）。

2. **治肾虚腰痛** 沙苑子 30g，猪腰 1 个。炖熟饮汤食肉（《中国药膳学》沙苑子炖猪腰）。

3. **治肾虚遗精** 沙苑子、莲肉各 12g。水煎，食莲肉饮汤（《中国药膳学》沙苑莲子汤）。

【成分与药理】 含脂肪油、鞣质等。有抗利尿作用。

益 智 仁

【基原】 为姜科植物益智的果。

【性味与归经】 辛，温。入脾、肾经。

【功能与主治】 温肾暖脾，固气涩精。用于遗精、尿频、泄泻、多唾涎等。

【用量与用法】 3～10g，为末。

【宜忌】 阴虚火旺及湿热者忌用。

【药膳方选】

1. **治妇人崩中** 益智仁，炒研末。米饮入盐，调服（《经效产宝》）。

2. **治小儿遗尿及白浊** 益智仁、茯苓各等分，为末。每服 3g，空心米汤调下（《补要袖珍小儿方论》益智仁散）。

3. **治腹胀忽泄泻，日夜不止** 益智仁 60g。浓煎饮之（《世医得效方》）。

【成分】 含萜烯、倍半萜烯、倍半萜醇等。

山 茱 萸

【基原】 为山茱萸科植物山茱萸的果实。

【性味与归经】 酸，微温。入肝、肾经。

【功能与主治】 温补肝肾，涩精固脱。用于耳鸣眩晕，腰膝酸痛，阳痿遗精，小便频数，虚汗不止，月经量多，带下等。

【用量与用法】 6~15g，煮、炖、煨。

【宜忌】 相火旺盛、湿热下注者忌用。

【药膳方选】

1. **治眩晕耳鸣、遗精尿频、虚汗不止** 山茱萸肉20g，粳米100g共煮粥，将熟时入白糖，稍煮即可（《中国药膳大观》山茱萸粥）。

2. **治腰痛遗精** 山茱萸10g，胡桃肉15g，猪腰2枚。将药填于肾中，扎紧，煮熟食（《中国药膳学》山茱胡桃猪腰）。

【成分与药理】 含山茱萸苷、皂苷、熊果酸、没食子酸、维生素A等。有利尿、降血压、升高白细胞及抗菌作用。

补 骨 脂

【基原】 为豆科植物补骨脂的果实。

【性味与归经】 辛，温。入肾经。

【功能与主治】 补肾壮阳，温脾止泻。用于阳痿遗精、小便频数、遗尿、腰膝冷痛、泄泻日久等。

【用量与用法】 3~10g，煮、炖、煨、炒。

【宜忌】 阴虚火盛者忌用。

【药膳方选】

1. **治小便无度** 补骨脂300g（酒蒸），茴香300g（盐炒）。为末。掺猪腰内，煨食之（《普济方》）。

2. **治肾虚久泻或腰痛、遗精、耳鸣、耳聋** 补骨脂10g，猪腰1个，共炖，食盐调味，食肉饮汤（《中国药膳学》补骨脂炖猪腰）。

3. **治妊娠腰痛不可忍** 补骨脂10g，胡桃肉1个，将补骨脂瓦上炒香熟，为末备用。先嚼食胡桃肉，后空心温酒调下补骨脂末10g（《伤寒保命集》通气散）。

【成分与药理】 含补骨脂素、补骨脂定、苯并呋喃香豆素、补骨脂查耳酮、补骨脂甲素、补骨脂酚、脂类、胡萝卜苷、葡萄糖等。有调节神经和血液系统、促进骨髓造血、增强免疫和内分泌功能、扩张冠脉、抗肿瘤、抗衰老、升高白细胞、抗早孕和雌激素样作用。

仙 茅

【基原】 为石蒜科植物仙茅的根茎。

【性味与归经】 辛，温，有毒。入肝、肾经。

【功能与主治】 温肾壮阳，强筋壮骨，祛寒通痹。用于阳痿遗精、小便失禁、崩漏、腰脚冷痹等。

【用量与用法】 3～10g，煮、炖、煨、焖、泡。

【宜忌】 阴虚火旺者忌用。

【药膳方选】

1. **壮精神，乌须发** 仙茅，十蒸九晒，用砂糖藏好。每早晨茶送（《生草药性备要》）。

2. **治阳痿耳鸣** 仙茅、金樱子根及果实各15g，炖肉吃（《贵州草药》）。

3. **治老年遗尿** 仙茅30g，泡酒服（《贵州草药》）。

4. **治白浊** 仙茅，煲肉食之（《生草药性备要》）。

【成分与药理】 含鞣质、脂肪、树脂、淀粉等。能振奋精神，促进消化，增进食欲，对性腺机能有强壮作用。

淫 羊 藿

【基原】 为小檗科植物淫羊藿、心叶淫羊藿或箭叶淫羊藿的茎叶。

【性味与归经】 辛、甘，温。入肝、肾经。

【功能与主治】 补肾壮阳，祛风除湿。用于阳痿不举、小便淋沥、腰膝无力、风湿痹痛、健忘昏聩等。

【用量与用法】 10～15g，煮、炖、煨、泡。

【宜忌】 阴虚相火旺盛者忌用。

【药膳方选】

1. **治头晕、肢冷、低血压** 淫羊藿100g，白酒500g，浸泡7日，每日摇数次，7日后便可服用（《中华药膳宝典》羊藿酒）。

2. **治半身不遂、皮肤不仁** 淫羊藿500g，为粗末，绢袋盛，用酒浸之，密封，春夏3日，秋冬5日。每日随性暖饮之，常令醺醺，不得大醉（《圣惠方》）。

3. **治风湿腰腿痛** 淫羊藿、巴戟天、鸡血藤各30g，白酒1000g，冰糖60g。共泡7日后服（《中国药膳学》羊藿血藤酒）。

【成分与药理】 含淫羊藿苷、槲皮素、木脂素、蜡醇、植物甾醇、油酸、亚油酸、葡萄糖、果糖等。能明显提高性功能和肾上腺皮质功能，有促进蛋白质合成、调节免疫、抗衰老、抗心肌缺血、抗心律失常、抑制血小板聚集、降血压及抗炎作用。

杜 仲

【基原】 为杜仲科植物杜仲的树皮。

【性味与归经】 甘、微辛，温。入肝、肾经。

【功能与主治】 温补肝肾，强筋壮骨，安胎止漏。用于腰脊酸痛、足膝痿软、小便余沥、胎漏欲堕等。

【用量与用法】 10～15g，煮、炖、煨、泡。

【宜忌】 阴虚火旺者忌用。

【药膳方选】

1. **治高血压及腰痛**　杜仲 30g, 白酒 500g。泡 7 天后服, 每次 20mL, 日 2 ~ 3 次。(《中国药膳学》杜仲酒)

2. **治高血压、肾炎及性功能低下**　杜仲 12g, 猪腰 250g。先将杜仲加水熬汁, 加淀粉、绍酒、味精、酱油、食盐、砂糖, 兑成芡汁, 分 3 份备用; 猪腰剖开, 去筋膜, 切成腰花; 炒锅烧热, 入混合油烧至八成热, 放入花椒, 投入腰花、葱节、姜片、蒜, 快速炒散, 沿锅倾下 1 份芡汁和醋, 翻炒均匀, 起锅即成 (《中国药膳大观》杜仲腰花)。

3. **治腰痛**　杜仲 500g, 五味子 100g。分 14 剂, 每夜取 1 剂, 水煎, 去滓取汁, 以羊肾 3 ~ 4 枚, 切下之, 再煮 3 ~ 5 沸, 如作羹法。空腹顿食, 可用盐、醋和之 (《箧中方》)。

4. **治腰痛膝软、足痿无力**　杜仲 15g, 枸杞 30g, 猪脊髓 100g, 冰糖适量。将前 2 药同入沙罐, 水煎, 去滓取汁; 将药液与脊髓及骨同入沙锅中, 先武火煮沸, 再文火煨至骨肉分离; 将骨捞出, 加入冰糖, 熬煮至糖化成羹; 每日早、晚空腹食一小碗, 连服 10 日 (《中华药膳宝典》杜杞脊髓羹)。

5. **治小儿麻痹后遗症**　杜仲 45g, 猪蹄 1 只。水煮炖 4 小时, 取药汁分 2 次服。次日, 将药渣另加猪蹄 1 只, 再行炖服。隔日 1 剂 (《中药大辞典》)。

6. **治肾虚腰痛、阳痿、小便频数**　杜仲 30g, 猪肚 250g。共煮炖熟, 去药, 饮汤食肉 (《中国药膳学》杜仲炖猪肚)。

7. **治坐骨神经痛**　杜仲 30g, 猪腰 1 对, 水煮炖熟, 去药, 饮汤食肉, 每日 1 剂 (《蚌埠医学院学报》)。

【成分与药理】　含木脂素及其苷、杜仲醇、杜仲苷、有机酸、葡萄糖、果糖、氨基酸及锗、硒等。能降低血压、降低胆固醇、提高血糖、增强免疫功能、抗过敏反应、抗衰老、抗炎、利尿、镇痛、镇静。

狗　脊

【基原】　为蚌壳蕨科植物金毛狗脊的根茎。

【性味与归经】　苦、甘, 温。入肝、肾经。

【功能与主治】　温补肝肾, 强筋壮骨, 祛风除湿。用于遗精尿频、腰脊酸痛、足软无力、风湿痹痛等。

【用量与用法】　3 ~ 15g, 煮、炖、煨、泡。

【宜忌】　阴虚火旺、小便不利者慎用。

【药膳方选】

1. **治年老尿多**　狗脊、大夜关门、蜂糖罐根、小棕根各 15g, 炖猪肉吃 (《贵州草药》)。

2. **治尿频、遗精、脚软及老人多尿**　狗脊、金樱子、枸杞子各 15g, 狗瘦肉 500g, 炖熟。食肉喝汤 (《中国药膳学》狗脊炖狗肉)。

3. **治风湿骨痛及腰膝无力**　狗脊 18g, 香樟根、马鞭草各 12g, 杜仲、续断各 15g, 威灵仙 9g, 红牛膝 6g。共泡酒食之 (《贵州草药》)。

【成分】　含淀粉、鞣质等。

海 马

【基原】 为海龙科动物克氏海马、刺海马、大海马等除去内脏的全体。

【性味与归经】 甘，温。入肝、肾经。

【功能与主治】 温肾壮阳，调气活血。用于阳痿、遗尿、癥瘕积聚、跌打损伤等。

【用量与用法】 3～9g，煮、炖、煨、蒸、泡。

【宜忌】 阴虚火旺及孕妇，均忌用。

【药膳方选】

1. 治阳痿、早泄及白带清稀 海马 10 个，净仔公鸡 1 只，水发香菇 30g，火腿 20g。将鸡洗净，在开水中煮 5 分钟，取出，除骨取肉，连皮切条，整齐排在蒸碗里，分别放上海马、香菇、火腿及葱段、姜片、盐、料酒、清汤，蒸 1～1.5 小时；蒸熟后，拣去葱、姜，加少许味精，调好味，即可食（《中国药膳大观》海马童子鸡）。

2. 治阳痿及跌打损伤 海马 30g，白酒 500g。浸泡 7 日后服，每次一小杯，每日 2～3 次（《中国药膳学》海马酒）。

【药理】 有雄性激素样作用。

海狗肾（腽肭脐）

【基原】 为海狗科动物海狗或海豹科动物海豹的雄性外生殖器。

【性味与归经】 咸，热。入肝、肾经。

【功能与主治】 温肾壮阳，益精补髓。用于阳痿、遗精、腰膝痿弱等。

【用量与用法】 3～10g，煮、炖、煨、泡。

【宜忌】 阴虚火旺、寒湿较盛者，均忌用。

【药膳方选】

1. 治诸虚损 海狗肾，同糯米、法曲，酿酒服（《本草纲目》）。

2. 治阳痿及精神不振 海狗肾 1 具，人参 15g，山药 30g，白酒 1000g。先将海狗肾酒浸后切片，共浸泡 7 日后服，每次 2 匙，日 2 次（《中国药膳学》海狗肾人参酒）。

3. 治阳痿不举、精冷无子及晨起泄泻 海狗肾约 30g，粳米 50g 先将海狗肾切碎，与粳米加水煮粥，粥成可加入盐少许。晨起作早餐食之（《中国药膳大观》腽肭脐粥）。

【成分与药理】 含雄性激素、蛋白质、脂肪等。有兴奋性机能作用。

狗鞭（牡狗阴茎）

【基原】 为犬科动物狗雄性的外生殖器。

【性味与归经】 咸，温。入肾经。

【功能与主治】 补命门，暖冲任。用于阳痿、尿频、带下等。

【用量与用法】 1 具，煮、炖、煨、焖。

【宜忌】 阴虚火旺、阳事易举者，忌用之。

【药膳方选】

1. 治阳举不久不坚、精液清稀 狗鞭 2 具，杜仲 25g，棉籽 250g，米酒适量。先将棉籽炒熟去壳，马狗鞭、杜仲一起放入米酒中浸泡半个月。每次 25g，早晚各服 1 次

（《中国药膳大观》棉籽狗鞭酒）。

2. **治阳痿腰痛** 黄狗肾 1 具，羊肉 500g，共炖；食盐调味（《中国药膳学》狗肾汤）。

【成分与药理】 含雄性激素、蛋白质、脂肪等。有兴奋性机能作用。

牛鞭（牯牛卵囊）

【基原】 为牛科动物黄牛或水牛的外生殖器，含睾丸及阴囊。

【性味与归经】 甘，温。入肾经。

【功能与主治】 温肾壮阳。用于阳痿、腰膝酸痛等。

【用量与用法】 1 具，煮、炖、煨。

【宜忌】 阴虚火旺、阳强易举者均忌用。

【药膳方选】

1. **治阳痿腰痛及年老瘦弱** 牛鞭 1000g，先将牛鞭洗净，剪开外皮，在开水锅中烫一下，捞出，撕去外皮再洗净；锅内放水，加入葱段 20g，姜 10g，花椒及牛鞭，煮烂；捞出牛鞭一破两开，除去尿道，切段；锅中放入猪油，烧热，投入葱 20g，姜 10g 和蒜瓣，煸炒出香味，烹入料酒、酱油，加入鸡汤、盐、白糖、味精，用糖色把汤调成浅红色，加入牛鞭，用小火煨至汤将干时，拣出葱、姜，用湿淀粉勾芡，淋入花椒肉即成（《中国药膳大观》红烧牛鞭）。

2. **治疝气** 牯牛卵囊 1 具，煮烂，入小茴香、盐少许，拌食（吴球方）。

【成分与药理】 含雄性激素睾丸甾酮。有兴奋性功能作用。

驴鞭（驴阴茎）

【基原】 为马科动物驴的雄性外生殖器。

【性味与归经】 甘、咸，温。入肾、肝经。

【功能与主治】 益肾助阳，强筋壮骨。用于阳痿不举、筋骨痿软、乳汁不足等。

【用量与用法】 1 具，煮、炖、煨。

【宜忌】 阴虚火旺者慎用。

【药膳方选】

1. **治肾虚体弱** 驴阴茎 1 具，水煮炖熟，分 2 次食之（《吉林中草药》）。

2. **治妇女乳汁不足** 驴阴茎 1 具，生黄芪 30g，王不留行 15g。先水煮后二药，去滓取汁，入驴阴茎炖熟，吃肉饮汤（《吉林中草药》）。

3. **治骨结核或骨髓炎** 驴阴茎 1 具，水煮炖熟，分两次食之（《吉林中草药》）。

雪 莲 花

【基原】 为菊科植物绵头雪莲花、大苞雪莲花、水母雪莲花等的带花全株。

【性味与归经】 甘、苦，温。入肝、脾、肾经。

【功能与主治】 补肾壮阳，调经止血。用于阳痿、腰膝酸软、月经不调、崩漏带下、风湿痹痛等。

【用量与用法】 3 ~ 9g，煮、炖、煨、泡。

【宜忌】 孕妇慎用。

【药膳方选】

1. **治阳痿** 雪莲花、冬虫夏草，泡酒饮（《高原中草药治疗手册》）。

2. **治阳痿及风湿性关节炎** 雪莲花 90g，白酒 500g。共泡 7 天后服，每晚临睡前服 15mL 左右（《中华药膳宝典》雪莲花酒）。

3. **治妇女崩漏带下** 雪莲花、峨参、党参，炖鸡吃（《高原中草药治疗手册》）。

4. **治不孕、崩漏及月经不调** 雪莲花 30g，鸡 1 只。共煮炖熟，吃肉喝汤。或入适量当归、黄芪、党参（《中国药膳学》雪莲炖鸡）。

鸡 肉

【基原】 为雉科动物家鸡的肉。

【性味与归经】 甘，温。入脾、胃经。

【功能与主治】 温中益气，添精补髓。用于虚劳羸瘦、泄泻下痢、小便频数、崩漏带下、产后缺乳、病后体弱等。

【用量与用法】 1 只，煮、炖、煨、蒸、炒。

【宜忌】 实证及邪毒未清者，均慎用之。

【药膳方选】

1. **治积劳虚损或大病后不复** 乌雌鸡 1 只（洗净），生地黄 500g，饴糖 200g，后二药纳鸡腹内，急缚，蒸熟取出。不入盐，食肉饮汁（《姚僧坦集验方》）。

2. **治反胃** 反毛鸡 1 只，人参、当归、食盐各 15g，先煮鸡至熟烂去骨，入后三味共煮，食之至尽（《乾坤生意》）。

3. **治胃痛气少** 老肥鸡 1 只，人参 10g，小茴香 15g，川椒 6g，将后三味与甜酒、酱油拌，填入鸡腹内，放瓦钵中，蒸至烂熟。空腹食之（《仁寿录》）。

4. **治虚弱劳伤、心腹邪气** 乌雄鸡 1 只，陈皮 3g，良姜 3g，胡椒 6g，草果 2 个，以葱、醋、酱相和，入瓶内封口，令煮熟。空腹食（《饮膳正要》）。

5. **治胃、肾下垂及子宫脱垂** 子母鸡 1 只，黄芪 60g，共装入气锅内，加姜、葱、盐、料酒、味精、花椒水，蒸 3 小时取出，拣出黄芪。食肉喝汤（《大众药膳》黄芪气锅鸡）。

6. **治慢性肝炎及产后、人工流产术后调养** 母鸡 1 只，当归 10g，党参 30g 将后二味放入鸡腹内，置沙锅中，加入葱、姜、料酒、盐和水，先武火煮沸，改文火煨炖，至鸡肉扒烂即成。空腹吃肉喝汤（《乾坤生意》）。

7. **治未老先衰、身体羸瘦** 黄雌鸡 1 只，肉苁蓉 50g，山药 50g，阿魏少许，粳米 100g 先煮鸡至烂；再煮米成粥，后加入药袋，粥熟后去药袋，与鸡肉连汤搅匀，煮沸即成（《养老奉亲书》）。

8. **治中风湿痹，骨中痛不能踏地** 乌雌鸡 1 只，煮熟，以豉汁、姜、椒、葱、酱调作羹，空心食之（《圣惠方》乌雌鸡羹）。

9. **治肾虚耳聋** 乌雄鸡 1 只，洗净，以无灰酒煮熟，趁热食之（《本草纲目》）。

【成分】 含蛋白质、脂肪、维生素 A、维生素 B_1、维生素 B_2、维生素 C、维生素 E、烟酸及钙、磷、铁、钾、钠、氯、硫等。

雀

【基原】 为文鸟科动物麻雀的肉或全体。

【性味与归经】 甘，温。入肾经。

【功能与主治】 壮阳益精，暖腰膝，缩小便。用于阳虚羸瘦、阳痿、腰痛、小便频数、崩带、眩晕等。

【用量与用法】 数只，煮、炖、煨、熬、炸、炒。

【宜忌】 阴虚火旺者忌用。

【药膳方选】

1. **治阳虚羸瘦** ①雀5只（洗净），粟米100g，葱白3茎。将雀儿炒熟，次入酒煮，再入水、米煮粥欲熟，入葱白、五味等，候熟空心食之（《养老奉亲书》）。②雀10只，洗净，用酱油、葱、姜、料酒和精盐腌好；锅中放入植物油烧至八成熟，把雀挂上稠淀粉糊，放入油内炸酥，捞出入盘；花椒盐装入碟，随炸麻雀一同上桌（《中国药膳大观》）。

2. **治肾虚久咳** 麻雀2只，杜仲25g，首乌25g，冰糖30g，先用水煮杜仲、首乌，去滓取汁，后入麻雀、冰糖煮熟，趁热食之（《中国药膳大观》）。

3. **治百日咳** 雀肉1只，冰糖9g，炖熟食之（《吉林中草药》）。

4. **治肾冷偏坠、疝气** 雀3只（洗净），舶上茴香9g，胡椒3g，砂仁、肉桂各6g，后四味药入雀腹内，湿纸裹，煨熟。空心食之，酒下（《仁斋直指方》）。

5. **治阳痿、早泄、性欲减退** 麻雀15只，小茴香10g，大茴香10g，将雀洗净，油锅中炸酥，与药、生姜、大蒜一起入锅内，水煮沸后，文火煨1小时左右，取雀食之（《仁寿录》）。

狗　肉

【基原】 为犬科动物狗的肉。

【性味与归经】 咸，温。入脾、胃、肾经。

【功能与主治】 温肾助阳，补中益气。用于腰膝软弱、胸腹胀满、寒疝疼痛等。

【用量与用法】 250～500g，煮、炖、煨。

【宜忌】 热病之后及相火旺盛者忌用之。

【药膳方选】

1. **治年老体弱、肾精亏损者** 狗肉1000g，山药、枸杞各60g。先将狗肉刮净皮，切成块，用开水氽透，撇净血沫，洗净；铁锅烧热，倒入猪油、狗肉、姜、葱煸炒，烹入料酒，出锅；将狗肉转入沙锅，放入山药、枸杞、盐、鸡清汤，小火炖烂，拣去姜、葱，放入味精、胡椒面即可（《滋补中药保健菜谱》）。

2. **治脾胃冷弱、胀满刺痛** 狗肉500g，以米、盐、豉煮粥，频吃之（《食医心镜》）。

3. **治气水鼓胀浮肿** 狗肉500g，细切，和米煮粥，空腹吃。作羹、臛吃亦佳（《食医心镜》）。

4. **治小儿夜间遗尿** 狗肉150g，黑豆40g。共炖熟，入油、盐、味精，温热食之，连食数日（《中国药膳大观》）。

5. **治虚寒疟疾** 黄狗肉，煮臛，入五味食之（《本草纲目》）。

6. **治痔漏** 熟狗肉蘸蓝汁，空心食之（《世医得效方》）。

7. **治脾肾阳虚** 狗肉2000g，菟丝子30g，附片14g。先将狗肉洗净，入开水锅内汆透，捞入凉水，洗净沥干，切块；锅置火上，入狗肉、姜片煸炒，烹入绍酒炝锅，倒入沙锅中，入纱袋装好之附子、菟丝子，加清汤、盐、味精、葱，武火烧沸，撇净浮沫，盖好，文火炖两小时，挑去姜、葱，调味装碗即成（《中国药膳学》壮阳狗肉汤）。

【成分】 含蛋白质、脂肪、嘌呤类、肌肽、肌酸及钾、钠、氯等。

羊 肉

【基原】 为牛科动物山羊或绵羊的肉。

【性味与归经】 甘，温。入脾、肾经。

【功能与主治】 益气补中，温中暖下。用于虚劳羸瘦，腰膝酸软，寒疝腹痛，产后虚冷疼痛等。

【用量与用法】 100～500g，煮、炖、煨、炒。

【宜忌】 外感时邪及内有蕴热者，均忌食之。

【药膳方选】

1. **益肾气，强阳道** 羊肉500g，去脂膜，切，作生。以蒜韭食之（《食医心镜》）。

2. **治体瘦自汗、容易感冒** 羊肉100g，黄芪30g，人参6g，茯苓15g，大枣5枚，粳米100g，先煮四味药，去滓取汁，入粳米、羊肉煮粥。可加调味品食之（《养老奉亲书》）。

3. **治五劳七伤虚冷** 羊肉，煮烂，食肉及汤（《本草纲目》）。

4. **治胃反朝食暮吐、暮食朝吐** 羊肉，去脂膜，作脯，以好蒜、韭空腹任意食之（《必效方》）。

5. **治虚寒疟疾** 羊肉做臛饼，饱食之，更饮酒，暖卧取汗（《姚僧坦集验方》）。

6. **治三阴疟及久疟** 羊肉、甲鱼。寒多，倍羊肉；热多，倍甲鱼。加盐、糖炖熟，食一小碗（《浙江中医杂志》）。

7. **治肾虚阳痿** 羊肉250g，山药100g，枸杞子25g，龙眼肉15g，红枣10枚，共炖熟。于晚上睡前食肉喝汤（《中国药膳大观》）。

8. **治产后腹中痛及寒疝腹痛** 羊肉500g，当归90g，水煮炖熟，去药，食肉及汤（《金匮要略》当归生姜羊肉汤）。

【成分】 含蛋白质、脂肪、维生素 B_1、维生素 B_2、烟酸、胆甾醇及钙、磷、铁等。

鹿 肉

【基原】 为鹿科动物梅花鹿或马鹿的肉。

【性味与归经】 甘，温。入脾、胃、肝经。

【功能与主治】 补五脏，调血脉。用于虚劳羸瘦，产后缺乳，阳痿腰酸等。

【用量与用法】 100～150g，煮、炖、煨。

【药膳方选】

1. **治久病体弱及产后缺乳** 带骨梅花鹿硬肋肉 2000g，花椒 10g，绍陈酒 50g。先用水熬花椒、葱、姜 10 分钟，滤滓，凉透，加入绍陈酒、鹿方肉，腌 4 小时，取出挂风凉处，吹干表面水分；火槽中烧炭，将鹿方肉移至炭火上烘烤，不断翻动，待烤成枣红色，扎刺没有血水，离火，刷上香油；把烤好的鹿肉顺肋骨切开，每块横刀剁成两半，码入盘中。蒜泥放碗内，加入酱油、花椒油、香醋、香油，分两碗盛；花椒盐分两碟装，随烤鹿肉一同上桌（《中国药膳大观》烤鹿肉）。

2. **治腰酸背冷、阳痿早泄** 鹿肉 500g，玉兰片 25g，香菜 10g。在锅内放入菜油，烧热时，下鹿肉块，炸至火红色时捞出；在锅内放菜油，用葱、姜炸锅，下酱油、花椒水、盐、料酒、白糖、味精、鸡汤，再下鹿肉，烧开后，放文火上煨炖，至肉熟烂时，移至武火上烧开，勾芡粉，淋芝麻油，撒上香菜段即成（《吉林菜谱》红烧鹿肉）。

3. **治阳痿畏寒、腰脊酸软** 鹿肉、胡桃肉，加入盐调味，水煮炖熟。食肉喝汤（《中华药膳学》）。

4. **治产后无乳** 鹿肉 120g。切，水煮炖熟，入五味作臛，任意食之（《寿亲养老新书》鹿肉臛）。

【成分】 含粗蛋白质、粗脂肪等。

虾

【基原】 为长臂虾科动物青虾等多种淡水虾的全体或肉。

【性味与归经】 甘，温。入肝、肾经。

【功能与主治】 补肾壮阳，通乳，托毒。用于阳痿、产后缺乳等。

【用量与用法】 100～200g，煮、炖、煨、炒。

【宜忌】 阴虚火旺及皮肤病患者忌用。

【药膳方选】

1. **补肾兴阳** 虾 500g，蛤蚧 2 枚，茴香、川椒各 120g。并以青盐化酒炙炒，以木香粗末 30g 和匀，趁热收新瓶中密封。每服 1 匙，空心盐酒嚼下（《本草纲目》）。

2. **治阳痿** 虾 125g，韭菜 200，共炒熟，入油、盐调味食（《中国药膳大观》）。

3. **治产后缺乳** 虾 500g，取净肉捣烂，黄酒热服，少时乳至，再用猪蹄汤饮之，1 日数次（《本草纲目拾遗》虾米酒）。

【成分】 含蛋白质、脂肪、碳水化合物、维生素 A、维生素 B_1、维生素 B_2、烟酸及钙、磷、铁等。

海 虾

【基原】 为对虾科动物对虾或龙虾科动物龙虾等海产虾的肉或全体。

【性味与归经】 甘、咸，温。入脾、肺、肝、肾经。

【功能与主治】 补肾壮阳，开胃化痰。用于阳痿、食少等。

【用量与用法】 50～200g，煮、炖、炒、泡。

【宜忌】 阴虚火旺及皮肤病患者忌食之。

【药膳方选】

1. **补肾兴阳** 对虾，烧酒浸服（《本草纲目拾遗》）。

2. **治腰痛尿频及阳痿遗精**　虾仁 30g，韭菜 250g，鸡蛋 1 个。先将虾仁发胀，捞出沥干；鸡蛋打破搅匀，加入淀粉、麻油调成蛋糊，然后加入虾仁拌匀；烧锅热，倒入菜油，待油冒烟时倒入虾仁翻炒，糊凝后放入韭菜同炒，待韭菜熟时放入盐，淋入酱油即成（《中国药膳大观》虾仁韭菜）。

3. **治阳痿**　①活海虾若干，浸酒中醉死，炒食（《泉州本草》）。②鲜虾 1 对，浸白酒 1 周，每日随量饮酒（《中国药膳学》对虾酒）。③鲜虾仁 30g，白酒 100g，酱油9g，白糖 15g。共浸泡 15 分钟，即可食虾仁，或以酒下（《仁寿录》）。

4. **治产后乳少**　对虾适量，微炒，用黄酒煮食，连食 3 天（《中国药膳学》酒煮对虾）。

【成分】　含蛋白质、脂肪、碳水化合物、维生素 A、维生素 B_1、维生素 B_2、烟酸、原肌球蛋白及钙、磷、铁等。

韭　菜

【基原】　为百合科植物韭的叶。

【性味与归经】　辛，温。入肝、胃、肾经。

【功能与主治】　温中行气，散血解毒。用于胸痹、噎膈、吐血、痢疾、尿血、消渴、痔疮等。

【用量与用法】　30 ~ 100g，捣汁，炒。

【宜忌】　热盛及疮疡、目疾者，均忌食之。

【药膳方选】

1. **治阳痿腰痛、遗精梦泄**　韭菜白 240g，胡桃肉（去皮）60g。同芝麻油炒熟，日食之，服一月（《方脉正宗》）。

2. **治反胃**　韭菜汁 60g，牛乳 1 盏，生姜汁 15g。和匀，温服（《丹溪心法》）。

3. **治肠中瘀血**　韭汁冷饮（朱丹溪）。

4. **治水谷痢**　韭菜作羹粥，炸炒，任意食之（《食医心镜》）。

5. **治腹痛泄泻或阳痿遗精**　新鲜韭菜 60g，粳米 100g。先煮粳米为粥，粥沸后加入韭菜、盐，同煮成稀粥（《中国药膳大观》）。

6. **治消渴引饮无度**　韭菜，日吃 90 ~ 150g，或炒或作羹，无入盐（《政和本草》）。

7. **治荨麻疹**　韭菜、甘草各 15g，水煎服，或用韭菜炒食（《中国药膳学》）。

8. **治上部跌打损伤**　韭汁，饮之，或和粥食（《丹溪心法》）。

【成分】　含硫化物、苷类、苦味质等。

韭　子

【基原】　为百合科植物韭的种子。

【性味与归经】　辛，温。入肝、肾经。

【功能与主治】　补肾壮阳，益精暖腰。用于阳痿遗精，小便频数，腰膝冷痛，淋浊带下等。

【用量与用法】　10 ~ 15g，煮、炖、煨、研末。

【宜忌】　阴虚火旺者忌用。

【药膳方选】

1. 治痢疾 韭子，为末。治白痢，白糖拌；赤痢，黑糖拌，陈米饮下（《食物本草》）。

2. 治虚劳尿精 韭子 200g，稻米 300g。水煮粥，过滤取汁，分 3 次服之（《千金要方》）。

【成分】 含生物碱和皂苷等。

第五节　安神益智类

磁　石

【基原】 为氧化物类矿物磁铁矿的矿石。

【性味与归经】 辛、咸，平。入肾、肝、肺经。

【功能与主治】 镇惊安神，潜阳，纳气定喘。用于眩晕失眠、耳鸣耳聋、惊痫、心悸怔忡、虚喘等。

【用量与用法】 10~30g，煮、炖、泡。

【宜忌】 不可久用。

【药膳方选】

1. 治耳聋日久不愈 磁石 50g（捣研，水沟去赤汁，绵裹），猪腰 1 对（去脂膜，细切）。水煮磁石，去滓取汁，入肾，调和以葱、豉、姜、椒作羹，空腹食之。作粥及入酒均可（《圣惠方》磁石肾羹）。

2. 治耳聋耳鸣 磁石 15g，木通、菖蒲（米泔浸 1~2 日，切，焙）各 240g，酒 10kg。前 3 味药以绢囊盛，共浸，寒 7 日，暑 3 日。每饮 30mL，日 2 次（《圣济总录》磁石酒）。

3. 治心悸失眠 磁石 60g，猪腰 1 个，粳米 100g。先用水煮磁石，去滓取汁，入猪腰片、粳米，煮粥食之（《中国药膳大观》）。

4. 治阳不起 磁石 50g，清酒 1000g。共浸 14 日。每服 20mL，日 2 次（《千金要方》）。

5. 治小儿惊痫 磁石，炼水饮（《圣济总录》）。

【成分与药理】 含四氧化三铁、三氧化二铁、氧化镁等。有抗贫血、镇静等作用。

朱　砂

【基原】 为天然的辰砂矿石。

【性味与归经】 甘，凉，有毒。入心经。

【功能与主治】 安神，定惊。用于癫狂、惊悸、心烦失眠等。

【用量与用法】 0.3~1g，煮、炖、蒸。

【宜忌】 不宜多用、久用。

【药膳方选】

1. 治心烦失眠、神志不宁 朱砂 1.5g，猪心 1 只。将猪心剖开纳入朱砂，外用细线扎好，放进足量清水煮熬至熟，酌加盐、味精、小葱等调料，吃肉喝汤（《中国药膳大观》)。

2. **治心悸失眠、食少纳呆** 朱砂6g，条参、山药各30g，鸡蛋1个。前3味药为末拌匀，每次6g，与鸡蛋在碗内调匀，蒸熟即成（《中华药膳宝典》）。

3. **治神经官能症、癔症** 朱砂2g，灯心草9g，鸡蛋黄2个。先用水煮灯心草，去滓取汁，入朱砂、鸡黄，搅匀，蒸熟即可（《中国食品报》）。

4. **治心虚遗精** 猪心1个，批片相连，以飞过朱砂末掺入，线缚，白水煮熟食之（《唐瑶经验方》）。

【成分与药理】 含硫化汞，杂有氧化铁。能抑制大脑、中枢神经的兴奋，有镇静作用。

远　志

【基原】 为远志科植物细叶远志的根。

【性味与归经】 苦、辛，温。入心、肾经。

【功能与主治】 安神益智，解郁祛痰。用于健忘痴呆、失眠多梦、惊悸不宁、咳嗽多痰等。

【用量与用法】 6～10g，煮、炖、煨、冲。

【宜忌】 阴虚阳亢者忌用。

【药膳方选】

1. **治神经衰弱及健忘心悸失眠** 远志末，每服3g，米汤调服，日2次（《陕西中草药》）。

2. **治惊悸健忘、不寐多痰** 远志10g，炒枣仁10g，粳米50g，如常法煮米作粥，开锅后放入远志、枣。晚间临睡前做夜宵食之（《中国药膳大观》远志枣仁粥）。

【成分与药理】 含远志皂苷元、远志醇、远志素及脂肪油、树脂等。有祛痰和兴奋子宫作用。

合　欢　花

【基原】 为豆科植物合欢的花或花蕾。

【性味与归经】 甘，平。入心、脾经。

【功能与主治】 解郁安神，理气活络。用于失眠健忘、神情抑郁、跌打损伤、风行赤眼、视物不清等。

【用量与用法】 3～10g，煎、泡、蒸、冲。

【药膳方选】

1. **治失眠胁痛及夜盲、赤眼** 合欢花10g（鲜品20g），猪肝150g，盐少许。先将合欢花加水浸泡，与猪肝片、盐，隔水蒸熟，做菜肴佐膳（《中国药膳大观》合欢花蒸猪肝）。

2. **治风火眼疾** 合欢花，配鸡肝、羊肝、或猪肝，蒸食之（《四川中药志》）。

3. **治眼雾不明** 合欢花，阳地蕨，泡酒服。（《四川中药志》）。

小　麦

【基原】 为禾本科植物小麦的种子或其面粉。

【性味与归经】 甘，凉。入心、脾、肾经。

【功能与主治】 养心安神，益肾养阴。用于脏躁、烦热、消渴、泻痢等。

【用量与用法】 30~60g，煮。蒸。

【药膳方选】

1. 治妇人脏躁，喜悲善忧 小麦 100g，甘草 18g，大枣 45g，共煮食（《金匮要略》）。

2. 治消渴口干 小麦，用炊做饭或煮粥食（《食医心镜》）。

3. 治心悸失眠、自汗盗汗 小麦 30~60g，粳米 60g，大枣 5 枚。先煮小麦取汁，后入粳米、大枣煮粥食（《饮食辨录》小麦粥）。

【成分】 含淀粉、蛋白质、糖类、糊精、脂肪、谷甾醇、卵磷脂、尿囊素、淀粉酶、麦芽糖酶、蛋白酶等。

五 味 子

【基原】 为木兰科植物五味子的果实。

【性味与归经】 酸，温。入肺、肾经。

【功能与主治】 安神，敛肺，滋肾，生津，收汗，涩精。用于失眠健忘、肺虚咳喘、口干、自汗盗汗、遗精、久泄等。

【用量与用法】 3~10g，蒸、泡、冲。

【宜忌】 外感表证、实热内蕴或咳嗽初起者忌用。

【药膳方选】

1. 治神经衰弱 五味子 40g，50% 酒精 20mL，共浸泡，每日振荡 1 次。10 天后过滤，残渣再加等量酒精浸泡 10 天过滤，两液合并，再加等量蒸馏水稀释。每次 2.5mL，日 3 次（《中草药通讯》）。

2. 治心悸失眠及神经衰弱 五味子 30g，人参 9g，枸杞子 30g，白酒 500g，共浸泡 7 天即可。睡前饮 10~15g（《中医内科学》）。

3. 治痰嗽并喘 五味子、白矾各等分，为末。每服 9g，以生猪肺炙熟，蘸末细嚼，白汤下（《普济方》）。

4. 治肺虚寒 五味子，蒸烂，研滤汁，去滓，熬成稀膏，量酸甘入蜜，再上火待蜜熟，候冷贮之。做汤，时时服（《本草衍义》）。

【成分与药理】 含莰烯、月桂烯、柠檬烯、五味子素、五味子醇、戈米辛、五味子酚、枸橼酸、苹果酸、维生素 C、维生素 E 等。能抗衰老、改善人的智力活动、提高工作效率、保护肝脏、保护心脏及抗溃疡、镇静、镇痛。

龙眼肉（桂圆肉）

【基原】 为无患子科植物龙眼的假种皮。

【性味与归经】 甘，温。入心、脾经。

【功能与主治】 益智安神，健脾宁心。用于虚劳羸瘦、失眠健忘、心悸不宁等。

【用量与用法】 10~30g，煮、炖、煨、蒸。

【宜忌】 痰火内扰及痰饮内停者忌用之。

【药膳方选】

1. **大补气血** 龙眼肉 30g，白糖 3g，西洋参片 3g。共盛碗内，碗口罩以丝棉，日日于饭锅上蒸之。每 1 匙，开水冲服（《随息居饮食谱》玉灵膏）。

2. **助精神** 龙眼肉不拘多少，烧酒浸百日，常饮数杯（《万氏家抄方》桂圆酒）。

3. **治心悸失眠、腰膝酸软** 龙眼肉 15g，栗子肉 10 个，粳米 50g，白糖少许。先将栗子肉切碎，与米煮粥，将熟入龙眼肉，食时加糖少许，不拘时食之（《中国药膳大观》栗子桂圆粥）。

4. **治心脾两虚之纳少面黄、心悸失眠** 龙眼肉 250g，蜂蜜 250g，大枣 250g，姜汁适量。先用水煮龙眼肉及大枣，将熟入姜汁、蜂蜜，搅匀，煮熟食之（《泉州本草》）。

5. **治贫血及失眠心悸** 龙眼肉 30g，光童子鸡 1 只。将鸡洗净，入沸水锅中余一下，去血水，捞出洗净，放入蒸钵，再放入龙眼肉、料酒、葱、姜、盐和清水，蒸 1 小时，去葱、姜即可（《滋补中药保健菜谱》桂圆童子鸡）。

6. **治贫血** 龙眼肉 10g，连衣花生米 15g，盐适量。煮食（《中国药膳学》桂圆花生）。

【成分】 含葡萄糖、蔗糖、酒石酸、腺嘌呤、胆碱、蛋白质、脂肪等。

第六节 解表散邪类

紫 苏 叶

【基原】 为唇形科植物皱紫苏、尖紫苏等的叶。

【性味与归经】 辛，温。入肺、脾经。

【功能与主治】 散寒解表，理气和营。用于风寒感冒、咳嗽气喘、恶寒发热、胸腹胀满等。

【用量与用法】 6~10g，煮、泡。

【宜忌】 外感风热及气虚卫表不固者忌用之。

【药膳方选】

1. **治风寒感冒伴呕吐胃痛者** 苏叶 10g，生姜 15g，红糖 20g。水煮前二味药至沸，加入红糖即可（《中国药膳大观》）。

2. **治食蟹中毒** 紫苏叶，煮汁饮之（《金匮要略》）。

【成分与药理】 含紫苏醛、左旋柠檬烯、精氨酸、枯酸、薄荷醇、薄荷酮、丁香油酚、紫苏醇等。有解热、抗菌及升高血糖作用。

荆 芥

【基原】 为唇形科植物荆芥的全草。

【性味与归经】 辛，温。入肺、肝经。

【功能与主治】 祛风解表，理血。用于感冒发热、头痛、咽痛、衄血便血等。

【用量与用法】 6~10g，煮、冲。

【宜忌】 表虚自汗及阴虚头痛者均忌用之。

【药膳方选】

1. **治老人中风口面斜、便秘烦热**　荆芥一把，青粱米80g，薄荷叶半握，豉80g（绵裹）。水煮荆芥取汁，入诸味煮粥，入少许盐醋，空心食之（《养老奉亲书》荆芥粥）。

2. **治伤风感冒恶寒头痛**　荆芥10g，防风12g，薄荷5g，淡豆豉8g，粳米80g，白糖20g。水煮前四味药，去滓取汁；再另用水煮米成粥，加入药汁及糖即成（《中国药膳大观》荆芥防风粥）。

3. **治大便下血**　荆芥，炒，为末。每米饮服6g，亦可拌面作馄饨食之（《经验方》）。

【成分】　含右旋薄荷酮、消旋薄荷酮、右旋柠檬烯等。

防　风

【基原】　为伞形科植物防风的根。

【性味与归经】　辛、甘，温。入膀胱、肺、脾经。

【功能与主治】　祛风解表，胜湿止痛。用于风寒感冒、头痛身痛、风寒湿痹、四肢挛急、破伤风等。

【用量与用法】　6～10g，煮、煎、冲。

【宜忌】　血虚痉急头痛者忌服。

【药膳方选】

1. **治肢体关节疼痛**　防风10～15g，葱白2茎，粳米50g。先煎防风、葱白取汁，另煮粳米成粥，合并煮食（《千金月令》防风粥）。

2. **治崩中**　防风，炒为末。每服6g，以面糊、酒调下（《世医得效方》防风散）。

【成分与药理】　含挥发油、苦味苷、甘露醇等。有解热、镇痛作用。

辛　夷

【基原】　为木兰科植物辛夷或玉兰的花蕾。

【性味与归经】　辛，温。入肺、胃经。

【功能与主治】　祛风解表，通窍止痛。用于头痛、鼻塞、鼻衄、鼻渊、齿痛等。

【用量与用法】　3～10g，煮、煎、冲。

【宜忌】　阴虚火旺者忌用。

【药膳方选】

1. **治鼻炎、鼻窦炎**　辛夷9g，鸡蛋3个。同煮，吃蛋饮汤（《单方验方调查资料选编》）。

2. **治面寒痛、胃气痛**　辛夷，热酒服（《日华子本草》）。

【成分与药理】　含柠檬醛、丁香油酚、桉叶素等。有抗病毒、降血压及局部麻醉作用。

苍　耳　子

【基原】　为菊科植物苍耳带总苞的果实。

【性味与归经】 甘，温，有毒。入肺、肝经。

【功能与主治】 散风，止痛，祛湿，杀虫。用于风寒头痛、鼻塞、鼻衄、鼻渊、齿痛、四肢挛痛、瘙痒疥癞等。

【用量与用法】 6～10g，炒至黄色用，煮、炒、冲。

【宜忌】 血虚之头痛、身痛忌食之。

【药膳方选】

1. 治疥癞 苍耳子，炒蚬肉食（《生草药性备要》）。

2. 治目暗、耳鸣 苍耳子2g，捣烂，以绞滤取汁，入粳米15g。煮粥食之（《圣惠方》苍耳子粥）。

3. 治疟疾 鲜苍耳子90g，洗净捣烂，水煎去滓取汁，打入鸡蛋2～3个于药液内煮熟。于疟疾发作前将蛋与药液一次服下（《中药大辞典》）。

【成分】 含苍耳子苷、树脂、脂肪油、生物碱、卵磷脂、脑磷脂、维生素C等。

薄 荷

【基原】 为唇形科植物薄荷或家薄荷的全草或叶。

【性味与归经】 辛，凉。入肺、肝经。

【功能与主治】 疏散风热，辟秽解毒，透疹。用于风热感冒，头痛目赤，鼻塞咽痛，风疹、麻疹等。

【用量与用法】 3～10g，煎、泡。

【宜忌】 阴虚火盛、肝阳上亢者忌用之。

【药膳方选】

1. 治风热感冒 薄荷，沸水浸泡，加入白糖饮用（《中国药膳学》薄荷砂糖饮）。

2. 治风气瘙痒 薄荷、蝉衣各等分，为末。温酒调服（《永类钤方》）。

【成分与药理】 含薄荷醇、薄荷酮、乙酸薄荷酯、莰烯、柠檬烯等。有健胃、利胆等作用。

牛 蒡 子

【基原】 为菊科植物牛蒡的果实。

【性味与归经】 辛、苦，凉。入肺、胃经。

【功能与主治】 疏风散热，解毒利咽，宣肺透疹。用于风热感冒，咽痛咳嗽，风疹痈疮等。

【用量与用法】 6～10g，煮、煎、冲。

【宜忌】 气虚泄泻者慎用之。

【药膳方选】

1. 治风热闭塞咽喉，遍身浮肿 牛蒡子10g，半生半熟，为末。热酒调下（《经验方》）。

2. 治咽喉炎、扁桃体炎及腮腺炎 牛蒡子20g，粳米60g。先煮牛蒡子，去滓取汁；另用米煮粥，入牛蒡子汁，调匀，入糖调味。温食，日2次（《中国药膳大观》牛蒡粥）。

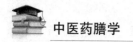

【成分与药理】 含生牛蒡酚、脂肪油、花生酸、硬脂酸、棕榈酸、亚油酸等。有抗菌、降血糖等作用。

牛 蒡 根

【基原】 为菊科植物牛蒡的根。

【性味与归经】 苦，寒。入肺、胃经。

【功能与主治】 疏风散热，消肿解毒。用于咽喉肿痛、牙齿疼痛、痈疽疮疖等。

【用量与用法】 10～15g，煮、炖、煨、捣汁。

【药膳方选】

1. 治虚弱脚软无力　牛蒡根，炖鸡、炖肉食（《重庆草药》）。

2. 治热攻心、恍惚烦躁　牛蒡根，捣汁20mL，食后分3次饮之（《食医心镜》）。

3. 治痔疮　牛蒡根、漏芦根，炖猪大肠食之（《重庆草药》）。

4. 治老人中风口目瞤动、烦闷不安　牛蒡根15g（为末），白米80g（为末）。以牛蒡粉和面作之，向豉汁中煮，加葱、椒、五味、臛头，空心食之（《养老奉亲书》牛蒡鳟饦方）。

【成分】 含蛋白质、菊淀粉、牛蒡糖、牛蒡酸等。

桑 叶

【基原】 为桑科植物桑的叶。

【性味与归经】 苦、甘，寒。入肺、肝经。

【功能与主治】 发散风热，清肺止咳，清肝明目。用于风热感冒，头痛目赤，口渴咳嗽，风痹隐疹等。

【用量与用法】 6～15g，煎、煮、泡。

【药膳方选】

1. 治风热感冒　①桑叶10g，菊花10g，薄荷10g，甘草10g。开水冲泡，代茶饮之（《中国药膳大观》桑叶菊花饮）。②桑叶6g，菊花6g，薄荷3g，苦竹叶15g。加水煮沸，去滓取汁。加入适量白糖，代茶饮之（《中华药膳宝典》桑叶薄荷饮）。

2. 治头目眩晕　桑叶9g，菊花9g，枸杞子9g，决明子6g，水煎，代茶饮之（《山东中草药手册》）。

3. 治摇头风　桑叶3～6g，水煎代茶（江西《草药手册》）。

4. 治急性结膜炎或风热感冒　桑叶、菊花各5g，苦竹叶、茅根各30g，薄荷3g。沸水浸泡，低糖调味。代茶饮之（《中国药膳学》桑菊薄竹饮）。

【成分与药理】 含芦丁、槲皮素、异槲皮素、内消旋肌醇、蔗糖、果糖、葡萄糖、天门冬氨基酸、谷氨酸、谷胱甘肽、叶酸、腺嘌呤、胆碱、维生素 B_1、维生素 B_2 及铜、锌、硼等。有抗糖尿病作用。

菊 花

【基原】 为菊科植物菊的头状花序。

【性味与归经】 甘、苦，凉。入肺、肝经。

【功能与主治】 发散风热，清肝明目，清热解毒。用于风热感冒，头痛，眩晕，目赤肿痛，痈肿疮毒等。

【用量与用法】 6~15g，煮、蒸、泡、煎。

【药膳方选】

1. 治风眩 菊花，为末，入糯米中，蒸作酒食之（《中药大辞典》）。

2. 治头昏心烦、视物模糊及高血压 菊花瓣60g，鸡肉750g，鸡蛋3个。鸡片用蛋清、盐、料酒、胡椒面、玉米粉调匀拌好；用盐、白糖、味精、胡椒面、麻油兑成汁；锅烧热，倒入猪油，待五成热时，放入鸡片熟透捞出，沥去油；再用锅烧热，放入热油，下葱、姜煸炒，即倒入鸡片，烹入料酒炝锅，把兑好的汁搅匀倒入锅内翻炒几下，随即把菊花瓣投入锅内，翻炒均匀即可（《滋补中药保健菜谱》菊花炒鸡片）。

3. 治秋天燥热感冒 菊花10g，玄参15g，麦冬15g，桔梗3g，蜂蜜30g。先将前四味药煎水取汁，调入蜂蜜，代茶频频饮之（《中华药膳宝典》菊花玄麦饮）。

4. 治中风、高血压之头痛眩晕 菊花末15g，粳米100g，先用米煮粥，粥成入菊花末，稍煮即可。早晚服用（《中国药膳大观》菊花粥）。

5. 治高血压 菊花10g，乌龙茶3g，沸水冲泡，代茶饮用（《中国药膳大观》菊花乌龙茶）。

6. 治瘢痘入目、翳障 菊花、谷精草、绿豆皮各等分为末。每用3g，以柿饼1枚，粟米泔1盏，同煮至泔尽。食柿，日食3枚（《仁斋直指方》）。

【成分与药理】 含腺嘌呤、胆碱、水苏碱、菊苷、氨基酸、木樨草素、龙脑、樟脑、维生素B_1等。有解热镇痛作用，能扩张周围血管，有降血压作用。

葛 根

【基原】 为豆科植物葛的块根。

【性味与归经】 甘、辛，平。入脾、胃经。

【功能与主治】 发表解肌，透疹止渴，升阳止泻。用于感冒头痛，烦热口渴，泄泻痢疾，麻疹不透等。

【用量与用法】 6~10g，煮、炖、捣汁。

【药膳方选】

1. 治中风狂邪惊走、心神恍惚、言语失志 葛根（捣粉）40g，高粱粟米饭80g。先以浆水浸饭，洒出，入葛粉拌匀，于豉汁内急火煮熟。入五味、葱白食之；日3次（《圣济总录》葛粉饭）。

2. 治中风言语謇涩、精神昏愦、手足不随 葛根（捣粉）40g，荆芥穗10g，淡豆豉10g。先用水煮荆芥、淡豆豉，去滓取汁，次用葛粉和作索饼，入煎好的药汁中煮熟。每空腹少入五味食之（《圣济总录》葛粉索饼方）。

3. 治热毒下血 生葛根（捣汁）、藕汁各等分，相和服（《梅师集验方》）。

4. 治心热吐血不止 生葛根汁15mL。顿服（《广利方》）。

【成分与药理】 含葛根素、葛根素木糖苷、大豆黄酮、花生酸、淀粉、尿囊素、胡萝卜苷、色氨酸衍生物及其糖苷。能扩张冠状动脉、抗心肌缺血、抗心律失常、降低血压，并有降血糖、抑制血小板聚集等作用。

第七节　祛痰止咳类

旋　覆　花

【基原】　为菊科植物旋覆花、线叶旋覆花、大花旋覆花等的头状花序。

【性味与归经】　咸，温。入肺、肝、胃经。

【功能与主治】　消痰平喘，降气止呃，软坚行水。用于胸中痰结、喘咳胸闷、呃逆呕吐、大腹水肿等。

【用量与用法】　5～10g，煎、煮、炖、捣汁。

【药膳方选】

1. 治肋软骨炎、肋神经炎　旋覆花 10g，郁金 10g，葱白 5 茎，粳米 100g，丹参 15g。将旋覆花布包，与丹参、郁金同煮，去滓取汁，入米煮粥，待粥熟加葱白，搅和即成。早晚空腹食一小碗，连食 7 日（《中华药膳宝典》旋覆花粥）。

2. 治因痰饮留闭而小便不行　旋覆花 1 握，捣汁，和白酒食之（《本草汇言》）。

3. 治单腹胀　旋覆花、鲤鱼。将鱼洗净，药入鱼肚内，煮服（《滇南本草》）。

【成分与药理】　含大花旋覆花素、旋覆花素、槲皮素、异槲皮素、咖啡酸、菊糖等。能增加肠蠕动，促进胃酸和胆汁分泌。

瓜　蒌

【基原】　为葫芦科植物栝楼的果实。

【性味与归经】　甘、苦，寒。入肺、胃、大肠经。

【功能与主治】　清热化痰，宽胸开结，润肠通便。用于痰热咳嗽，胸痹结胸，肠燥便秘等。

【用量与用法】　9～15g，煮、炖、熬、泡、冲。

【宜忌】　虚寒泄泻者忌用之。

【药膳方选】

1. 治小儿膈热咳喘　瓜蒌 1 枚，去子，为末，以面和作饼，炙黄为末。每服 3g，温水化乳糖调下，日 3 次（《宣明论方》润肺散）。

2. 治喘　瓜蒌 2 个，白矾 1 块（如枣大）。将白矾入瓜蒌内，烧存性，为末。将萝卜煮烂，蘸药末食之，汁过口（《普济方》瓜蒌散）。

3. 治肺痿咳血不止　瓜蒌 50 个（连瓤，瓦焙），乌梅肉 50 个（焙），杏仁（去皮尖，炒）21 个，为末。每用 3g，以猪肺 1 片切开，掺末入内，炙熟，冷嚼咽之，日 2 次（《圣济总录》）。

4. 治肠风下血　瓜蒌（烧存性）、赤小豆各 25g，为末，食前酒调下（《中国药膳学》瓜蒌赤豆散）。

【成分与药理】　含皂苷、瓜蒌酸、脂肪油、树脂、树胶、草酸钙等。有镇咳祛痰、降血脂、抗肿瘤等作用。

川 贝 母

【基原】 为百合科植物卷叶贝母、乌花贝母或棱砂贝母等的鳞茎。

【性味与归经】 苦、甘，凉。入肺经。

【功能与主治】 止咳化痰，清热散结。用于痰热咳嗽、肺痿肺痈、瘰瘤瘰疬等。

【用量与用法】 3~10g，煮、煎、炖、蒸、冲。

【宜忌】 脾胃虚寒及痰湿盛者忌用之。

【药膳方选】

1. **治阴虚干咳** 川贝母 12g，雪梨 6 个，冬瓜条 100g，冰糖 100g，糯米 100g，白矾 3g。先将糯米蒸熟，冬瓜条切成小颗粒，川贝研为末，白矾溶成溶液；将雪梨去皮，切下盖，挖出梨核，浸入白矾溶液中；每取出梨子，在沸水中烫一下，冲凉，放碗内，将糯米饭、冬瓜条粒、冰糖拌匀，和入川贝粉，装雪梨内，盖好，蒸 1 小时至烂即成；另将剩下冰糖溶于水，淋在刚出笼的梨上。每早晚各吃梨 1 个（《中华药膳宝典》川贝酿梨）。

2. **治阴虚咳喘、低热盗汗** 川贝母 5g，甲鱼 1 只，鸡清汤 1000g。将甲鱼切块放蒸钵内，加入贝母、盐、料酒、花椒、姜、葱，蒸 1 小时，趁热食之（《滋补中药保健菜谱》）。

3. **治肺虚久咳** 用广柑 1 个去皮，在碗内压绒去核，加川贝母粉 2g，冰糖 20g，蒸熟食之。每次 1 个，日 2 次（《中国药膳学》川贝冰糖柑）。

4. **治阴虚及肺热痰少之子嗽** 川贝粉 3g，大梨 1 个，冰糖 6g。将梨削去皮，挖去梨心，填入川贝粉、冰糖，蒸熟食之（《中华药膳宝典》川贝冰糖梨）。

5. **治产后缺乳** 贝母、知母、牡蛎，为末，用猪蹄汤调服（《汤液本草》三母散）。

6. **治小儿咳嗽** 川贝母 5g，冰糖 5g，鸡蛋 1 个。在鸡蛋大的一头钻一小孔，入冰糖末、川贝母，拌匀，用纸糊封，放在饭上蒸熟。每日食 1 个，分 2 次食之，连服 3 日（《中国药膳大观》川贝蒸鸡蛋）。

【成分与药理】 含川贝母碱等。有镇咳、祛痰、扩瞳和降血压作用。

竹 茹

【基原】 为禾本科植物淡竹的茎秆除去外皮后刮下的中间层。

【性味与归经】 甘，凉。入胃、胆经。

【功能与主治】 清热化痰，清胃止呕，凉血止血。用于烦热呕吐、呃逆、咳喘、吐血、衄血、恶阻、胎动等。

【用量与用法】 6~10g，煮、煎。

【药膳方选】

1. **治胃热呕吐** 鲜竹茹 30g，粳米 50g。先用水煮竹茹取汁，入米煮粥，少少饮之（《中华药膳宝典》竹茹粥）。

2. **治妊娠呕吐、幽门不完全性梗阻及腹部手术后呕吐** 竹茹、橘皮、柿饼各 30g，枳壳 12g，生姜 3g。共煮取汁，加入白糖，搅匀即成（《中国药膳大观》橘茹饮）。

昆布（海带）

【基原】 为海带科植物海带或翅藻科植物昆布、裙带菜的叶状体。

【性味与归经】 咸，寒。入胃、脾经。

【功能与主治】 消痰，行水，软坚。用于瘰疬、瘿瘤、噎膈、水肿、睾丸肿痛等。

【用量与用法】 6～10g，煮、炖、煨、冲。

【宜忌】 脾胃虚寒者慎用之。

【药膳方选】

1. 治单纯性甲状腺肿　海带120g，鸭子1只，共煮炖熟，吃肉喝汤，1周2次（《中华药膳宝典》海带鸭子）。

2. 治高血压症　昆布1尺，草决明30g，水煎，吃昆布饮汤（《中国药膳学》昆布草决明煎）。

3. 治高血压、风心病及癌症　海带30g，薏苡仁30g，鸡蛋3只。将海带、薏苡仁炖烂，连汤备用；锅置火上，入猪油，将打匀的鸡蛋炒熟，随将海带、薏苡仁汤倒入，加盐、胡椒粉适量，临起锅加味精即可（《滋补中药保健菜谱》昆布苡仁蛋汤）。

4. 治膀胱气　昆布500g，米泔浸一宿，去咸味洗净。水煮半熟，切小条，加葱白一握，煮至昆布极烂，下盐、醋、豉调和，作羹分吃（《广济方》昆布臛法）。

【成分与药理】 含藻胶酸、昆布素、甘露醇、胡萝卜素、蛋白质、维生素 B_2、维生素 C 及氧化钾、碘、钙、钴、氟等。能清除血脂，镇咳平喘，有降血压作用，并能纠正由缺碘引起的甲状腺机能不足。

杏　仁

【基原】 为蔷薇科植物杏或山杏等味苦的干燥种子。

【性味与归经】 苦，温，有毒。入肺、大肠经。

【功能与主治】 祛痰止咳平喘，润肠通便。用于咳嗽气喘、肠燥便秘等。

【用量与用法】 3～10g，煎、煮、炖、蒸。

【宜忌】 大便泄泻者忌食之。

【药膳方选】

1. 治慢性支气管炎　带皮苦杏仁、冰糖各等分，研碎混和，制成杏仁糖。早晚各服（《中药大辞典》）。

2. 治燥热型急性支气管炎　杏仁10g，大鸭梨1个，冰糖少许。先水煮杏仁与梨子，梨熟后加入冰糖即成（《中国药膳大观》杏梨饮）。

3. 治气喘促浮肿、小便淋沥　杏仁30g，去皮尖，熬研，和米煮粥。空心吃20mL（《食医心镜》）。

4. 治肺病咳血　杏仁40个（黄蜡炒黄，研），青黛3g。做饼，用柿饼1个，破开包药，湿纸裹，煨熟食之（朱丹溪方）。

【成分与药理】 含苦杏仁苷、油酸、亚油酸、芳樟醇、蛋白质、氨基酸等。能镇咳平喘，有抗炎、抗肿瘤作用。

丝 瓜

【基原】 为葫芦科植物丝瓜或粤丝瓜的果实。

【性味与归经】 甘，凉。入肝、胃经。

【功能与主治】 清热化痰，凉血解毒。用于热病烦渴、痰喘咳嗽、血淋痔漏、乳汁不通等。

【用量与用法】 鲜品 60 ~ 120g（干品 10 ~ 15g），煮、炖、冲。

【药膳方选】

1. **除热利肠** 丝瓜，煮食（《本草纲目》）。

2. **治肛门酒痔** 丝瓜烧存性，酒服（《本草纲目》）。

3. **治乳汁不通** 丝瓜连子烧存性，研末。酒服 3 ~ 6g，被覆取汗（《简便单方》）。

【成分】 含皂苷、苦味质、多量黏液与瓜氨酸等。

海 蜇

【基原】 为海蜇科动物海蜇的口腕部。

【性味与归经】 咸，平。入肺、肝、肾经。

【功能与主治】 清热化痰，消积润肠。用于痰嗽哮喘、痞积便结、痰核脚肿等。

【用量与用法】 30 ~ 60g，煎、煮、拌。

【药膳方选】

1. **治慢性支气管炎** 海蜇 120g，白萝卜 60g。将海蜇洗去盐味，萝卜切成丝，共煮食之（《实用经效单方》海蜇萝卜）。

2. **治痞** 大荸荠 100 个，海蜇 500g，皮硝 120g，烧酒 1500g。共浸 7 日后，每早吃 4 个（《仁寿录》）。

3. **治阴虚痰热、大便秘结** 海蜇 30g，荸荠 4 枚。煎汤食之（《古方选注》雪羹汤）。

4. **治小儿一切积滞** 海蜇与荸荠同煮，去蜇食荸（《本草纲目拾遗》）。

【成分与药理】 含蛋白质、脂肪、碳水化合物、维生素 B_1、维生素 B_2、烟酸、胆碱及钙、磷、铁、碘。有扩张血管及降低血压作用。

第八节 清热解毒类

石 膏

【基原】 为硫酸盐类矿物石膏的矿石。

【性味与归经】 辛、甘，寒。入肺、胃经。

【功能与主治】 解肌清热，除烦止渴。用于热病心烦，口渴咽干，牙痛口疮等。

【用量与用法】 10 ~ 30g，煮、炖、冲。

【宜忌】 脾胃虚寒及阴血虚发热者忌用。

【药膳方选】

1. **治温病余热未退之烦渴、舌糜尿痛** 石膏 45g，鲜竹叶 11g，粳米 100g，砂糖

5g。先煎前2味药取汁，后入米煮粥，加糖即成（《中国药膳大观》石膏竹叶粥）。

2. 治头痛　石膏、葱、茶叶，水煎服（《药性论》）。

3. 治风邪癫痫、烦渴头痛　石膏250g，粳米100g。先煮石膏取汁，入米及葱白2茎，豉汁20mL。共煮粥，空心食之（《圣惠方》石膏粥）。

【成分与药理】　含硫酸钙。能增强机体免疫功能，降低血管通透性，有一定退热作用。

芦　根

【基原】　为禾本科植物芦苇的根。

【性味与归经】　甘，寒。入肺、胃经。

【功能与主治】　清热生津，除烦止呕。用于热病烦渴，呕吐反胃，肺痈肺痿等。

【用量与用法】　15～30g（鲜品60～120g），煮、炖。

【宜忌】　脾胃虚寒者忌用之。

【药膳方选】

1. 治温病口渴甚　梨汁、荸荠汁、鲜芦根汁、麦冬汁、藕汁，和匀凉服（《温病条辨》五汁饮）。

2. 治高热烦渴或肺痈痰热咳喘　鲜芦根150g，竹茹15g，生姜3g，粳米50g。先煎前二味药取汁，入米煮粥，待熟加生姜，稍煮即可（《食医心鉴》）。

3. 治呕哕不止　芦根90g，水煮浓汁，代茶（《肘后方》）。

4. 治口臭烦渴　鲜芦根120g，冰糖50g。隔水炖，去滓代茶饮（《中国药膳大观》鲜芦根冰糖）。

5. 治牙龈出血　芦根，水煎代茶（《湖南药物志》）。

【成分】　含薏苡素、蛋白质、脂肪、碳水化合物、天门冬酰胺等。

生 地 黄

【基原】　为玄参科植物地黄的根茎。

【性味与归经】　甘、苦，凉。入心、肝、肾经。

【功能与主治】　凉血清热，滋阴养血。用于烦热、消渴、吐血、衄血、咳血、血崩、肌衄、月经不调等。

【用量与用法】　10～15g，煮、炖、蒸、冲。

【宜忌】　虚寒泄泻、痰湿痞满者忌用之。

【药膳方选】

1. 利血生精　干地黄、米、酥、蜜。先煮前2味，候熟入酥、蜜，再煮食之（《臞仙神隐书》地黄粥）。

2. 治咳嗽唾血　生地黄汁300g。先用米煮粥，临熟入地黄汁，搅匀，空心食之（《食医心镜》）。

3. 治头晕目眩及再生障碍性贫血　生地黄120g，羊肾1对，粳米50g。先用粳米煮粥，候半熟下生地黄汁及胡椒、生姜（用纱布袋之），粥熟时取出药袋，再下切长条之羊肾，并加少许盐，拌匀即可食之（《养生月览》）。

4. 治阴虚咳嗽 生地黄 30g，熟地黄 30g，蜂蜜 60g。先煮二地，去滓取浓汁，入蜂蜜，熬稠即成。每饮 1~2 匙，早晚各 1 次（《养老奉亲书》地黄饮）。

5. 治肺结核咳血 鲜地黄 500g，冰糖适量。将地黄榨汁，加糖调味即成（《中国药膳大观》鲜地黄汁）。

6. 治妊娠胎动 生地黄，捣汁，煎沸，入鸡子白 1 枚，搅服（《圣惠方》）。

7. 治寒疝绞痛 生地黄 70g，乌鸡 1 只（洗净）。同蒸，下以铜器盛取汁，食之（《肘后方》）。

8. 治睡起目赤肿起 生地黄汁浸粳米 100g，晒干，三浸三晒。每夜以米煮粥，每食 1 盏（《医余》）。

【成分与药理】 含甾醇、二氢甾醇、地黄苷、筋骨草苷、胡萝卜苷、水苏糖、葡萄糖、蔗糖、果糖、氨基酸、有机酸及铁、锌、锰等。能提高免疫功能，调节内分泌功能，强心，降血压，降血糖，止血、生血，并有抗癌、镇静、利尿作用。

金 银 花

【基原】 为忍冬科植物忍冬的花蕾。

【性味与归经】 甘，寒。入肺、胃经。

【功能与主治】 清热解毒。用于温病发热，咽痛口渴，咳嗽，痢疾，痈肿疮疡等。

【用量与用法】 10~30g，煮、泡。

【宜忌】 脾胃虚寒者忌食之。

【药膳方选】

1. 治风热感冒 银花 30g，薄荷 10g，鲜芦根 60g。先煎银花、芦根 15 分钟，后下薄荷煮沸 3 分钟，滤汁加白糖即成（《中国药膳大观》银花薄荷饮）。

2. 治咽喉红肿疼痛 金银花 15g，大青叶 10g，蜂蜜 50g。先煮金银花、大青叶取汁，入蜂蜜拌匀即可饮用（《中华药膳宝典》双花饮）。

3. 治痢疾 银花 15g（铜锅内焙枯存性）。红痢，白蜜水调服；白痢，砂糖水调服（《惠直堂经验方》忍冬散）。

4. 治暑热烦渴 金银花、菊花各 10g，泡水代茶（《中国药膳学》银菊茶）。

【成分与药理】 含芳樟醇、蒎烯、异双花醇、木樨草素、肌醇、绿原酸、异绿原酸、丁香油酚等。有抗病毒、抗菌、抗炎及解热作用，能调节免疫功能，降血脂，增加胃肠蠕动，促进胃液及胆汁分泌。

鱼 腥 草

【基原】 为三白草科植物蕺菜的带根全草。

【性味与归经】 辛，寒。入肺、肝经。

【功能与主治】 清热解毒，利水消肿。用于肺热喘咳、肺痈、水肿、热痢、热淋、白带、痈疖等。

【用量与用法】 10~30g（鲜品 30~60g），煎、煮、炒、冲。

【宜忌】 虚寒者忌用。

【药膳方选】

1. **治肺脓疡、急性支气管炎及尿路感染**　鲜鱼腥草100g，莴笋500g。先将鱼腥草洗净，用沸水略焯后捞出，加1g盐拌腌渍待用；鲜莴笋去叶、皮，切丝，加食盐1g腌渍沥水待用；莴笋丝放盘内，加入鱼腥草，再入酱油、味精、麻油、醋、姜米、葱花、蒜米，合匀即成（《中国药膳大观》鱼腥草拌莴笋）。

2. **治痰热咳嗽**　鱼腥草60g，炙枇杷叶20g，冬瓜汁100g，白糖适量。先煮前二味药取汁，混入冬瓜汁，加白糖调味即可（《中华药膳宝典》鱼腥枇杷饮）。

3. **治肺心病伴感染**　鱼腥草250g，猪心肺250g。同煮炖熟，吃肉喝汤（《中华药膳宝典》鱼腥草炖猪心肺）。

4. **治肺病咳嗽盗汗**　鱼腥草60g，猪肚1个。将鱼腥草入猪肚内，同煮炖熟。食肉喝汤（《贵州民间方药集》）。

5. **治肾病综合征**　鱼腥草（干品）。100～150g，开水泡，代茶饮（《上海中医药杂志》）。

【成分与药理】　含鱼腥草素、丹桂醛、槲皮素、绿原酸、氯化钾、硫酸钾等。有抗菌、抗病毒、抗肿瘤及利尿作用，能抗炎、促进组织再生、镇静、止血，并能提高机体免疫功能。

马 齿 苋

【基原】　为马齿苋科植物齿苋的全草。

【性味与归经】　酸，寒。入大肠、肝、脾经。

【功能与主治】　清热解毒，散血消肿。用于痢疾、热淋、血淋、痈肿疮疖等。

【用量与用法】　10～30g（鲜品60～120g），煮、炒、捣。

【宜忌】　虚寒泄泻者慎用之。

【药膳方选】

1. **治血痢**　马齿苋2大握，粳米90g。煮粥，不着盐醋，空腹淡食（《圣惠方》马齿苋粥）。

2. **治阑尾炎**　生马齿苋1握，捣汁约30mL，加冷开水100mL，白糖适量。每次100mL，日3次（《福建中医药》）。

3. **治小便热淋**　马齿苋汁服之（《圣惠方》）。

4. **治赤白带下**　马齿苋汁60mL，和鸡子白1枚，微温顿服（《海上集验方》）。

5. **治产后血痢、脐腹痛、小便不通**　生马齿苋汁60g，煎1沸，下蜜20mL，调匀顿服（《经效产宝》）。

6. **细菌性痢疾**　马齿苋250g，放油、盐，炒熟后当菜吃（《中国药膳大观》炒马齿苋）。

【成分与药理】　含去甲基肾上腺素、二羟基丙乙胺、苹果酸、柠檬酸、谷氨酸、天门冬氨酸、脂肪、胡萝卜素、维生素B_1、维生素B_2、维生素C、烟酸及钾、钙、磷、铁等。有抗菌作用。

绿 豆

【基原】 为豆科植物绿豆的种子。

【性味与归经】 甘，凉。入心、胃经。

【功能与主治】 清热解毒，消暑利水，解热药毒。用于暑热烦渴、水肿、痈肿疮疖等。

【用量与用法】 15～60g，煮、炖、捣、冲。

【宜忌】 虚寒泄泻者忌用之。

【药膳方选】

1. **解暑** 绿豆，水煮一滚，取汤停冷色碧食之（《遵生八笺》绿豆汤）。

2. **治消渴、小便如常** 绿豆200g，水煮烂研细，澄滤取汁。早晚各饮1小盏（《圣济总录》绿豆汁）。

3. **治小便不通、淋沥** 绿豆50g，冬麻子30g（绞取汁），陈皮10g（为末），共煮熟热食之（《圣惠方》）。

4. **治乌头中毒** 绿豆120g，生甘草60g。水煎饮汁（《上海常用中草药》）。

5. **治金石丹火药毒及酒毒、烟毒、煤毒** 绿豆100g（为末），豆腐浆2碗。调服之。如无豆腐浆，用糯米泔顿温亦可（《本草汇言》）。

6. **治食物中毒及附子、巴豆、砒霜、农药、毒草中毒** 绿豆50g，粳米100g。共煮粥。日2～3次，冷服（《中国药膳大观》绿豆粥）。

7. **治腮腺炎** 生绿豆60g，煮至将熟时，入白菜心2～3个，再煮约20分钟，取汁顿服，日1～2次（《中药大辞典》）。

8. **治亚急性皮疹及皮肤瘙痒** 绿豆30g，水发海带50g，红糖适量，糯米适量。水煮绿豆、糯米成粥，调入切碎的海带末，再煮3分钟后加入红糖即可（《中国药膳大观》绿豆海带粥）。

【成分】 含蛋白质、脂肪、碳水化合物、胡萝卜素、磷脂、维生素 B_1、维生素 B_2、烟酸及钙、磷、铁等。

西 瓜

【基原】 为葫芦科植物西瓜的果瓤。

【性味与归经】 甘，寒。入心、胃、膀胱经。

【功能与主治】 清热解暑，除烦止渴，利小便。用于暑热烦渴、小便不利等。

【用量与用法】 用量不限，捣汁、生吃。

【宜忌】 中寒湿盛者忌食之。

【药膳方选】

1. **治阳明热甚，舌燥烦渴** 西瓜，剖开，取汁1碗，徐徐饮之（《本草汇言》）。

2. **治急、慢性肾炎及肝硬化腹水** 西瓜1个，大蒜30～60g。将西瓜挖洞，放入去皮大蒜，再用挖下的瓜盖盖好，盛盘中，隔水蒸熟，趁势饮汁（《中国药膳学》西瓜大蒜汁）。

3. **治口疮甚者** 西瓜，取浆水，徐徐饮之（《丹溪心法》）。

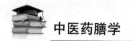

【成分】 含瓜氨酸、丙氨酸、谷氨酸、精氨酸、腺嘌呤、果糖、葡萄糖、蔗糖、维生素 C 及钾盐等。

黄 瓜

【基原】 为葫芦科植物黄瓜的果实。

【性味与归经】 甘，凉。入脾、胃经。

【功能与主治】 清热，解毒，利水。用于烦渴咽痛、水肿等。

【用量与用法】 用量不限，生吃、煮、捣。

【宜忌】 脾胃虚寒者慎用之。

【药膳方选】

1. **治水病肚胀至四肢肿** 黄瓜 1 根，破开不去子。以醋、水各半煮烂，空心顿食之（《千金髓方》）。

2. **治四肢浮肿初起** 老黄瓜皮 50g，水煮食之（《中国药膳学》）。

3. **治小儿热痢** 嫩黄瓜，同蜜食十余枚（《海上名方》）。

【成分】 含葡萄糖、鼠李糖、半乳糖、果糖、精氨酸、咖啡酸、绿原酸、葫芦素、维生素 B_2、维生素 C 等。

苦 瓜

【基原】 为葫芦科植物苦瓜的果实。

【性味与归经】 苦，寒。入脾、胃、心、肝经。

【功能与主治】 清暑涤热，明目解毒。用于热病烦渴、痢疾、热淋、痈肿丹毒、风火目赤等。

【用量与用法】 数根，煎、煮、炒、捣汁、泡。

【宜忌】 脾胃虚寒者忌用之。

【药膳方选】

1. **治中暑发热** 鲜苦瓜 1 根，截断去瓤，纳入茶叶，再接合，悬挂通风处阴干。每次 6～9g，开水泡，代茶（《福建中草药》）。

2. **治烦热口渴** 鲜苦瓜 1 根，剖开去瓤，切碎，水煮食之（《福建中草药》）。

3. **治痢疾** 生苦瓜 1 根（捣如泥），糖 100g，捣匀，2 小时后将水滤出，一次冷服（《中国药膳学》苦瓜糖汁）。

4. **治糖尿病** 苦瓜 150g，豆腐 100g，花生油适量。先将苦瓜去子瓤切片，将花生油入锅煮沸。然后入苦瓜用武火炒至七成熟，入豆腐，加少许盐调味，继续用武火炒至熟。每日 1 次，连续服食（《中国药膳大观》苦瓜烧豆腐）。

【成分与药理】 含苦瓜苷、谷氨酸、丙氨酸、苯丙氨酸、脯氨酸、瓜氨酸、半乳糖醛酸、果胶等。有降低血糖作用。

茄 子

【基原】 为茄科植物茄的果实。

【性味与归经】 甘，凉。入脾、胃、大肠经。

【功能与主治】 清热活血，消肿止痛。用于肠风便血、痈肿疮毒等。

【用量与用法】 一至数枚，煮、煨、炒、泡。

【药膳方选】

1. **治黄疸型肝炎** 紫茄，同米煮粥食，连食数日（《中国药膳学》茄粥）。

2. **治久患肠风泻血** 茄子（大者）3枚，先将1枚湿纸裹，于塘火内煨熟，取出入罐，趁热以无灰酒750g沃之，便以蜡纸封闭；经3日夜，去茄子，暖酒空心分服（《圣济总录》茄子酒）。

3. **治肠风下血及火毒疮痛** 茄子500g，大蒜25g。先将茄子撕去蒂把，剖成两半，在每半表面上划刀，然后切长方块（深切不断）；炒锅置火上烧热，倒入菜油，炼至冒青烟离火，待油温稍降后，将茄子逐个放入锅中翻炒，再入姜末、酱油、食盐、蒜瓣及清汤；烧沸后，用文火焖10分钟，翻匀，撒入葱花，再用白糖、淀粉加入调成芡，收汁合匀，加入味精即成（《中国药膳大观》大蒜烧茄）。

【成分与药理】 含胡芦巴碱、水苏碱、胆碱、龙葵碱、紫苏苷等。能降低胆固醇水平，并有利尿作用。

荸　荠

【基原】 为莎草科植物荸荠的球茎。

【性味与归经】 甘，寒。入肺、胃经。

【功能与主治】 清热解毒，化痰消积。用于热病烦渴、目赤咽痛、黄疸热淋、腹胀痞积等。

【用量与用法】 60～120g，生吃、捣汁、煮、泡、冲。

【宜忌】 脾胃虚寒者忌食之。

【药膳方选】

1. **治黄疸、小便不利** 荸荠，每次120g，打碎，煎水代茶（《泉州本草》）。

2. **治下痢赤白** 取完好荸荠，洗净拭干，勿令损破，于瓶内好烧酒浸之，黄泥密封收贮。每取2枚，细嚼，空心用原酒送下（《唐瑶经验方》）。

3. **治痞积** 荸荠，于三伏时以火酒浸晒，每日空腹细嚼7枚（《本经逢原》）。

4. **治腹满胀大** 荸荠，去皮，填入雄猪肚内，线缝，砂器煮糜，食之，勿入盐（《本草经疏》）。

5. **治大便下血** 荸荠汁半杯，好酒半杯，空心温服（《神秘方》）。

6. **治咽喉肿痛** 荸荠120g，捣汁，冷服（《泉州本草》）。

7. **治倒经** 荸荠120g，鲜茅根100g。先水煮茅根取汁，入荸荠汁，加白糖调味，当茶频频饮之（《中国药膳大观》荸荠茅根汤）。

【成分与药理】 含荸荠英、淀粉、蛋白质、脂肪等。有抗菌的作用。

苋　菜

【基原】 为苋科植物苋的茎叶。

【性味与归经】 甘，凉。入大肠经。

【功能与主治】 清热，利窍。用于痢疾、大小便不通等。

【用量与用法】 100～250g。煮、炒、捣汁。

【宜忌】 脾虚便溏者慎用之。

【药膳方选】

1. **治产前后赤白痢** 紫苋叶一握，粳米60g，先煮苋叶，取汁去渣，入米煮粥，空心食之（《寿亲养老新书》紫苋粥）。

2. **治子宫癌** 紫苋菜200g，水煮食（《中国药膳学》苋菜汤）。

【成分】 含甜菜碱、草醋盐、蛋白质、脂肪、维生素C、胡萝卜素等。

第九节 祛风除湿类

五 加 皮

【基原】 为五加科植物五加或无梗五加、刺五加、糙叶五加、轮伞五加等的根皮。

【性味与归经】 辛，温。入肝、肾经。

【功能与主治】 祛风胜湿，强筋壮骨，活血通络。用于风寒湿痹，筋骨挛急、腰痛脚弱、小儿行迟、跌打损伤等。

【用量与用法】 3～10g，煮、炖、泡。

【宜忌】 阴虚火旺者慎用。

【药膳方选】

1. **治一切风湿痿痹** 五加皮，煎汁，和曲、米酿酒饮之（《本草纲目》五加皮酒）。

2. **治鹤膝风** 五加皮240g，当归为150g，牛膝120g，无灰酒2000g。共煮1小时，日2服，以微醉为度（《外科大成》五加皮酒）。

3. **治虚劳不足** 五加皮、地骨皮各100g，水煮取汁，入曲、米酿酒饮之（《千金方》五加酒）。

4. **治目僻眼睐** 五加皮，为末，浸酒饮（《雷公炮制论》）。

【成分与药理】 含4-甲基水杨醛、鞣质、棕榈酸、亚麻酸及维生素A、维生素B_1等。有抗炎、镇痛、解热、增强体质等作用。

白 花 蛇

【基原】 为蝰蛇科动物五步蛇或眼镜蛇科动物银环蛇幼蛇等除去内脏的全体。

【性味与归经】 甘、咸，温，有毒。入肝、脾经。

【功能与主治】 祛风胜湿，定惊止搐。用于风寒湿痹、瘫痪、骨节疼痛、小儿惊风、破伤风、杨梅疮、疥癣等。

【用量与用法】 1条，泡、蒸。

【宜忌】 阴虚火旺者忌用之。

【药膳方选】

1. **治遍身疥癣** 生白花蛇，切断，火烧大砖令通红，沃醋令热气蒸上，置蛇于上，以盆覆宿昔。如此3次，去骨取肉，入五味，令过熟，顿食之（《本草图经》）。

2. 治风湿痹痛、偏瘫及肢节屈伸不利　白花蛇 1 条，白酒 500g，共泡 7 天服。每次 1 小杯，日 2 次（《中国药膳学》白花蛇酒）。

【成分与药理】　含凝血酶样物质、酯酶及抗凝血物质。能扩张血管、降血压，有镇痛、镇静作用。

徐 长 卿

【基原】　为萝藦科植物徐长卿的根及根茎或带根全草。

【性味与归经】　辛，温。入肝、肾经。

【功能与主治】　祛风胜湿，活血镇痛，利水消肿。用于风湿痹痛、跌打损伤、胃痛、牙痛、水肿鼓胀等。

【用量与用法】　6～15g，煎、煮、炖、泡。

【药膳方选】

1. 治风湿痹痛　徐长卿 24～30g，猪精肉 120g，老酒 60g，水煮炖熟，饭前食之（《福建民间草药》）。

2. 治精神分裂症　徐长卿 15g，泡水代茶（《吉林中草药》）。

3. 除风湿　徐长卿，浸酒服（《生草药性备要》）。

【成分与药理】　含牡丹酚、黄酮苷、糖类、氨基酸等。有镇痛、镇静、抗心肌缺血等作用。

第十节　开胃消食类

山 楂

【基原】　为蔷薇科植物山楂或野山楂的果实。

【性味与归经】　酸、甘，微温。入脾、胃、肝经。

【功能与主治】　消食化积，活血驱虫。用于肉积不化、脘腹痞满、痛经、癥积等。

【用量与用法】　6～12g，煎、煮、炖、冲。

【宜忌】　脾胃虚弱及胃酸过多者慎用。

【药膳方选】

1. 治肉食积之腹胀脘痛与胆固醇增高　生山楂 1000g，生姜 50g，白糖 500g。将白糖加水煎成稠状，入山楂末、姜汁，搅匀，倒入盘内，晾凉后切块即可（《中华药膳宝典》山楂糖）。

2. 治消化不良　山楂 30g，神曲 15g，粳米 100g，红糖 6g。先煎楂、曲取汁去滓；后煮米沸开，和入药汁，煮成稀粥，加红糖，趁热食之（《中国药膳大观》山楂神曲粥）。

3. 治痢疾　山楂肉，炒研为末，生服 3～6g。红痢，蜜拌；白痢，红、白糖拌；红白相兼，蜜、砂糖各半拌匀，空心白汤调下（《医钞类编》）。

4. 治产后恶露不尽及儿枕痛　山楂煎汤，入砂糖少许，空心温服（朱丹溪方）。

【成分与药理】　含金丝桃苷、槲皮素、柠檬酸、绿原酸、草酸、苹果酸、蛋白质、维生素 C 及铜、钠、锌、铁、磷等。能强心、抗心肌缺血，降血压、降血脂、利尿，并有抗菌、助消化、防癌等作用。

麦 芽

【基原】 未发芽的大麦颖果。

【性味与归经】 甘，微温。入脾、胃经。

【功能与主治】 消食和中，回乳。用于食积腹胀、乳胀不消等。

【用量与用法】 10~15g，煎、煮、冲。

【药膳方选】

1. **治小儿食欲不振** 麦芽 100g，山楂 50g，黏米 150g（炒），白糖 75g，为末拌匀。入少量蜂蜜，压成方块糕，常食之（《中国药膳大观》麦芽山楂糕）。

2. **治产后腹中鼓胀** 麦芽 20g，为末。和酒食之（《兵部手集方》）。

3. **治乳胀不消者** 麦芽 60g，炒，为末。清汤调食（《丹溪心法》）。

【成分与药理】 含淀粉酶、转化糖酶、脂肪、磷脂、糊精、麦芽糖、葡萄糖及维生素 B、维生素 C 等。有助消化作用。

鸡 内 金

【基原】 为雉科动物家鸡的干燥砂囊内膜。

【性味与归经】 甘，平。入脾、胃经。

【功能与主治】 化食消积，健脾养胃。用于食积胀满、疳积泻痢、小儿遗尿、石淋等。

【用量与用法】 3~9g，为末，煎。

【药膳方选】

1. **治食积腹满** 鸡内金，为末，乳服（《本草求原》）。

2. **治反胃、食即吐出** 鸡内金烧灰，酒服（《千金方》）。

3. **治小儿疳病** ①鸡内金 20 个（瓦焙为末），车前子 120g（炒为末），和匀。以米糖溶化，拌入与食（《寿世新编》）。②鸡内金 6g，陈皮 3g，砂仁 1.5g，粳米 30g，白糖适量。先将前三味药为末，后用水煮粥，入药末之 1/3，加白糖食之（《中国药膳大观》鸡胗粉粥）。

【成分与药理】 含胃激素、角蛋白、维生素 B_1、维生素 B_2、维生素 C、烟酸等。能使胃液分泌量、酸度及消化力均增高，并促进胃排空。

隔 山 消

【基原】 为萝藦科植物耳叶牛皮消的块根。

【性味与归经】 甘、苦，平。入脾、胃、肝经。

【功能与主治】 健脾消食，理气止痛。用于食滞、疳积、脘腹胀痛等。

【用量与用法】 6~10g，煮、炖、冲。

【药膳方选】

1. **治多年胃病** 隔山消 30g，鸡屎藤 15g，炖猪肉食（《贵阳民间药草》）。

2. **治小儿痞块** 隔山消 30g，水煎，加白糖当茶喝（《陕西中草药》）。

3. **治产后缺乳** 隔山消 30g，炖肉吃（《陕西中草药》）。

【成分】 含淀粉、皂苷等。

第十一节 温里散寒类

附 子

【基原】 为毛茛科植物乌头的旁生块根。

【性味与归经】 辛、甘，热，有毒。入心、脾、肾经。

【功能与主治】 回阳救逆，温肾暖脾，祛寒止痛。用于阴盛格阳、亡阳厥冷、心腹冷痛。泄泻冷痢、风寒湿痹及一切沉寒痼冷之疾。

【用量与用法】 3～10g，煮、炖、煨。

【宜忌】 阴虚阳盛、真热假寒及孕妇均忌服。

【药膳方选】

1. **治冬天怕冷、喜生冻疮** 附片 15～30g，生姜 30g，狗肉 500～1000g，共煮炖 2 小时以上，食肉喝汤（《中国药膳学》附子狗肉汤）。

2. **治肢冷腰痛、阳痿尿频** 制附片 5g，干姜 2g，葱白 2 茎，粳米 50g，红糖适量。先煮米为粥，待粥将成时，加入附、姜细末及葱白、红糖，再煮 1～2 沸，趁热食之（《太平圣惠方》）。

3. **治心悸肢冷、腰酸阳痿** 制附片 10g，鲜羊腿肉 500g。先将整羊腿用水下锅煮熟捞出，切成肉块；取大碗 1 个，放入羊肉，羊肉上面铺附片、葱节、姜片、猪油，并倒入料酒及清汤，蒸 2 小时；挑去葱、姜，再撒上葱花、味精、胡椒粉即可（《中国药膳大观》附片蒸羊肉）。

【成分与药理】 含乌头碱、次乌头碱、新乌头碱、氨基酚等。能强心，升高血压，抗急、慢性炎症，提高免疫功能，还有镇痛、降血糖、抗寒冷作用。

干 姜

【基原】 为姜科植物姜的干燥根茎。

【性味与归经】 辛，热。入脾、胃、肺经。

【功能与主治】 温中散寒，回阳通脉。用于心腹冷痛、呕吐泄泻、肢冷脉微等。

【用量与用法】 3～10g，煮、炖。

【宜忌】 阴虚火旺者忌用，孕妇慎用。

【药膳方选】

1. **治老人冷气逆、心痛结、举动不得** 干姜末 15g，清酒 60g，共温至酒热，下椒末投酒中，顿服之（《养老奉亲书》干姜酒）。

2. **治脘腹冷痛、呕吐清水、腹泻清稀** 干姜 3g，良姜 3g，粳米 50g。先煮干姜、良姜，去渣取汁，入米煮粥食（《寿世青编》）。

3. **治虚寒型腹泻** 干姜 60g，白术 120g，红枣肉 250g。为末，制成饼蒸熟。空腹当点心吃，每2日食1剂（《中国药膳大观》白术干姜饼）。

【成分与药理】 含姜烯、水芹烯、莰烯、姜辣素、姜酮、生姜酮、红豆蔻内酯等。能抑制胃液分泌、抑制血小板聚集，有抗炎、抗缺氧和镇静催眠、镇痛作用。

肉　桂

【基原】 为樟科植物肉桂的干皮及枝皮。

【性味与归经】 辛、甘，热。入肾、脾、膀胱经。

【功能与主治】 温肾壮阳，温中散寒。用于脉微肢冷、脘腹冷痛、腰膝冷痛、痛经经闭、阴疽流注等。

【用量与用法】 2~6g，煮、蒸、冲、泡。

【宜忌】 阴虚火旺者忌用，孕妇慎用。

【药膳方选】

1. **治久病体虚及营养不良性浮肿** 肉桂10g，甘草10g，牛肉2500g。先将牛肉去浮皮，顺肉纹切成大块，用沸水煮至三成熟（肉不见红色为度），捞起晾干，切肉丝；锅置火上，加入肉汤，入牛肉丝（淹没为度）及盐、八角、肉桂、甘草、姜片、糟汁、白糖、熟菜油，煮6小时，煮至肉汤快干时，便不断翻炒至锅中发出油爆溅的响声，捞起沥干。拣去姜、八角、肉桂、甘草即成（《滋补中药保健菜谱》肉桂甘草牛肉）。

2. **治甲状腺机能减退之肥胖** 淫羊藿30g，肉桂10g，粳米50g。先煮前两味药取汁，入米煮粥，早晚空腹吃1碗（《中华药膳宝典》淫羊肉桂粥）。

3. **治小儿遗尿** 肉桂1g，雄鸡肝1具。鸡肝切片，拌肉桂粉放碗内蒸熟，低盐调味食之（《中国药膳学》肉桂鸡肝）。

【成分与药理】 含桂皮油、桂皮醛、乙酸桂皮酯等。有镇静、镇痛、解热、降血压和健胃作用。

丁　香

【基原】 为桃金娘科植物丁香的花蕾。

【性味与归经】 辛，温。入胃、脾、肾经。

【功能与主治】 温中降逆，温肾助阳。用于反胃、呕吐、呃逆、心腹冷痛、疝气、阴冷、阴痿等。

【用量与用法】 1~3g，煎、煮、冲。

【宜忌】 热病及阴虚火旺者忌用。

【药膳方选】

1. **治食欲不振、烦渴疲乏** 丁香2g，卷心菜500g，西红柿150g，鸭1只。先将鸭子洗净，用白酒、酱油、盐、白糖、胡椒面、丁香、葱、味精拌匀，腌渍2小时，取出晾干，把腌鸭子的调料塞入鸭腹，蒸烂，去葱、姜、丁香；将卷心菜洗净消毒，切成细丝，挤去水，放上白糖、醋、麻油拌匀入味，先围在盘子边上，西红柿也切片围在边上；烧热花生油，把鸭炸透，皮酥，捞起，剁成块，在盘中摆成鸭形即成（《滋补中药保健菜谱》丁香鸭子）。

2. **治心腹冷痛** 丁香2粒，黄酒50mL。共放瓷杯中，加盖，隔水蒸炖10分钟，趁热饮酒（《中国药膳大观》丁香煮酒）。

3. **治呃逆、呕吐、胃痛**　丁香粉 5g，生姜末 30g，白糖 250g。先将糖加水熬稠，加入姜末、丁香粉，调匀，再继续熬至用铲挑起即成丝状而不粘手时停火，将糖倒在表面涂过油的瓷盘中，稍冷将糖切成条，再切成块即可（《中国药膳大观》丁香姜糖）。

4. **治久心痛不止**　丁香 15g，桂心 30g，为末。每于食前，以热酒调下（《圣惠方》）。

【成分与药理】　含丁香油酚、乙酰丁香油酚、丁香酮、水杨酸甲酯、胡椒酚等。有健胃、驱虫、抗菌作用。

荜 茇

【基原】　为胡椒科植物荜茇的未成熟果穗。

【性味与归经】　辛，热。入脾、胃经。

【功能与主治】　温中散寒，下气止痛。用于胃寒呕痛、泄泻冷痢、头痛齿痛等。

【用量与用法】　1～3g，煮、煎、冲。

【宜忌】　实热及阴虚火旺者忌用。

【药膳方选】

1. **治心腹冷气疼痛**　荜茇、胡椒各 30g，桂心 12g，为末，每用 9g。先煮葱 1 握，豉 5g，去滓取汁，次下米 60g，煮粥，将熟入前药末，再煮少顷，空腹食之（《圣济总录》荜茇粥）。

2. **治气痢**　荜茇 3g，牛乳 100g，共煎，空腹顿服（《独异志》）。

3. **治痰饮恶心**　荜茇，为末，每于食前用清粥饮调下 1.5g（《圣惠方》）。

【成分与药理】　含胡椒碱、棕榈酸、四氢胡椒酸、芝麻素等。有抑菌作用。

高 良 姜

【基原】　为姜科植物高良姜的根茎。

【性味与归经】　辛，温。入脾、胃经。

【功能与主治】　温中散寒，行气止痛。用于脘腹冷痛、呕吐泄泻、食滞冷癖等。

【用量与用法】　3～6g，煮、炖、泡。

【宜忌】　阴虚有热者慎用。

【药膳方选】

1. **治老人冷气心痛郁结、两胁胀满**　高良姜 6g，青粱米 80g，先煮良姜取汁，入米煮粥，空心食之（《养老奉亲书》高良姜粥）。

2. **治心脾痛**　良姜、槟榔各等分，各炒，为末，米饮调下（《百一选方》）。

【成分与药理】　含桉叶素、桂皮酸甲酯、丁香油酚、蒎烯、荜澄茄烯、山奈酚、高良姜酚等。有抗菌作用。

鲋 鱼

【基原】　为鲤科动物鲋鱼的肉或全体。

【性味与归经】　甘，平。入脾、肺经。

【功能与主治】 暖中，开胃，补虚。用于体虚食少。

【用量与用法】 1条，煮、炖、蒸。

【药膳方选】

1. 治病久体虚之食少面黄消瘦 鲫鱼1条，香菇10g，玉兰片25g，西红柿50g，油菜心50g。将锅置火上，烧油至七成热，将鱼下锅，炸即取出，放鱼盘内；放入香菇、玉兰片，将葱、姜、精盐、味精、料酒、鸡油调匀倒在鱼身上，蒸15分钟，将鱼倒入另一鱼盘；再将锅置旺火上，加料酒、味精、鸡蛋及前蒸鱼原汁，放入西红柿、油菜心，煮沸后浇在鱼身上即成（《中国药膳大观》清蒸鲫鱼）。

2. 治脾虚食少、腹胀乏力 鲫鱼1条，党参、白术各15g，山药30g。先煮药取汁，后放鱼共煮，炖熟后食之（《中国药膳学》鲫鱼健脾汤）。

【成分】 含蛋白质、脂肪、碳水化合物、维生素 B_1、维生素 B_2、烟酸及钙、磷、铁等。

第十二节 理气止痛类

橘 皮

【基原】 为芸香科植物福橘或朱橘等多种橘类的果皮。

【性味与归经】 辛、苦，温。入脾、肺经。

【功能与主治】 理气化痰。用于胸腹胀满、纳呆呕逆、咳嗽痰多等。

【用量与用法】 3～10g，煮、炖。

【宜忌】 阴虚燥咳者忌用，吐血者慎用。

【药膳方选】

1. 治两胁胀痛、胃脘疼痛、郁闷不舒 陈皮20g，香附15g（醋炒），鸡肉60g，葱白10茎，生姜6g。先煮陈皮、香附取汁，入鸡肉丁煮焖至药汁干涸，放入姜粒、葱丝，酌加料酒、味精、酱油炒拌即成（《中国药膳宝典》陈皮鸡）。

2. 治脾虚食少、营养不良 陈皮20g，熟白鸭肉200g。先水煮陈皮取汁浓缩；炒勺放火上，放入植物油、葱段、姜片、蒜片、大料，用料酒烹，放入清汤、酱油、白糖；煮沸片刻后，捞出调料不用，将鸭条面朝下放入勺内，移至微火上烤透，再移至旺火上，加味精，将水淀粉与陈皮汁徐徐淋入，放入明油，将勺颠翻过来，装盘即成。（《中国药膳大观》陈皮扒鸭条）。

3. 治脘胀纳呆、恶心咳痰 橘皮15～20g，粳米150g，先煮橘皮取汁，入米煮粥食之（《中国药膳大观》橘皮粥）。

4. 治卒食噎 橘皮30g（汤浸去瓤），焙为末，水煎热服（《食医心镜》）。

【成分与药理】 含 α-侧柏烯、辛醛、柠檬烯、橙皮苷、柑橙素、枸橼醛、麝香草酚、昔奈福林等。有解痉、抗胃溃疡及保肝、利胆作用，也能祛痰、平喘、抗炎、抗过敏、降血脂、抗动脉硬化、抗病毒。

佛 手 柑

【基原】 为芸香科植物佛手的果实。

【性味与归经】　辛、苦、酸，温。入肝、胃经。

【功能与主治】　理气化痰。用于脘胁胀痛、恶心呕吐、痰咳气喘等。

【用量与用法】　2～10g，煮、泡。

【宜忌】　阴虚火旺者慎用。

【药膳方选】

1. 治肝胃气痛、精神抑郁　佛手30g，白酒500g，共泡7～10天后即可饮用，每次不得超过50mL（《中国药膳宝典》佛手酒）。

2. 治妇女白带　佛手15～30g，猪小肠1尺，水煮炖熟食（《闽南民间草药》）。

【成分与药理】　含柠檬油素、橙皮苷等。有降血压及解痉作用。

香　附

【基原】　为莎草科植物莎草的根茎。

【性味与归经】　辛、微苦、甘，平。入肝、三焦经。

【功能与主治】　疏肝理气，调经止痛。用于胸腹胁肋疼痛、痞满嗳气、月经不调等。

【用量与用法】　6～10g，煮、炖。

【宜忌】　气虚无滞及阴虚血热者忌用之。

【药膳方选】

1. 治肝郁胁痛、少腹痛　制香附子30g，白酒500g，泡7日后服，每次20mL，日3～4次（《中国药膳学》香附子酒）。

2. 治消化不良泄泻　香附25g，火炭母25g，陈皮25g，鸭蛋2个。先煮前三味药取汁，入鸭蛋煮熟，加少许盐、油调味，吃蛋喝汤，日2次（《中国药膳大观》香附火炭母汤）。

3. 治下血不止　香附，去皮毛，略炒为末，每服6g，清米饮调下（《本事方》）。

4. 治癫疝胀痛及小肠气　香附末6g，海藻3g。煎酒空心调下，并食海藻（《濒湖集简方》）。

【成分与药理】　含莰烯、柠檬烯、香附子烯、香附醇、考布松、葡萄糖、果糖、淀粉等。有镇痛和抗菌作用，能抑制子宫收缩，并有微弱的雌激素样作用。

槟　榔

【基原】　为棕榈科植物槟榔的种子。

【性味与归经】　苦、辛，温。入脾、胃、大肠经。

【功能与主治】　下气，破积，杀虫，行水。用于虫积食滞脘腹胀痛、泻痢后重、痰癖癥结、水肿等。

【用量与用法】　6～15g，煮、炖、冲。

【宜忌】　脾虚气陷者慎用。

【药膳方选】

1. 治食积之呕吐、腹胀、大便不爽　槟榔15g，粳米50g。先煮槟榔取汁，入米煮粥，趁热食之（《圣济总录》槟榔粥）。

2. **治食积之胃痛、腹胀吐泻**　槟榔 200g，陈皮 20g，丁香 10g，豆蔻 10g，砂仁 10g。将诸药炒香，加水、盐，用武火煮沸再用文火煮至药液干涸。只用槟榔，以刀剁成黄豆大小颗粒，盛于瓶内备用。每饭后嚼服 10 粒（《六科准绳》）。

3. **治肺痿劳嗽、胸膈痛、大便秘**　槟榔末、郁李仁膏各 4g，糯米、大麻子各 40g。先研大麻子令烂，水煮取汁，入米煮粥，将熟入槟榔末、郁李仁膏，搅匀，空心食之（《圣济总录》糯米粥）。

4. **治心脾痛**　槟榔、高良姜各等分，各炒为末。米饮调下（《百一选方》）。

5. **治醋心**　槟榔 12g，橘皮 6g，为末。空心，生蜜汤下 3g（《梅师集验方》）。

【成分与药理】　含槟榔碱、槟榔次碱、儿茶精、脂肪酸、脯氨酸、酪氨酸、苯丙氨酸、精氨酸等。能使唾液分泌增加，有驱虫作用。

橘

【基原】　为芸香科植物福橘或朱橘等多种橘类的成熟果实。

【性味与归经】　甘、酸，凉。入肺、胃经。

【功能与主治】　开胃理气，润肺止渴。用于胸膈痞气、消渴、咳嗽恶心等。

【用量与用法】　一至数个，生吃、煎。

【宜忌】　风寒咳嗽及痰饮内停者忌用。

【药膳方选】

1. **治食欲不振、咳嗽多痰**　橘 500g，白糖 500g，白糖腌渍橘子 1~2 日，待橘子内浸入糖后，以文火熬至外溢的橘糖汁浓稠时停火，将橘子用铲压成饼状，再拌入适量白糖，风干即可（《本草纲目拾遗》）。

2. **治胃神经官能症**　鲜橘汁 30g，鲜土豆 100g，生姜 10g。将土豆、生姜榨汁，与橘汁调匀，烫温即可（《中国药膳大观》姜橘土豆汁）。

【成分】　含橘皮苷、柠檬酸、还原糖、胡萝卜素、隐黄素、维生素 B_1、维生素 C 及钙、磷、铁等。

柚

【基原】　为芸香科植物柚的成熟果实。

【性味与归经】　甘、酸，寒。入胃、肺经。

【功能与主治】　开胃理气，化痰解酒。用于胸脘痞气、食欲不振、咳嗽痰多、醉酒等。

【用量与用法】　1 个，煮、炖、生吃、捣汁。

【药膳方选】

1. **治痰气咳嗽**　柚，去皮核，切，砂瓶内浸酒，封固 1 夜，煮烂，蜜拌匀，时时含咽（《本草纲目》）。

2. **治妊娠食少口淡并胃中恶气**　柚，生吃（《日华子本草》）。

3. **治肺燥咳嗽**　柚肉 4 瓣，黄芪 9g，煮猪肉食（《中国药膳学》柚肉煮猪肉汤）。

【成分与药理】　含柚皮苷、枳属苷、新橙皮苷、胡萝卜素、维生素 B_1、维生素 B_2、维生素 C 等。有抗炎、降低血小板聚集、抗病毒和降低血糖作用。

黄 大 豆

【基原】 为豆科植物大豆的黄色种子。

【性味与归经】 甘，平。入脾、大肠经。

【功能与主治】 健脾宽中，润燥消水。用于羸瘦腹胀、疳积泄泻等。

【用量与用法】 30～100g，煮、炖、炒、蒸、冲。

【宜忌】 多食壅气、生痰。

【药膳方选】

1. 治积痢 黄大豆，煮汁饮（《本草汇言》）。

2. 治闭经脾肾虚弱证 黄豆100g，青蛙1只。共煮炖熟，入油、盐调味食之（《中国药膳大观》青蛙黄豆汤）。

3. 治寻常疣 黄豆发芽，清水煮熟，连汤淡食（《中药大辞典》）。

【成分】 含蛋白质、脂肪、胡萝卜素、胆碱、异黄酮类及维生素 B_1、维生素 B_2、烟酸等。

莱菔（萝卜）

【基原】 为十字花科植物莱菔的新鲜根。

【性味与归经】 辛、甘，凉。入肺。胃经。

【功能与主治】 下气消积，宽中化痰。用于食积胀满、咳嗽失音、消渴、痢疾等。

【用量与用法】 30～100g，捣汁、煮、炖、生吃。

【宜忌】 脾胃虚寒者忌用。

【药膳方选】

1. 治饮食过度 萝卜，生嚼咽之（《四声本草》）。

2. 治反胃吐食 萝卜，捶碎，蜜煎，细细嚼咽（《普济方》）。

3. 治失音不语 萝卜，生捣汁，入姜汁同服（《普济方》）。

4. 治劳瘦咳嗽 萝卜，和羊肉、鲫鱼煮食之（《日华子本草》）。

5. 治慢性支气管炎 萝卜60g，海蜇皮120g，水煎，分2次食（《实用经效单方》）。

6. 治肺痈 青萝卜2个，猪肺1具，同煮炖熟食（《中华验方》）。

7. 治常食肥甘消化不良 萝卜1个，白米50g，先煮萝卜取汁，入米煮粥食之（《中国药膳大观》萝卜粥）。

8. 治诸淋疼痛不可忍及砂石淋 萝卜，切片，用蜜腌少时，安铲上慢火炙干，又蘸又炙，取尽30～60g蜜，反复炙令香熟，不可焦。候冷细嚼，以盐汤送下。《朱氏集验医方》暝眩膏）。

9. 治酒疾下血不止 萝卜（连青叶3cm及下根）20枚。水煮烂，入姜米、淡醋，空心任意食之（《寿亲养老新书》萝卜菜）。

【成分与药理】 含葡萄糖、蔗糖、果糖、香豆酸、咖啡酸、阿魏酸、苯丙酮酸、龙胆酸、莱菔苷、维生素C等。有抗菌作用，能防止胆石形成。

第十三节　活血化瘀类

川　芎

【基原】　为伞形科植物川芎的根茎。

【性味与归经】　辛，温。入肝、胆经。

【功能与主治】　行气活血，祛风燥湿。用于头痛眩晕、胁腹疼痛、经闭痛经等。

【用量与用法】　3～10g，煮、炖、泡、冲。

【宜忌】　阴虚火旺、上盛下虚者忌用，月经过多及出血性疾病者慎用。

【药膳方选】

1. **治偏头疼**　川芎，细锉，酒浸服之（《斗门方》）。

2. **治胎动不安**　川芎6g，黄芪15g，糯米50～100g。先煮川芎、黄芪取汁，入米煮粥食（《中国药膳学》川芎黄芪粥）。

【成分与药理】　含川芎内酯、川芎酚、川芎嗪、阿魏酸、香草醛、维生素A等。能改善微循环、抗血小板聚集、抗心肌缺血，并有镇痛、改善脑缺血作用。

丹　参

【基原】　为唇形科植物丹参的根。

【性味与归经】　苦，微温。入心、肝经。

【功能与主治】　活血化瘀，宁心安神。用于胸痹心痛、癥瘕积聚、月经不调、痛经、经闭等。

【用量与用法】　10～30g，煮、炖、泡。

【宜忌】　不宜与藜芦同用。

【药膳方选】

1. **治血瘀疼痛**　丹参30g，白酒500g，共泡7日后服。每次20～30mL，日2～3次（《中国药膳学》丹参酒）。

2. **治血瘀胃痛、胁痛、腰痛**　丹参30g，三七15g，母鸡1只。将二味药填入鸡腹内，用线缝合，水煮炖熟，吃肉喝汤（《中国药膳宝典》丹参三七鸡）。

【成分与药理】　含丹参酮、丹参新酮、丹参醇、维生素E等。能改善微循环、促进组织修复与再生，并有抗心肌缺血、降血压、降血糖、降脂和镇静作用。

益　母　草

【基原】　为唇形科益母的全草。

【性味与归经】　辛、苦，凉。入心包、肝经。

【功能与主治】　活血化瘀，调经利水。用于瘀血腹痛、月经不调、痛经闭经、水肿鼓胀等。

【用量与用法】　10～30g，煮、炖、熬。

【宜忌】　阴虚血少者忌用。

【药膳方选】

1. **治阴虚发热及崩漏、恶露不尽** 益母草汁 10mL，生地黄汁 40mL，藕汁 40mL，生姜汁 2mL，粳米 100g。先以水煮粳米成粥，待米熟时入诸汁及蜂蜜，再煮即可（《中国药膳大观》益母草汁粥）。

2. **治闭经** 益母草、乌豆、红糖、老酒各 30g，炖服，连用 1 周（《闽东本草》）。

3. **治产后、流产、引产、刮宫后之恶露不尽** 益母草 30g，仙鹤草 30g，红糖 10g。煎 2 味药取汁，入红糖，煮沸即可（《中国药膳宝典》仙鹤益母糖浆）。

4. **治小儿疳痢、痔疾** 益母草叶，煮粥食之（《食医心镜》）。

【成分与药理】 含益母草碱、水苏碱、月桂酸、亚麻酸、精氨酸、水苏糖、苯甲酸、氯化钾、维生素 A 等。能兴奋子宫，有降血压、利尿作用。

红 花

【基原】 为菊科植物红花的花。

【性味与归经】 辛，温。入心、肝经。

【功能与主治】 活血化瘀，通经止痛。用于瘀血作痛、痛经闭经、恶露不尽、跌打损伤等。

【用量与用法】 3~6g，泡、煮、炖。

【宜忌】 孕妇忌服。

【药膳方选】

1. **治各种瘀阻疼痛** 红花 30g，白酒 500g。泡 7 天后服。每次 20~30mL，日 2~3 次（《中国药膳学》红花酒）。

2. **治血瘀之头痛、身痛、心痛、痛经** 红花、川芎、川牛膝各 10g，白酒 500g，泡 7 天后服。每次不超过 15mL，早、晚空腹饮用（《中国药膳宝典》红花酒）。

【成分与药理】 含红花黄色素、红花苷、红花油等能降血压、降血脂，并对心肌缺血、缺血缺氧性脑损伤有保护作用。

桃 仁

【基原】 为蔷薇科植物桃或山桃的种子。

【性味与归经】 苦、甘，平。入心、肝、大肠经。

【功能与主治】 破血行瘀，润肠通便。用于瘀血疼痛、癥瘕风痹、血燥便秘、痛经闭经、热病蓄血、跌打损伤等。

【用量与用法】 3~10g，煮、炖、泡。

【宜忌】 孕妇忌用。

【药膳方选】

1. **治冷气、心腹痛妨闷** 桃仁 20g（捣汁），米 60g。共煮粥，空心食之（《圣济总录》桃仁粥）。

2. **治上气咳喘、胸膈痞满** 桃仁 9g，粳米 40g。先将桃仁去皮，水研取汁，入米煮粥食（《食医心镜》）。

3. **治高血压、脑血栓形成** 桃仁 10g，草决明 12g，白蜜适量。先煮前 2 味药取汁，加白蜜冲服（《中国药膳大观》桃仁决明蜜茶）。

4. 治乳络不通之缺乳症　桃仁 10g，鲜丝瓜 250g，红糖 15g。先煮前 2 味，煮沸后入糖，煮熟即成（《中国药膳宝典》丝瓜桃仁糖浆）。

【成分与药理】　含苦杏仁苷、苦杏仁酶、挥发油、脂肪油等。有抗血凝和镇咳、化痰作用。

蓬　莪　术

【基原】　为姜科植物莪术的根茎。

【性味与归经】　苦、辛，温。入肝、脾经。

【功能与主治】　行气破血，消积止痛。用于心腹胀痛、宿食痞积、积聚癥瘕、跌打损伤等。

【用量与用法】　3～10g，煮、炖、冲。

【宜忌】　气血两虚及孕妇，均忌用之。

【药膳方选】

1. **治上气喘急**　莪术 15g，酒煎服之（《保生方》）。

2. **治小肠气痛**　莪术，为末，葱酒空心送服 3g（《杨氏护命方》）。

3. **治心胃气痛及食积**　莪术 25g，猪心 1 只。共煮炖熟，入少许调味。吃肉喝汤，连服数剂（《中国药膳大观》莪术猪心汤）。

【成分与药理】　含蓬莪术环氧酮、蓬莪术酮、姜黄二酮、姜黄素等。有抗肿瘤、抗菌及兴奋胃肠道作用。

木　耳

【基原】　为木耳科植物木耳的子实体。

【性味与归经】　甘，平。入胃、大肠经。

【功能与主治】　活血，凉血，止血。用于肠风痢疾、痔疾、血淋、崩漏等。

【用量与用法】　10～30g，煮、炖、冲。

【药膳方选】

1. **治糖尿病**　黑木耳 60g，扁豆 60g，为末。每服 9g，日 2～3 次（《哈尔滨中医》）。

2. **治血痢日夜不止、腹中疞痛**　黑木耳 30g，水煮令熟。先以盐、醋食木耳尽，后服其汁，日 2 剂（《圣惠方》）。

3. **治血症**　黑木耳 30g，大枣 5 枚，粳米 100g，同煮粥食（《中国药膳大观》木耳粥）。

4. **强身益寿并治痔、痢下血**　黑木耳 60g（生、炒各半），黑芝麻 15g（炒）。水煮，过滤取汁即成（《中国药膳大观》木耳芝麻茶）。

5. **治冠心病**　黑木耳 15g，豆腐 60g。锅烧热，下菜油，烧至六成热时，下豆腐，煮 10 多分钟，再下木耳，翻炒，最后下辣椒、花椒等调料，炒匀即成（《中国药膳宝典》木耳烧豆腐）。

【成分】　含蛋白质、脂肪、糖、卵磷脂、脑磷脂、鞘磷脂、麦角甾醇等。

第十四节 理血止血类

三 七

【基原】 为五加科植物人参三七的根。

【性味与归经】 甘、微苦，温。入肝、胃、大肠经。

【功能与主治】 止血散瘀，定痛消肿。用于各种出血、胸痹心痛、跌打损伤等。

【用量与用法】 3～10g，煮、炖、蒸、冲。

【宜忌】 孕妇忌用。

【药膳方选】

1. 治吐血　三七末 3g，藕汁 1 小杯，鸡蛋 1 个（打开），陈酒半小杯。隔汤炖熟食之（《同寿录》）。

2. 治久病及产后体虚　三七 20g，母鸡 1500g。先将鸡洗净，切成小块，分 10 份装入碗内；三七一半打粉，一半蒸软后切片，与姜、葱分成 10 份摆鸡肉上，再灌入清汤，加入绍酒、食盐，蒸 2 小时；出笼后拣去姜、葱，滗出原汁装入勺内烧沸，调入味精，分淋鸡上即可（《中国药膳大观》田七蒸鸡）。

3. 治赤痢血痢　三七 9g，为末。米泔水调服（《濒湖集简方》）。

【成分与药理】 含三七皂苷、五加皂苷、葡萄糖等。能抗心律失常、抗心肌缺血、降血压、止血、降脂、降血糖，还有镇静、镇痛、提高免疫功能、促进蛋白合成及抗衰老作用。

仙 鹤 草

【基原】 为蔷薇科植物龙芽草的全草。

【性味与归经】 苦、辛，平。入肺、肝、脾经。

【功能与主治】 止血，补虚，健胃。用于各种出血、劳伤脱力、跌打损伤等。

【用量与用法】 10～30g，煮、炖。

【药膳方选】

1. 治血虚血热有出血倾向者　仙鹤草 100g，红枣 10 枚，水煎服（《中国药膳大观》仙鹤红枣汤）。

2. 治肺痨咳血　仙鹤草 18g，白糖 30g，先煎仙鹤草取汁，入糖顿服（《贵州民间方药集》）。

3. 治崩漏和恶露不尽　仙鹤草 30g，鸡蛋 10 个，红糖 30g。先煎仙鹤草取汁，入红糖、鸡蛋，以蛋熟为度（《中国药膳宝典》脱力草糖蛋）。

4. 治贫血虚弱、精力委顿　仙鹤草 30g，红枣 10 个，共煮炖熟食（《现代实用中药》）。

5. 治小儿疳积　仙鹤草 15～21g（去根、茎上粗皮），猪肝 90～120g，同煮炖熟，食肝喝汤（《江西民间草药验方》）。

6. 治乳痈初起　仙鹤草 30g，白酒半壶，煎服（《百草镜》）。

【成分与药理】 含仙鹤草素、仙鹤草内酯、鞣质、甾醇、皂苷等。有收缩周围血管、增加血小板数、促进血液凝固作用，还能抗炎、抗菌、抗寄生虫。

白 及

【基原】 为兰科植物白及的块根。

【性味与归经】 苦、甘，凉。入肺经。

【功能与主治】 收敛止血，消肿生肌。用于各种出血、痈疽肿毒、烫伤等。

【用量与用法】 3~10g，冲、煎、蒸。

【宜忌】 外感咳血及内有实热者忌用。

【药膳方选】

1. 治肺痿肺烂 白及30g，猪肺1具，加酒煮熟，食肺饮汤（《喉科心法》白及肺）。

2. 治痫症 白及30g，雄鸡心9个，黄酒60g，先将雄鸡宰杀后取心，挤出心血放入碗内，调入白及末，分2次用黄酒冲服（《河北卫生》）。

3. 治肺结核痰中带血 白及粉5g，鸡蛋1个，搅匀，开水冲服（《中国药膳学》白及蛋花）。

4. 治产后伤胯、小便淋数不止 白及、凤凰衣、桑螵蛸各等分，入猪胯内，煮烂食之（《梅氏验方新编》）。

【成分与药理】 含淀粉、葡萄糖、挥发油、黏液质等。能显著缩短凝血时间及凝血酶原时间，有止血作用，还能保护胃黏膜。

白 茅 根

【基原】 为禾本科植物白茅的根茎。

【性味与归经】 甘，寒。入肺、胃、小肠经。

【功能与主治】 凉血止血，清热利尿。用于烦渴吐衄、热淋尿血、小便不利、水肿、黄疸等。

【用量与用法】 10~15g（鲜品30~60g），捣汁、煮。

【宜忌】 脾胃虚寒者忌用。

【药膳方选】

1. 治血热鼻衄 白茅根汁20mL，饮之（《妇人良方》）。

2. 治卒大腹水病 茅根1大把，小豆60g，水煮熟，去茅根，食豆饮汤（《补缺肘后方》）。

3. 治水肿 鲜茅根200g，粳米200g，赤豆200g。水煮茅根取汁，入米、豆煮粥，日服3~4次（《中国药膳大观》茅根赤豆粥）。

4. 治黄疸、谷疸、酒疸、女疸、劳疸及黄汗 生茅根1把。细切，以猪肉500g，合作羹，尽嚼食之（《补缺肘后方》）。

【成分与药理】 含蔗糖、葡萄糖、果糖、木糖、柠檬酸、草酸、苹果酸、白头翁素等。有利尿、抗菌作用。

艾 叶

【基原】 为菊科植物艾的干燥叶。

【性味与归经】 苦、辛，温。入脾、肝、肾经。

【功能与主治】 温经止血，散寒止痛，理血安胎。用于吐衄下血、月经不调、崩漏、脘腹冷痛、胎动不安等。

【用量与用法】 3~10g，煮、炖、捣汁。

【宜忌】 阴虚血热者忌用。

【药膳方选】

1. 治粪后下血 艾叶、生姜。煎浓汁服（《千金方》）。

2. 治妇女白带 艾叶15g，鸡蛋2个。先煮艾叶取汁，入鸡蛋煮熟，吃蛋喝汤。连服5日（《中药大辞典》）。

【成分与药理】 含侧柏酮、豆甾醇、脂肪、蛋白质、维生素A、维生素B_1、维生素B_2、维生素C等。有抗菌、兴奋子宫、降低毛细血管通透性、促进血液凝固等作用。

第十五节 平肝息风类

石 决 明

【基原】 为鲍科动物九孔鲍或盘大鲍等的贝壳。

【性味与归经】 咸，平。入肝、肾经。

【功能与主治】 平肝潜阳，清肝明目。用于肝阳上亢、头痛眩晕、目赤翳障等。

【用量与用法】 10~30g，煮、炖、冲。

【药膳方选】

1. 治头痛眩晕、肢体麻木及目赤肿痛 石决明粉25g，草决明10g（炒），菊花15g，粳米100g，冰糖6g。先煮石决明、草决明、菊花取汁，入米煮粥，加冰糖食之（《中国药膳大观》石决明粥）。

2. 治青盲雀目 石决明30g（煅），苍术90g（去皮），为末。每次9g，将猪肝劈开，入药末在内扎定，砂罐煮熟，食肉饮汁（《眼科龙木论》）。

【成分】 含碳酸钙等。

天 麻

【基原】 为兰科植物天麻的根茎。

【性味与归经】 甘，平。入肝经。

【功能与主治】 平肝息风，活络通痹。用于肝风眩晕、头风头痛、肢体麻木、半身不遂、湿痹拘挛等。

【用量与用法】 5~10g，煮、炖、蒸、泡、冲。

【药膳方选】

1. 治高血压、神经衰弱之头昏头痛、目眩肢麻 天麻10g，川芎6g，茯苓10g，鲜鲤鱼 1 尾。将前三味切片，放入鱼头和鱼腹内、置盆中，加葱、姜，蒸 30 分钟；另用水豆粉、清汤、白糖、盐、味精、胡椒粉、香油等，在锅内烧开勾芡，淋在鱼上即成（《大众药膳》天麻鱼头）。

2. **治神经性偏正头痛** 天麻 10g，猪脑 1 个。小火共煮 1 小时成稠厚羹汤，去天麻，吃猪脑喝汤（《中国药膳大观》天麻猪脑羹）。

3. **治眩晕及神经衰弱** 天麻粉 2g，鸡蛋 1 个，调匀蒸熟食，日 1~2 次（《中国药膳学》天麻蛋）。

【成分与药理】 含香荚兰醇、香草醛、生物碱、黏液质、维生素 A 类物质等。有镇静、抗惊厥作用。

白 芍

【基原】 为毛茛科植物芍药的根。

【性味与归经】 苦、酸，凉。入肝、脾经。

【功能与主治】 平肝潜阳，养血敛阴，缓急止痛。用于肝阳眩晕、胸腹胁肋疼痛、月经不调、崩漏带下等。

【用量与用法】 10~30g，煮、炖、泡。

【宜忌】 虚寒泄泻者忌用。

【药膳方选】

1. **治神经衰弱** 白芍 10g，菌灵芝 10g，煎水取汁，加糖调味服（《中国药膳学》）。

2. **治风毒骨髓疼痛** 白芍 8g，虎骨 30g（炙），为末，袋盛，浸酒中 5 日。每服 30mL，日 3 次（《经验后方》）。

【成分与药理】 含芍药苷、牡丹酚、芍药内酯苷、苯甲酸、没食子鞣质、蛋白质、脂肪、淀粉、黏液质等。能调节机体免疫功能、抗炎、抗菌、抗病毒、抗心肌缺血，还有解痉、镇痛作用。

地龙（蚯蚓）

【基原】 为巨蚓科动物参环毛蚓或正蚓科动物背暗异唇蚓等的全体。

【性味与归经】 咸，寒。入肝、脾、肺经。

【功能与主治】 清热平肝止痉，清肺平喘，通络除痹。用于高热惊风、抽搐、狂躁、喘急、偏瘫风痹、热淋等。

【用量与用法】 5~10g，煮、炖、炒、泡、冲。

【药膳方选】

1. **治疗癫痫** 食用蚯蚓 50g，鸡蛋清 2 个。按常规同炒，日 1 次，发作前食用（中华药膳宝典》地龙炒蛋清）。

2. **治高血压病** 地龙 40g，60% 酒精 100mL。共浸 3 日，滤去渣，释成 40% 地龙酊。每次 10mL，日饮 3 次（《中药大辞典》）。

【成分与药理】 含蚯蚓素、氨基酸等。有降血压、解痉、解热、镇静、抗惊厥等作用。

全　蝎

【基原】 为钳蝎科动物钳蝎的干燥全虫。

【性味与归经】 咸、辛，平，有毒。入肝经。

【功能与主治】 息风止痉，通络解毒。用于中风癫痫、惊风抽搐、偏瘫口歪、头痛风痹等。

【用量与用法】 1.5~6g，冲、炒、炸。

【宜忌】 血虚生风者忌用。

【药膳方选】

1. **治癫痫** 全蝎1只（焙为末），新鲜韭菜250g（洗净晾干）。混合揉汁，放入红糖50g，拌匀蒸熟，空腹顿食（《四川中医》）。

2. **治象皮腿** 全蝎7只（去头足），放鸡蛋内蒸熟，去蝎，单食鸡蛋。（《泉州本草》）。

3. **治腮腺炎** 全蝎，用香油炸黄。每次吃1只，日2次，连食2日（《山东中草药手册》）。

4. **治骨结核** 蜈蚣、全蝎各40g，地鳖虫50g。为末，分40包。每次1包，放入鸡蛋（量不限），搅匀，蒸蛋糕或煎或炒吃。早晚各1次（《中西医结合杂志》）。

5. **治淋巴结结核** 全蝎、蜈蚣各1只，为末，打入1个鸡蛋搅匀，用食油炒熟（忌铁锅）食用，每晨1次（《中药大辞典》）。

6. **治大肠风毒下血** 白矾、全蝎各等分，为末。每于食前，以温粥调下1.5g（《圣惠方》）。

【成分与药理】 含蝎毒、甜菜碱、三甲胺、牛磺酸、胆甾醇、卵磷脂及铵盐、氨基酸等。有镇痛、抗惊厥、抗癫痫作用，能抗肿瘤、扩张血管、降血压。

芹　菜

【基原】 为伞形科植物旱芹的全草。

【性味与归经】 甘、苦，凉。入肝、肺、胃经。

【功能与主治】 平肝清热。用于肝阳上亢、头痛眩晕、头胀目胀等。

【用量与用法】 50~100g，煮、炒。

【宜忌】 脾胃虚寒者忌用。

【药膳方选】

1. **治高血压** 生芹菜1000g，蜂蜜适量。捣芹菜汁，加入蜂蜜调匀。每次服40mL，日3次（《福建中医药》）。

2. **治高血压、高血脂、动脉硬化** 芹菜400g，水发香菇50g，锅置火上，倒入油，待油冒青烟时，下芹菜煸炒2~3分钟，入盐、香菇片（以醋、味精、淀粉拌）迅速炒匀，淋入芡汁即成（《中国药膳大观》芹菜炒香菇）。

【成分与药理】 含芹菜苷、佛手柑内酯、挥发油、胡萝卜素、糖类等。有降血压、利尿作用。

黄 花 菜

【基原】 为百合科植物摺叶萱草的根。

【性味与归经】 甘，平。入肝、膀胱经。

【功能与主治】 养血平肝，利水消肿。用于眩晕耳鸣、吐血衄血、热淋水肿等。

【用量与用法】 10～15g，煮、炖、蒸。

【药膳方选】

1. 治腰痛、耳鸣、奶少 黄花菜根，蒸肉饼或煮猪腰食（《昆明民间常用草药》）。

2. 治贫血、营养不良性水肿 黄花菜根30～60g，炖肉或鸡吃（《云南中草药》）。

第十六节　利水消肿类

茯　苓

【基原】 为多孔菌科植物茯苓的干燥菌核。

【性味与归经】 甘、淡，平。入心、脾、肺经。

【功能与主治】 利水渗湿，健脾和胃，宁心安神。用于小便不利、水肿胀满、呕吐泄泻、惊悸失眠等。

【用量与用法】 10～30g，煮、炖、煎、蒸。

【宜忌】 脾虚气陷及虚寒精滑者慎用。

【药膳方选】

1. 治头风虚眩 茯苓粉，同曲、米酿酒，饮之（《本草纲目》茯苓酒）。

2. 治泄泻、黄疸 白茯苓粉20g，赤小豆50g，薏苡仁100g。先煮赤小豆、薏苡仁，后入茯苓粉煮成粥，加白糖，随意食之（《中国药膳大观》茯苓赤豆薏米粥）。

3. 治年老体弱吞咽无力或反胃、呃逆 茯苓30g，鸡肉60g，加调味品做成馅，用面粉皮做馄饨，煮食（《中国药膳学》）。

4. 治虚滑遗精 茯苓60g，砂仁30g。为末，入盐6g，精羊肉批片，掺药炙食，以酒送下（《普济方》）。

【成分与药理】 含茯苓糖、硬烷、纤维素、茯苓酸、松苓酸、辛酸、月桂酸、蛋白质、脂肪、甾醇、卵磷脂、腺嘌呤、胆碱、蛋白酶等。能利尿、提高免疫功能、抗肿瘤、护肝，还有抗消化性溃疡和镇静作用。

车 前 草

【基原】 为车前草科植物车前或平车前的全草。

【性味与归经】 甘，寒。入肝、脾、膀胱经。

【功能与主治】 利水清热，明目，祛痰。用于热淋、水肿、黄疸、泄泻、目赤肿痛、咳嗽等。

【用量与用法】 10～30g，捣汁、煮、炖。

【宜忌】 脾胃虚寒者忌用。

【药膳方选】

1. **治小便不通** 生车前草，捣汁半盏，入蜜 1 匙，调服（《摄生众妙方》）。

2. **治小便淋沥涩痛、尿血、水肿、泻痢** 鲜车前叶 30～60g，葱白 1 茎，粳米 100g，先煮车前、葱白取汁，入米煮粥食（《中国药膳大观》车前叶粥）。

【成分与药理】 含桃叶珊瑚苷、车前苷等。有祛痰、抗菌作用。

车 前 子

【基原】 为车前草科植物车前或平车前的种子。

【性味与归经】 甘，寒。入肾、膀胱经。

【功能与主治】 利水清热，明目，祛痰。用于小便不通、热淋尿血、泄泻水肿、目赤障翳、咳嗽多痰等。

【用量与用法】 5～10g，煮、炖。

【宜忌】 脾虚气陷及虚寒滑精者忌用。

【药膳方选】

1. **治高血压病** 车前子9g，水煎代茶（《中药大辞典》）。

2. **治湿热带下** 茯苓粉、车前子各30g，粳米60g，先用车前子布包水煮，去滓取汁，入茯苓、粳米煮粥，粥成加糖适量，日食2次（《中国药膳大观》茯苓车前子粥）。

【成分与药理】 含多量黏液、琥珀酸、腺嘌呤、胆碱等。有利尿和降胆固醇作用。

玉 米 须

【基原】 为禾本科植物玉蜀黍的花柱。

【性味与归经】 甘，平。入肝、胆、肾、三焦经。

【功能与主治】 利水泄热，平肝利胆。用于水肿、黄疸、小便不利、胁痛等。

【用量与用法】 30～60g，煮、炖。

【药膳方选】

1. **治肾炎水肿** ①鲜玉米须1000g，白糖500g，水煮玉米须取汁，浓缩，入糖搅拌，令吸尽药汁，待冷却后装瓶备用。每次10g，开水冲服，日3次（《中国药膳大观》玉米须速溶饮）。②玉米须50g，煎水分2次代茶（《中华医学杂志》）。

2. **治高血压、糖尿病、肾炎、肝炎、胆囊炎** 玉米须50g，蚌肉120g。水煮炖熟食，隔日1次（《中国药膳学》玉米须蚌肉汤）。

3. **治糖尿病** 玉米须，和猪肉炖食（《岭南采药录》）。

4. **治劳伤吐血** 玉米须、小蓟，炖五花肉食（《四川中药志》）。

5. **治吐血及红崩** 玉米须，熬水炖肉食（《四川中药志》）。

【成分与药理】 含脂肪油、挥发油、树胶样物质、树脂、苦味糖苷、皂苷、生物碱、隐黄素、肌醇、豆甾醇、谷甾醇及维生素C、维生素K等。有利尿、降血压、降血糖和止血、利胆作用。

薏 苡 仁

【基原】 为禾本科植物薏苡的种仁。

【性味与归经】 甘、淡，凉。入脾、肺、肾经。

【功能与主治】 利水渗湿，除痹止痛，健脾止泻，用于水肿脚气、泄泻尿少、肺痿、肺痈、湿痹拘挛、淋浊白带等。

【用量与用法】 10～30g，煮、炖、蒸。

【宜忌】 大便秘结及孕妇慎用。

【药膳方选】

1. **治水肿喘急** 郁李仁 60g，研，以水滤汁，煮薏苡仁饭，分 2 次食之（《独行方》）。

2. **治消渴饮水** 薏苡仁，煮粥食之（《本草纲目》）。

3. **治筋脉拘挛** 薏苡仁为末，同粳米煮粥，日日食之（《本草纲目》薏苡仁粥）。

【成分与药理】 含薏苡素、薏苡酯、氨基酸等。能增强免疫功能、抑制癌细胞生长，有解热、镇痛、镇静和抗病毒作用。

通　草

【基原】 为五加科植物通脱木的茎髓。

【性味与归经】 甘、淡，凉。入肺、胃经。

【功能与主治】 泻肺利水，下乳汁。用于小便不利、热淋、石淋、水肿、产后缺乳等。

【用量与用法】 1.5～4.5g，煮、炖。

【宜忌】 气阴两虚及孕妇慎用。

【药膳方选】

1. **治伤寒后呕逆** 通草 6g，生芦根 30g，橘皮 2g、粳米 60g，水煮食之（《千金方》）。

2. **治产后缺乳** 通草、小人参，炖猪蹄食（《湖南药物志》）。

【成分】 含半乳糖醛酸、半乳糖、葡萄糖、木糖、脂肪、蛋白质等。

赤　小　豆

【基原】 为豆科植物赤小豆或赤豆的种子。

【性味与归经】 甘、酸，平。入心、小肠经。

【功能与主治】 利水消肿，解毒排脓。用于水肿泄泻、黄疸、痔疮便血、痈肿等。

【用量与用法】 10～60g，煮、炖、冲。

【药膳方选】

1. **治老人水气胀闷、手足浮肿、气急烦满** 赤小豆 300g，樟柳根 100g，水煮炖烂，空心食豆，渴即饮汤（《养老奉亲书》赤豆方）。

2. **治水肿** 赤小豆 50g，陈皮 6g，草果 6g，鲤鱼 1 条。将前三味药入鱼腹内，放盆中，另加姜、葱、胡椒、灌入鸡汤，蒸熟；将葱丝、绿叶蔬菜用开水略烫，投入鱼汤即可（《中国药膳宝典》赤豆鲤鱼）。

3. **治脚气及大腹水肿** 赤小豆，和鲤鱼煮烂食之（《食疗本草》）。

4. **治卒大腹水肿** 白茅根一大把，赤小豆 300g，水煮干，去茅根食豆（《补缺肘后方》）。

5. 治脚气气急、大小便涩、通身肿　赤小豆 150g，桑白皮（炙）6g，紫苏茎叶 1 握（焙），后二药为末；先煮豆 20g 取汁，入药末 8g，生姜 4g，煎成。取豆任意食，饮汤（《圣济总录》赤小豆汤）。

【成分】　含蛋白质、脂肪、碳水化合物、维生素 B$_1$、维生素 B$_2$、烟酸及钙、磷、铁等。

黑 大 豆

【基原】　为豆科植物大豆的黑色种子。

【性味与归经】　甘，平。入脾、肾经。

【功能与主治】　活血利水，祛风解毒。用于水肿胀满、脚气黄疸、风痹筋挛、痈肿药毒等。

【用量与用法】　10~30g，煮、炖、炒。

【药膳方选】

1. 治脚气入腹、心闷者　黑大豆，浓煮汁饮之（张文仲方）。

2. 治月经不调　黑豆 50g（炒熟为末），苏木 12g。水煎，加红糖服之（《中国药膳学》）。

3. 治风毒脚气　黑豆、甘草，煮汁饮之（《食疗本草》）。

4. 治风痹、瘫缓、口噤　黑豆炒令黑，烟未断，热投酒中饮之（《本草拾遗》）。

【成分与药理】　含蛋白质、脂肪、碳水化合物、皂苷、异黄酮、维生素 B$_1$、维生素 B$_2$ 等。有解痉和雌激素样作用。

冬 瓜

【基原】　为葫芦科植物冬瓜的果实。

【性味与归经】　甘、淡，凉。入肺、大小肠、膀胱经。

【功能与主治】　利水消肿，清热解毒。用于水肿胀满、烦渴泄泻、小便不利、痈肿痔漏、鱼毒、酒毒等。

【用量与用法】　60~120g，煮、炖、捣汁。

【药膳方选】

1. 治热淋血淋　冬瓜煮熟，连汤服食，日 3~5 次（《名医类案》）。

2. 治慢性肾炎　冬瓜 1000g，鲤鱼 1 条。水煮食（《中国药膳学》冬瓜鲤鱼汤）。

3. 治小儿渴利　冬瓜，捣汁饮之（《千金方》）。

4. 治食鱼中毒　饮冬瓜汁（《小品方》）。

【成分】　含蛋白质、糖、胡萝卜素、维生素 B$_1$、维生素 B$_2$、维生素 C、烟酸及钙、磷、铁等。

鲤 鱼

【基原】　为鲤科动物鲤鱼的肉或全体。

【性味与归经】　甘，平。入脾、肾经。

【功能与主治】　利水消肿，下气通乳。用于水肿腹胀、脚气黄疸、乳汁不通等。

【用量与用法】　1条，煮、炖、煨、蒸。

【药膳方选】

1. **治卒肿满，身面皆肿**　鲤鱼1条，醇酒1500g，煮令酒干，不入醋、盐，食之（《补缺肘后方》）。

2. **治水病身肿**　鲤里1条（取肉），赤小豆100g，共煮熟烂，去滓饮汁（《外台秘要》）。

3. **治上气咳嗽、胸膈妨满**　鲤鱼1条，切作鲙，以姜、醋食之（《食医心镜》）。

4. **治黄疸**　鲤鱼1条（不去内脏），放火中煨熟食之（《吉林中草药》）。

5. **治老人耳聋**　鲤鱼脑髓30g，粳米60g，共煮粥，五味调和，空腹食之（《养老奉亲书》鲤鱼脑髓粥）。

6. **治老人水肿，皮肤欲裂**　鲤鱼肉120g，葱白1握，麻子100g，先以水煮麻子取汁，煮鱼、葱作臛，下五味、椒、姜调和，空心渐食之（《养老奉亲书》，鲤鱼臛）。

7. **治老人痔血日久、渐加黄瘦无力**　鲤鱼肉100g，切作脍，如常法，以蒜、醋、五味，空心食之（《养老奉亲书》鲤鱼鲙）。

【成分】　含蛋白质、脂肪、肌酸、磷酸肌酸、组织蛋白酶、维生素A、维生素B_2、维生素C、烟酸及钙、磷、铁等。

青　蛙

【基原】　为蛙科动物黑斑蛙或金线蛙等的全体。

【性味与归经】　甘，凉。入膀胱、胃经。

【功能与主治】　利水消肿，补虚清热。用于水肿鼓胀、疳疾烦热等。

【用量与用法】　数只，煮、炖、蒸。

【药膳方选】

1. **治浮肿**　青蛙，去内脏，煮熟，加白糖食，每次1只，日1次，连服数日（《吉林中草药》）。

2. **治骨结核**　青蛙1只，红糖60g，白酒60g，百部9g，煮熟后食之，日1次（《中草药新医疗法资料选编》）。

【成分】　含蛋白质、脂肪、碳水化合物、磷肌酸、三磷酸、腺苷、肌酸、肌肽、维生素A、维生素B_1、维生素B_2、维生素C、维生素B_{12}、烟酸及钙、磷、铁等。

田　螺

【基原】　为田螺科动物中国圆田螺等的全体。

【性味与归经】　甘、咸、寒。入膀胱、大肠、胃经。

【功能与主治】　利水清热。用于热结小便不通、水肿黄疸、消渴、痔疮等。

【用量与用法】　十至数十个，煮、炖、煨、炒。

【宜忌】　脾胃虚寒者忌用。

【药膳方选】

1. **治水肿尿少**　田螺肉数只，芭蕉根适量。榨取芭蕉汁，与田螺共煮熟，入白糖调匀食之（《中国药膳大观》田螺芭蕉根汤）。

2. 治黄疸 田螺肉 10~20 只，作剂，酒食之（《小儿卫生总微论》）。

3. 治酒醉不醒 田螺肉，加葱、豉煮食，饮汁（《中国药膳大观》豉螺汤）。

【成分】 含蛋白质、脂肪、碳水化合物，维生素 B_1、维生素 B_2、维生素 A 及钙、磷、铁等。

第十七节 润肠通便类

火 麻 仁

【基原】 为桑科植物大麻的种仁。

【性味与归经】 甘，平。入脾、胃、大肠经。

【功能与主治】 润肠通便，活血通淋。用于肠燥便秘、热淋痢疾等。

【用量与用法】 10~15g，煮、炖。

【药膳方选】

1. 治大便不通 火麻仁，研，与米煮粥食之（《肘后方》）。

2. 治产后郁冒、汗多便秘 苏子、火麻仁各 10g，水研取汁，煮粥食之（《本事方》麻子苏子粥）。

3. 治五淋、茎中痛 麻子，水研取汁，入米煮粥，入葱、椒食之（《食医心镜》）。

4. 治白痢 麻子汁，煮取绿豆，空腹饱食（《孟诜必效方》）。

【成分与药理】 含脂肪油、植酸、钙、镁等。有降血压作用。

郁 李 仁

【基原】 为蔷薇科植物郁李、欧李或长梗郁李的种仁。

【性味与归经】 辛、苦、甘，平。入膀胱、大肠、小肠经。

【功能与主治】 润肠通便，下气利水。用于肠燥便结、水肿鼓胀、小便不利等。

【用量与用法】 3~10g，煮、炖。

【宜忌】 阴虚便燥者及孕妇慎用。

【药膳方选】

1. 治脚气肿满喘促、便秘 郁李仁 15g（去皮研），粳米 60g，蜜 20g，生姜汁 3mL。先煮米临熟，入三味搅匀，再煮令熟，空心食之（《圣惠方》郁李仁粥）。

2. 治老人水肿腹胀喘乏 郁李仁 30g（水研取汁），薏苡仁 100g，煮粥。空心食之，日 2 次（《养老奉亲书》郁李仁粥）。

【成分】 含苦杏仁苷、脂肪油、挥发油、纤维素、淀粉、油酸、维生素 B_1、维生素 C 等。

菠 菜

【基原】 为藜科植物菠菜的带根全草。

【性味与归经】 甘，冷。入胃、大肠经。

【功能与主治】 养血润肠，敛阴止血。用于肠燥便结、衄血、便血等。

【用量与用法】 100～250g，煮、炒。

【宜忌】 泄泻者慎用。

【药膳方选】

1. **治便秘** 菠菜100g，粳米50g，先将菠菜在沸水中过一下，煮米成粥，将成入菠菜，煮熟，入五味即可（《本草纲目》）。

2. **治老年性便秘、习惯性便秘** 菠菜250g，先在沸水中略焯，沥干晾凉，入鲜姜丝及盐、酱油、味精、醋、香油、花椒油，拌匀即可（《中国药膳大观》姜丝菠菜）。

3. **治贫血** 水沸后，加生姜丝和少量盐调味，放入菠菜、猪肝片，熟后食用（《中国药膳学》菠菜猪肝汤）。

【成分】 含菠菜皂苷、蛋白质、脂肪、碳水化合物，胡萝卜素、菠叶素及锌等。

香　蕉

【基原】 为芭蕉科植物甘蕉的果实。

【性味与归经】 甘，寒。入胃、大肠经。

【功能与主治】 滋阴润肠，清热解毒。用于肠燥便结、热病烦渴、痔疮出血等。

【用量与用法】 50～150g，生吃、煮、炖。

【宜忌】 虚寒泄泻者忌用。

【药膳方选】

1. **治痔疮及大便出血** 香蕉2个，不去皮，炖熟，连皮食之（《岭南采药录》）。

2. **治咳嗽、便秘** 香蕉2个，冰糖煮食，日1～2次（《中国药膳学》冰糖香蕉）。

【成分】 含去甲肾上腺素，5-羟色胺、二羟基苯乙胺，淀粉、蛋白质、脂肪、糖、维生素A、维生素B、维生素C、维生素E等。

第十八节　乌发润肤类

桑　椹

【基原】 为桑科植物桑的果穗。

【性味与归经】 甘，寒。入肝、肾经。

【功能与主治】 滋补肝肾，乌须黑发。用于须发早白、耳鸣目暗、腰酸足软等。

【用量与用法】 10～15g，捣汁、煮、熬。

【宜忌】 虚寒泄泻者忌食之。

【药膳方选】

1. **治须发早白、眩晕** 桑椹熬膏，每次1～2匙，开水调服（《中国药膳学》桑椹膏）。

2. **治下肢浮肿** 鲜桑椹150g，米酒500g，浸酒半月，每早晚空腹饮25g（《中国药膳大观》桑椹酒）。

【成分】 含糖、鞣酸、苹果酸、胡萝卜素及维生素 B_1、维生素 B_2、维生素C等。

女 贞 子

【基原】 为木樨科植物女贞的果实。

【性味与归经】 苦、甘，平。入肝、肾经。

【功能与主治】 滋补肝肾，乌须黑发。用于须发早白、头晕眼花、耳鸣耳聋、腰膝酸软等。

【用量与用法】 6～15g，煮、炖、蒸、熬。

【宜忌】 虚寒泄泻者忌用。

【药膳方选】

1. **治眩晕及须发早白** 女贞子12g，桑椹15g，制首乌12g，旱莲草10g，水煎服（《中国药膳学》女贞桑椹煎）。

2. **治神经衰弱** 女贞子1000g，米酒1000g，共浸食之（《浙江民间常用草药》）。

【成分与药理】 含齐墩果酸、甘露醇、葡萄糖、棕榈酸、硬脂酸、油酸、亚油酸等。有强心、利尿和强壮作用。

墨 旱 莲

【基原】 为菊科植物鳢肠的全草。

【性味与归经】 甘、酸，凉。入肝、肾经。

【功能与主治】 补肾益阴，乌须黑发，凉血止血。用于须发早白、各种出血、淋浊带下等。

【用量与用法】 10～30g，捣汁、煮、炖、熬。

【宜忌】 脾肾虚寒者忌用。

【药膳方选】

1. **治须发早白、头晕腰酸** 旱莲草500g，生姜30g，煎水取汁，加蜂蜜熬膏。每次1匙，日3次（《中国药膳学》旱莲生姜膏）。

2. **治咳嗽、咳血** 鲜旱莲草60g，捣绞汁，开水冲服（《江西民间草药验方》）。

3. **治赤白带下** 旱莲草30g，鸡汤或肉汤煎服（《江西民间草药验方》）。

【成分】 含鳢肠素、皂苷、烟碱、鞣质、维生素A等。

何 首 乌

【基原】 为蓼科植物何首乌的块根。

【性味与归经】 苦、甘，涩，微温。入肝、肾经。

【功能与主治】 养血益阴，补肝益肾。用于发须早白、头晕耳鸣、腰膝软弱等。

【用量与用法】 10～15g，制用，煮、炖、煨。

【宜忌】 痰湿停滞、泄泻者忌用。

【药膳方选】

1. **治须发早白、头晕腰酸** 制首乌10g，水发木耳75g，青菜50g，猪肝250g。先煮首乌取汁，与木耳、青菜、葱丝、蒜片、酱油、料酒、味精、盐、醋、姜、淀粉及汤，兑成芡；另锅内放油，烧七八成热，把在热水中焯一下并控净水分的肝片入油锅内

129

一过，熟透后倒漏勺内；锅留底油，用旺火把猪肝倒回炒锅，倒入茨汁拌匀，淋入明油即成（《中国药膳大观》首乌肝片）。

2. **治须发早白、眩晕失眠**　制首乌30g，生姜10g，母鸡1只。将首乌为末布包，纳入鸡腹内，煨熟，取出药袋，加盐、生姜、料酒即成（《中国药膳宝典》何首乌煨鸡）。

3. **治高脂血症、冠心病、便秘**　制首乌6g，泡水代茶（《中国药膳学》首乌茶）。

【成分与药理】　含大黄酚、大黄素、大黄酸、淀粉、脂肪、卵磷脂等。有降血糖、降血脂、抗动脉硬化作用。

芝　麻

【基原】　为胡麻科植物芝麻的种子。

【性味与归经】　甘，平。入肝、肾、肺、脾经。

【功能与主治】　滋补肝肾。用于须发早白、眩晕、腰膝酸软、肠燥便秘等。

【用量与用法】　10~30g，煮、蒸、炒。

【宜忌】　泄泻者慎用。

【药膳方选】

1. **治老年慢性气管炎**　黑芝麻250g（炒），生姜120g，白蜜120g，冰糖120g。将芝麻与姜汁拌后，再炒，摊冷，再拌白蜜冰糖，装瓶即可。早晚各服1匙（《河南中医秘方验方汇编》）。

2. **强身益寿**　黑芝麻、粳米各适量，煮粥，加糖食（《中国药膳学》芝麻粥）。

【成分与药理】　含脂肪油、蛋白质、芝麻素、卵磷脂等。

猪　肤

【基原】　为猪科动物猪的皮肤。

【性味与归经】　甘，凉。入肾、肺经。

【功能与主治】　润肺泽肤，养阴利咽。用于肌肤粗糙、下痢咽痛等。

【用量与用法】　30~60g，煮、炖、熬。

【药膳方选】

治皮肤粗糙、头发枯焦、面部皱纹　猪肤60g，米粉15g，白蜜30g。先将猪皮去毛，用文火煨炖成浓汁，入白蜜、米粉、熬成膏状。每于空腹时吃1匙，日3~4次（《中国药膳宝典》）。

【成分】　含蛋白质、脂肪等。

第十九节　明目聪耳类

谷　精　草

【基原】　为谷精草科植物谷精草的带花茎的花序。

【性味与归经】　辛、甘，凉。入肝、胃经。

【功能与主治】 清肝明目，散热退翳。用于雀盲、目翳、头痛、喉痹等。

【用量与用法】 10～15g，煮、炖、蒸。

【药膳方选】

1. **治夜盲及风热目翳** 谷精草 30～60g，鸭肝 1～2 具。开水炖 1 小时，饭后服，日 1 次（《福建民间草药》）。

2. **治夜盲** 谷精草 1 撮，羊肝 1 具。瓦罐煮熟食之（《卫生家宝方》）。

3. **治小儿手足掌心热** 谷精草、猪肝各 60g。开水炖 1 小时服（《福建民间草药》）。

青 葙 子

【基原】 为苋科植物青葙的种子。

【性味与归经】 苦，凉。入肝经。

【功能与主治】 清肝明目，疏风清热。用于目赤肿痛、皮肤瘙痒疥癞等。

【用量与用法】 10～15g，煮、炖。

【药膳方选】

1. **治夜盲、目翳** 青葙子 15g，乌枣 30g。开水冲炖，饭前服（《闽东本草》）。

2. **治风热泪眼** 青葙子 15g，炖鸡肝食（《泉州本草》）。

【成分】 含脂肪油、硝酸钾、烟酸。

决 明 子

【基原】 为豆科植物决明的成熟种子。

【性味与归经】 苦、甘，凉。入肝、肾经。

【功能与主治】 清肝明目，利水通便。用于雀盲、青盲、风热赤眼、头痛胁痛、肠燥便结等。

【用量与用法】 3～10g，冲、泡、煮、炖、蒸。

【药膳方选】

1. **治失明** 决明子 200g，为末。以粥饮送服 6g（《僧深集验方》决明散）。

2. **治高血压** 决明子 15g，海带 30g。水煮，吃海带并饮汤（《中国药膳宝典》海带决明汤）。

3. **治小儿疳积** 决明子 9g（为末），鸡肝 1 具（捣烂），白酒少许。调和成饼，蒸熟食（《江西草药》）。

【成分与药理】 含大黄酚、维生素 A 等。有降血压和抗菌作用。

胡 萝 卜

【基原】 为伞形科植物胡萝卜的根。

【性味与归经】 甘，平。入肺、脾经。

【功能与主治】 明目，健脾，化滞。用于夜盲、消化不良、咳嗽等。

【用量与用法】 50～200g，生吃、捣汁、蒸、煮、炖。

【药膳方选】

1. **增强体质、防治高血压** 鲜胡萝卜（切丁）、粳米，共煮粥，早晚食用（《中国药膳大观》胡萝卜粥）。

2. **治夜盲** 胡萝卜丝，加少许生姜、盐，待炒熟后下猪肝片，炒至刚熟时即可食用（《中国药膳学》胡萝卜炒猪肝）。

3. **治百日咳** 胡萝卜120g，红枣12枚，水煮，随意分食（《岭南草药志》）。

【成分与药理】 含胡萝卜素、伞形花内酯、咖啡酸、绿原酸、脂肪油、花色素、糖、维生素 B_1 等。有降血糖作用。

猪　肝

【基原】 为猪科动物猪的肝脏。

【性味与归经】 甘、苦，温。入肝经。

【功能与主治】 补肝明目，养血。用于夜盲目赤、血虚萎黄、浮肿脚气等。

【用量与用法】 50～500g，煮、炖、蒸、炒。

【药膳方选】

1. **治肝脏虚弱、远视无力** 猪肝1具，葱白1握，鸡子3枚。在豉汁中煮作羹，临熟，打入鸡子，煮熟食之（《圣惠方》猪肝羹）。

2. **治眼干目涩、眩晕腰痛** 猪肝500g，玄参60g。先煮玄参取汁，入肝文火煨炖，加入盐，炒好后，加少许香油即可（《济急仙方》）。

3. **治老人频频下痢、瘦乏无力** 猪肝1具，醋500g，共煮，空心常食之（《养老奉亲书》猪肝煎）。

4. **治水肿溲涩** 猪肝尖3块，绿豆4撮，陈仓米20g，水煮粥食之（《本草纲目》）。

【成分】 含蛋白质、脂肪、糖类、维生素A、维生素 B_1、维生素 B_2、维生素 C 及钙、磷、铁等。

羊　肝

【基原】 为牛科动物山羊或绵羊的肝脏。

【性味与归经】 甘、苦，凉。入肝经。

【功能与主治】 养肝明目，补血。用于肝虚目暗昏花、夜盲、障翳、萎黄羸瘦等。

【用量与用法】 50～250g，煮、炖、蒸、炒。

【药膳方选】

1. **治目赤热痛、视物不明** 青羊肝1具，细切，以五味、酱、醋食之（《食医心镜》）。

2. **治目不能远视** 羊肝1具，葱子1勺（炒为末），水煮熟，去滓取汁，入米煮粥食之（《多能鄙事》）。

3. **治夜盲** 羊肝150g，胡萝卜100g，大米100g。先将羊肝切丁，用料酒姜汁渍10分钟；热油爆香蒜蓉后，倒入肝丁，略炒盛起；另用米煮粥，加胡萝卜丁，焖煮15～20分钟，再入肝丁并调味（《中国药膳大观》羊肝胡萝卜粥）。

【成分】 含蛋白质、脂肪、碳水化合物、磷脂、维生素A、维生素 B_1、维生素 B_2、维生素 C、烟酸及钙、磷、铁等。

鸡 肝

【基原】 为雉科动物家鸡的肝。

【性味与归经】 甘，微温。入肝、肾经。

【功能与主治】 补肝明目。用于目暗昏花、小儿疳积等。

【用量与用法】 数具，煮、炖、蒸、炒。

【药膳方选】

1. 治老人肝脏风虚、眼暗　乌雄鸡肝1具，切，以豉和米作羹粥食之（《寿亲养老新书》乌鸡肝粥）。

2. 治夜盲　鸡肝 15～50g，鸡蛋 1 个，决明子 9g。先煮决明子取汁，入鸡肝、鸡蛋，煮熟食（《中国药膳学》鸡肝草决明蛋汤）。

【成分】 含蛋白质、脂肪、碳水化合物、维生素 A、维生素 B_1、维生素 B_2、维生素 C、烟酸及钙、磷、铁、胆碱等。

石 菖 蒲

【基原】 为天南星科植物石菖蒲的根茎。

【性味与归经】 辛，微温。入心、肝、脾经。

【功能与主治】 开窍聪耳，理气豁痰，散风去湿。用于耳聋失聪、癫痫痰厥、神昏、健忘、腹痛湿痹等。

【用量与用法】 3～9g，煮、炖、捣汁。

【宜忌】 阴虚阳亢、滑精、吐血者慎用。

【药膳方选】

1. 治耳聋耳鸣　菖蒲（焙）30g，猪腰 1 对，葱白 1 握，米 60g。先煮菖蒲取汁，入猪腰、葱白、米及五味，作羹。空腹食之（《圣济总录》菖蒲羹）。

2. 治癫痫　菖蒲，为末，用猪心煮汤送服，每次 6～9g（《医学正传》）。

【成分与药理】 含细辛醚、石菖醚等。有镇静、降温和解痉作用。

猪腰（猪肾）

【基原】 为猪科动物猪的肾。

【性味与归经】 咸，平。入肾经。

【功能与主治】 补肾益精复聪。用于肾虚耳聋、腰痛、遗精、盗汗等。

【用量与用法】 1 个，煮、炖、煨。

【药膳方选】

1. 治耳鸣耳聋　猪腰 1 对，陈皮 2g，蜀椒 30 粒，用五味汁作羹，空腹食（《圣济总录》猪肾羹）。

2. 治老人耳聋　猪腰、党参、防风、葱白、薤白、糯米，共煮粥食（《四川中药志》）。

3. 治肾虚腰痛　猪腰 1 枚（切片，以椒、盐腌），入杜仲末 9g，荷叶包，煨食之。

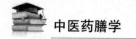

酒下(《本草权度》)。

4. **治久泄不止**　猪腰1个，劈开，掺骨碎补末，煨熟食之(《濒湖集简方》)。

第二十节　调料类

食　盐

【基原】　为海水或盐井、盐池、盐泉中的盐水经煎晒而成的结晶。

【性味与归经】　咸，寒。入胃、肾、大肠、小肠经。

【功能与主治】　调味，解毒，清热凉血。用于调味及胸脘胀满、齿龈出血、牙痛、消化不良等。

【用量与用法】　1~3g，调入食物。

【宜忌】　水肿者不宜多用。

【药膳方选】

1. **治血痢不止**　白盐纸包烧研，调粥吃(《救急方》)。

2. **治气淋脐下切痛**　盐和醋调下(《广利方》)。

3. **治习惯性便秘及咽喉肿痛**　食盐1~2g，温开水1杯。共兑，每晨空腹饮服(《中国药膳学》淡盐汤)。

【成分】　含氯化钠等。

酱

【基原】　为用面粉或豆类，经蒸罨发酵，加盐、水制成的糊状物。

【性味与归经】　咸，寒。入胃、脾、肾经。

【功能与主治】　调味，除热解毒。用于调味、上色，增加香气，增进食欲及治烫伤、蜂虫伤等。

【用量与用法】　3~10g，调入食物。

【药膳方选】

1. **治卒中烟火毒**　黄豆酱1块，调温汤1碗灌之(《本草汇言》)。

2. **治妊娠尿血**　豆酱一大盏(焙干)，生干地黄60g。为末。每于食前，以粥饮调下3g服之(《海上方》)。

3. **中砒毒**　豆酱，调水服(《本草纲目》)。

【成分】　含蛋白质、多肽、氨基酸、腐胺、腺嘌呤、胆碱、酪醇、糊精、葡萄糖等。

醋

【基原】　为米、麦、高粱或酒、酒糟等酿成的含有乙酸的液体。

【性味与归经】　酸、苦，温。入肝、胃经。

【功能与主治】　调味，散瘀，杀虫，解毒，止血。用于消除药、食的腥膻气味，增加酸味香气及治疗产后血晕、蛔厥、黄疸、吐血、衄血、便血等。

【用量与用法】 1～30mL，调入食物。

【宜忌】 外感病及筋脉拘挛、痿证、痹证者慎服。

【药膳方选】

1. **治急、慢性传染性肝炎** 醋1g，鲜猪骨500g，红、白糖各120g，共煮（不加水）。30分钟，取汁。饭后喝汤，成人每次30～40mL，每日3次（《中药大辞典》）。

2. **治霍乱吐利** 醋、盐。煎食（《如宜方》）。

【成分与药理】 含高级醇类、乙酸、琥珀酸、草酸、山梨糖、酮类等。有杀菌作用。

酒

【基原】 为米、麦、黍、高粱等和曲酿成的一种饮料。

【性味与归经】 甘、苦、辛，温，有毒。入心、肝、肺、胃经。

【功能与主治】 调味，散寒，通经，推行药势。用于增加醇香甜味，消除腥膻气味，增进食欲及治疗风湿痹痛、胸痹腹痛、跌打损伤等。

【用量与用法】 适量，调入肉食。

【宜忌】 阴虚、湿热及失血者慎用。

【药膳方选】

1. **治冷气心痛** 烧酒，入飞盐饮（《本草纲目》）。

2. **治产后单纯性腹泻** 黄酒250g，煮沸后加红糖120g，继续煮2～3分钟，待凉，顿服（《中药大辞典》）。

3. **治遍身风疮作痒** 蜂蜜少许，和酒服之（《奇效良方》）。

【成分】 含乙醇、脂肪酸等。

白 砂 糖

【基原】 为禾本科植物甘蔗的茎汁，经精制而成的乳白色结晶体。

【性味与归经】 甘，平。入脾、肺经。

【功能与主治】 调味，润肺，生津。用于增加甜味，提高鲜味，降低咸味，增进食欲，治疗肺燥咳嗽、口干脘痛等。

【用量与用法】 9～15g，调入食物。

【宜忌】 痰湿盛者慎用。

【药膳方选】

1. **治腹中紧张** 白糖，以酒煮服（《子母秘录》）。

2. **治中虚脘痛及食鱼蟹不舒、口臭** 白砂糖，加水浓煎服（《随息居饮食谱》）。

3. **治夏季汗出烦渴** 乌梅煎水，加入白糖调至酸甜适度。代茶饮（《中国药膳学》白糖乌梅饮）。

【成分】 含糖类、蛋白质、维生素 B_2 及钙、铁等。

赤 砂 糖

【基原】 为禾本科植物甘蔗的茎汁，经炼制而成的赤色结晶体。

【性味与归经】 甘，温。入肝、脾、胃经。

【功能与主治】 调味，补中，活血。用于增加甜味，提高鲜味，降低咸味，增进食欲及治疗产后恶露不行、口干腹痛、血痢等。

【用量与用法】 9～15g，调入食物。

【宜忌】 痰湿盛者慎用。

【药膳方选】

1. 治下痢 赤砂糖25g，乌梅1个，水煎饮之（《摘元方》）。

2. 治口臭 赤砂糖，饮服之（《摘元方》）。

3. 治慢性气管炎 红糖60g，豆腐250g，生姜6g，共煮吃之（《中国药膳学》）。

【成分】 含糖类、蛋白质、脂肪、叶绿素、叶黄素、胡萝卜素、维生素 B_2 及铁、钙等。

冰　　糖

【基原】 为白砂糖煎炼而成的冰块状结晶。

【性味与归经】 甘，平。入脾、肺经。

【功能与主治】 调味，益气和胃，润肺，生津。用于增加甜味，增进食欲，治疗咽干咳嗽、咽喉疼痛等。

【用量与用法】 10～15g，调入食物。

【药膳方选】

1. 治慢性咽炎、喉炎 木蝴蝶3g，冰糖适量，泡水代茶（《中国药膳学》）。

2. 治小儿热哮 小冬瓜1个，冰糖适量。将冬瓜剖开，填入冰糖，蒸取冰糖冬瓜水，常饮之（《江苏中医秘方汇编》冰糖冬瓜）。

3. 治噤口痢 冰糖15g，乌梅1个，浓煎频呷（《随息居饮食谱》）。

4. 治小儿未能谷食、久疟不愈 浓煎冰糖汤服（《随息居饮食谱》）。

蜂　　蜜

【基原】 为蜜蜂科昆虫中华蜜蜂等所酿的蜜糖。

【性味与归经】 甘，平。入肺、脾、大肠经。

【功能与主治】 调味，补中润燥，解毒止痛。用于增加甜味，增加色泽和香气，增进食欲及治疗咳嗽、便秘、脘痛、烫伤、药物中毒等。

【用量与用法】 10～30g，调入食物。

【宜忌】 痰湿痞满、泄泻者忌用。

【药膳方选】

1. 治胃及十二指肠溃疡 蜂蜜54g，生甘草9g，陈皮6g。先煎陈皮、甘草取汁，入蜜，分3次服（《现代实用中药》）。

2. 治体虚便秘 蜂蜜30g，麻油15g，鸡蛋1个。先水煮沸蜂蜜，打入鸡蛋冲成蛋花，放入适量麻油即成（《中国药膳宝典》）。

【成分】 含果糖、葡萄糖、蔗糖、麦芽糖、糊精、树胶、胆碱、生物素等。

饴 糖

【基原】 为米、大麦、小麦、粟或玉蜀黍等粮食经发酵糖化制成的糖类食品。

【性味与归经】 甘，温。入脾、胃、肺经。

【功能与主治】 调味，缓中止痛，补虚润燥。用于增加甜味与色泽，增加食欲及治体虚羸瘦、腹痛咳嗽、口渴便秘等。

【用量与用法】 30～60g，溶入汤中。

【宜忌】 湿热壅盛、中满呕吐者忌用。

【药膳方选】

1. 治胎动不安　饴糖15g，以砂仁泡汤化服（《本草汇言》）。

2. 治妇女久病体瘦　饴糖150g，生地黄50g，母鸡1只。将饴糖、生地黄入鸡腹内，加少许调料，文火炖熟食之（《中国药膳大观》饴糖鸡）。

3. 治顿咳不止　白萝卜（煎汁）1碗，饴糖15g，蒸服（《本草汇言》）。

【成分】 含麦芽糖、蛋白质等。

豉 汁

【基原】 为淡豆豉加入椒、姜、盐等的加工制成品。

【性味与归经】 苦，寒。入肺、胃经。

【功能与主治】 调味，清热除烦。用于祛除腥膻气味，增加香气，增进食欲，治烦闷不安等。

【用量与用法】 50～200g，煮。

【药膳方选】

1. 治服药过剂闷乱者　豉汁，饮之（《千金要方》）。

2. 治中牛马毒　豉汁，和入乳频服之（《卫生易简方》）。

生 姜

【基原】 为姜科植物姜的鲜根茎。

【性味与归经】 辛，温。入肺、胃、脾经。

【功能与主治】 调味，散寒解表，温肺止咳，温胃止咳。用于增加香辣气味，消除腥膻气味，增进食欲及治疗风寒感冒、咳嗽呕吐、痰饮胀满和半夏、南星、鱼蟹中毒。

【用量与用法】 10～15g，切丝、丁、片，拌入食物炒、煮、炖、蒸。

【宜忌】 阴虚内热者慎用。

【药膳方选】

1. 治呕吐百药不愈　生姜30g（切丁），醋浆140g，共煮，空腹和滓食之（《食医心镜》）。

2. 治冷痰嗽　生姜60g，饴糖30g，水煎，温和徐徐饮之（《本草汇言》）。

3. 治中寒呕吐及小儿咳喘　生姜25g，大米150g，白糖适量。生姜切丁，与米煮粥，入糖调匀食之（《中国药膳大观》生姜粥）。

4. **治风寒感冒** 生姜、荆芥、苏叶各 10g，茶叶 6g，红糖 30g。先用开水泡前四味取汁，冲入糖碗，趁热饮下（《惠直堂经验方》五神汤）。

5. **治受寒胃痛、腹痛、痛经** 生姜 10g，胡椒 10 粒，红糖适量，水煎服（《中国药膳学》生姜胡椒红糖水）。

【成分与药理】 含姜醇、姜烯、水芹烯、莰烯、柠檬烯、姜辣素、天门冬素、谷氨酸、天门冬氨酸、丝氨酸、甘氨酸等。有促进消化、增进食欲和止吐作用。

大　蒜

【基原】 为百合科植物大蒜的鳞茎。

【性味与归经】 辛，温。入脾、胃、肺经。

【功能与主治】 调味，温胃行气，解毒消积。用于增加香辣气味，消除腥膻味，增进食欲。治疗食滞脘胀、泄泻痢疾、百日咳等。

【用量与用法】 5～15g，拌入食物。

【宜忌】 阴虚火旺者，目疾患者，口、喉疾患者慎用。

【药膳方选】

1. **治鼓胀** 大蒜，入自死黑鱼肚内，湿纸包，火内煨熟，同食之（《食物本草》）。

2. **治心腹冷痛** 蒜，醋浸至 2～3 年，食至数颗（《濒湖集简方》）。

3. **治慢性气管炎** 大蒜头 10 个，猪瘦肉 90g，均切片，按常规炒熟即成。日 1～2 次（《山东省中医验方汇编》）。

【成分与药理】 含大蒜素、蒜氨酸等。有降血压、抗动脉硬化、增强免疫功能和抗菌作用。

辣　椒

【基原】 为茄科植物辣椒的果实。

【性味与归经】 辛，热。入心、脾经。

【功能与主治】 调味，温中散寒，开胃消食。用于增加香辣气味，消除腥膻气味，增加色泽，增进食欲。治疗腹痛、吐泻、冻疮等。

【用量与用法】 1～50g，拌入食物。

【宜忌】 阴虚火旺者，目疾、痈肿患者慎食。

【药膳方选】

1. **治秋疟** 辣椒，煎粥食（《本草纲目拾遗》）。

2. **治痢疾水泻** 辣椒 1 个，早晨用热豆腐皮包裹，吞下（《医宗汇编》）。

3. **治风寒感冒** 辣椒 3 个，花椒 10 粒，生姜 1 片，食盐适量，水煎服（《中国药膳学》辣椒汤）。

【成分与药理】 含辣椒碱、辣椒红素。胡萝卜素、苹果酸、柠檬酸、维生素 C 等。有健胃、促进食欲、改善消化作用，并能抗菌、解痉。

胡　椒

【基原】 为胡椒科植物胡椒的果实。

【性味与归经】 辛，热。入胃、大肠经。

【功能与主治】 调味，温中下气，消痰解毒。用于增加香辣味，消除腥气，增加食欲。治脘腹冷痛、呕吐清水、泄泻冷痢等。

【用量与用法】 1~3g，为末，调入食物。

【宜忌】 阴虚火旺者慎用。

【药膳方选】

1. 治胃寒疼痛 胡椒粉2g，葱白3茎，生姜6g。先煮葱、姜，入胡椒粉，趁热饮下（《经验方》）。

2. 治慢性肾炎 胡椒7粒，鸡蛋1个。将鸡蛋钻一小孔，填入白胡椒，用面粉封孔，外以湿纸包裹，蒸熟食，日2个，连用10天（《医疗卫生资料》）。

【成分与药理】 含胡椒碱、胡椒脂碱、胡椒新碱等。有祛风、健胃和升高血压作用。

花　椒

【基原】 为芸香科植物花椒的果皮。

【性味与归经】 辛，温，有毒。入脾、肺、肾经。

【功能与主治】 调味，温中散寒，除湿杀虫。用于增加麻味、香气，消除腥膻气，增进食欲，治脘腹冷痛、吐泻呃逆、蛔虫病等。

【用量与用法】 3~6g，调入食物。

【宜忌】 阴虚火旺者慎用。

【药膳方选】

1. 治胆道蛔虫病 花椒3g，醋60mL，煎服（《中国药膳学》椒醋汤）。

2. 治蛔虫性肠梗阻 花椒9~12g，麻油60~120g，共煎至微焦，去滓，待微温时顿服（《中药大辞典》）。

3. 治胃寒冷痛呕吐 川椒3~5g，白面粉150g，生姜3片。先将川椒为末，与面糊和匀，入水煮粥，后加生姜稍煮即可（《中国药膳大观》椒面粥）。

4. 治乳胀当回者 花椒6~15g，水浸泡后煎煮浓缩，加入红糖30~60g，于断奶当天趁热顿服（《中药大辞典》）。

【成分与药理】 含牻牛儿醇、柠檬烯、枯醇、甾醇等。有局部麻醉、止痛作用，能驱虫、调节胃肠运动。

第四章

药 膳 配 方

第一节　益气健脾类

脾与胃是人体运化水谷、化生气血的脏腑。由于人体脏腑组织均赖气血滋养，所以，脾胃被称为后天之本。气的活动是人体生命活动的体现，气虚则表现为脏腑功能不足，生命活动减弱，如倦怠无力，少气懒言等。气血化生于脾胃，故补气常与健脾同时进行。脾虚气弱主要表现为消化系统的功能减弱及整体生命活动的衰减，常见症状除倦怠乏力，少气懒言外，尚可见面色㿠白，食欲不振，食后腹胀，大便溏泄，或动则气喘，或虚热自汗，脉象多见弱或虚大。常用益气健脾类的药食有人参、黄芪、怀山药、莲子、大枣、茯苓、大米、小麦、鸡内金、动物胃等。药膳方如黄芪蒸鸡、人参猪肚等。

黄 芪 蒸 鸡

【方源】　《随园食单》。

【配料】　（配料为大份）

嫩母鸡 1 只，黄芪 30g，精盐 1.5g，绍酒 15g，葱、生姜各 10g，清汤 500g，胡椒粉 20g。

【制作工艺】　嫩母鸡一只约重 700g 左右，宰杀后去毛，剖开去内脏，剁去爪，洗净。先入沸水锅内焯至鸡皮伸展，再捞出用清水冲洗，沥干水待用。黄芪用清水冲洗干净，趁湿润斜切成 2mm 厚的长片，整齐地装入鸡腹腔内。葱洗净后切成段，生姜洗净去皮，切成片。

把鸡放入砂锅内，加入葱、姜、绍酒、清汤、精盐，用湿绵纸封口。上蒸笼用武火蒸，水沸后蒸约 1.5～2 小时，至鸡肉熟烂。出笼后去黄芪，再加入胡椒粉调味即成。

【功效】　黄芪与嫩鸡同蒸，肉质细嫩，鲜美可口，具有益气健脾、补虚生血的功效。适宜于脾气虚弱，运化无力所致的体倦乏力、食少腹泻、气虚自汗、易患感冒、血虚眩晕、肢体麻木等症的治疗。对脾虚中气下陷所引起的久泻不止、脱肛、子宫下垂及胃、肾等内脏下垂症亦有良好疗效。本膳可作病后体虚、营养不良、贫血、肾炎、内脏下垂患者的膳食。经常食用，具有保健、提高机体免疫力、减少感冒等作用。

【宜忌】　本膳治疗以脾虚气弱为主的各种病症。若为阳虚所引起的各种症状，见有畏寒肢冷，阳痿遗精等症时，本膳温阳之力尚弱，服之难见良效，宜另选方。

【方解】 本膳以黄芪、鸡肉为主料。鸡肉具有温中益气、填精补髓的作用，营养价值很高，对久病体虚、消瘦无力、年老体衰、腹泻、尿频等症具有良好的补益功能。黄芪甘而微温，入脾、肺之经，能补气升阳，益卫固表，利水消肿，有提高机体抵抗力及强心、降血压、利尿、护肝、抑菌等作用。《本草求真》谓其"能入肺补气，入表实卫，为补气诸药之最"。鸡肉善补精血，黄芪长于补气，二者配伍，黄芪得鸡肉之助，则气化于精血，补气之力更强；鸡肉得黄芪以健脾，则运化力旺，化血生精之功更著，两相合用，具相得益彰之妙。服食本膳，益气以健脾，脾胃复健，则气血生化有源，气血渐盛，体弱无力、消瘦羸弱可渐复；脾健则中气旺，升举有力，则可固下垂之脏；气旺则生血，气血充盈，上濡清空能止眩晕，滋养经脉可除麻木，故为多种虚弱性疾病的良膳。

黄芪猴头汤

【方源】 《中国药膳学》。

【配料】 猴头菌150g，黄芪30g，嫩母鸡250g，生姜15g，葱白20g，食盐5g，胡椒面3g，绍酒10g，小白菜心100g，清汤750g。

【制作工艺】 猴头菌经冲洗后放入盆内，用温水泡发，约30分钟后捞出，削去底部的木质部分，再洗净切成约2mm厚的大片。发菌用的水用纱布过滤后留存待用。

嫩母鸡宰杀后洗净，切约3cm×1.5cm的条块。黄芪用热湿毛巾揩抹净，切成马耳形薄片。葱白切为细节，生姜切为丝，小白菜心用清水洗净待用。

锅烧热下入猪油，投进黄芪、生姜、葱白、鸡块，共煸炒后放入食盐、绍酒及发猴头菌的水、少量清汤，用武火烧沸后，改用文火再煮约1小时，然后下猴头菌再煮半小时，撒入胡椒面和匀。先捞出鸡块放置碗底；再捞出猴头菌盖在鸡肉上；汤中下入小白菜心，略煮片刻，将菜心舀出置碗内即成。

【功效】 黄芪、猴头菌、嫩鸡肉同烧，不仅营养丰富，且味美可口，具有益气血、健脾胃、补脑力、提精神的良好作用。对于脾虚胃弱，食少乏力，气虚自汗，易患感冒的患者，或由于气血两虚所致眩晕心悸、健忘、面色无华等症，具有较确切的功效。本膳可作为病后体弱、体虚易感风寒、营养不良、贫血、神经衰弱、慢性肾炎、胃慢性溃疡病、年老虚弱、糖尿病患者之补膳。

【方解】 本膳以黄芪、猴头菌、鸡肉为主料。黄芪甘温，入脾、肺之经，功善补气升阳，固表止汗，对气虚衰弱之证有很强的补气作用，是常用补气益气要药。《日华诸家本草》称其能"助气，壮筋骨，长肉，补血"，故本膳以其为益气健脾的主药。猴头菌有很高的营养价值，近代研究发现该菌对胃溃疡、胃炎等胃肠道疾患有良好疗效，已制成片剂专用于胃病，是健脾胃、益气血的良好食物。鸡肉则能温中益气，填精补髓，为滋补强壮的常用食物。黄芪补气健脾，得猴头菌之和胃健脾，其功益著；合鸡肉之补养气血，则气得血化，血因气生，气血充盛而脾胃功能可因之而复健。且荤素相合，补而不腻，不碍脾胃，是味美效佳的益脾良方。

人 参 猪 肚

【方源】 《良药佳馐》。

【配料】 人参 10g，甜杏仁 10g，茯苓 15g，红枣 12g，陈皮 1 片，糯米 100g，雄猪肚 1 具，花椒 7 粒，姜 1 块，独头蒜 4 个，葱 1 茎，调料适量。

【制作工艺】 人参洗净，加水适量，于旺火上煨 30 分钟，然后切片，留汤待用。红枣洗净，酒喷去核；茯苓洗净；杏仁先以开水浸泡，再用冷水洗净，搓去皮，晾干，陈皮洗净，破为两半；猪肚两面洗净，刮去白膜，用开水稍烫。姜、蒜拍破，葱切段，糯米淘净。

用纱布袋将上述各药及糯米、花椒、白胡椒装袋，袋口扎紧，放猪肚内。将猪肚置一大盘内，加适量奶油、料酒、盐、姜、葱、蒜，上屉用旺火蒸 2 小时，至猪肚熟烂时取出。稍凉后取出纱布袋解开，取出人参、杏仁、红枣待用，余物取出弃去不用，只留糯米饭。将红枣放碗内，猪肚切片置其上，人参放肚片上。把盘内原汤与人参汤倒进锅内煮沸，调入味精。饮汤，吃猪肚及糯米饭。每周服用 1~2 次，长期服用更佳。

【功效】 本膳能健脾养肺，补虚益气。适用于体虚难复、各种劳伤、贫血、胃病、中气不足、精神委顿、水肿、肺结核、小儿营养不良、发育迟缓、大病后体虚等各种病症或手术后，凡见有食少、不思食、气短易疲、体衰乏力、便溏水肿等症，均有良好效果。

【宜忌】 多用于慢性疾病的恢复与调养，凡各病急性发作期则不相宜。

【方解】 本膳中用人参、茯苓、红枣，均为益气健脾的良药，功专补益脾胃之气。猪肚味甘性温，功能补虚损、健脾胃，主治虚劳羸瘦、泄利、消渴、小儿疳积等证。与人参等药相伍，一荤一素，一腻一清，相辅相成，其健脾胃、益气血之力尤佳。滋补之中，为防其补养而壅滞，故方中以杏仁降气宽肠，陈皮、胡椒、花椒等辛香理气，可使全方有补有行，补而不壅，行而不耗。

山 药 鸡 肫

【方源】 《家庭药膳》。

【配料】 鸡肫 250g，鲜山药 100g，青豆 30g，生姜、葱各 10g，料酒 15g，精盐 2g，酱油 5g，白糖 3g，胡椒粉、味精各 1g，湿淀粉 50g，香油 3g，鸡汤 50g，菜油 500g（实耗油 70g）。

【制作工艺】 取新鲜鸡肫洗净，切成薄片；生姜洗净，不去皮，切成姜末；葱洗净，切成葱花；鲜山药洗净，煮熟，切成片。鸡肫片放碗内，加精盐、料酒、胡椒粉拌匀码上味。更用一碗放入酱油、白糖、味精、鸡汤、湿淀粉，勾兑成滋汁。把锅烧热，用油滑锅后注入菜油，待烧至六七成热时，下入肫片划散，再捞出用漏勺沥去油。锅内留底油约 50mL，下姜末，煸香后入青豆、山药片，翻炒数下，倒入兑好的滋汁勾芡翻匀，撒上葱花，淋上香油，起锅装盘即成。本膳可佐餐食用。

【功效】 本膳具有健脾和胃、开胃进食、消食化积、固肠止泻的功效。对于各种病症，素体虚弱，病后体虚未复，小儿发育、营养不良等患者，见有脾虚食少、食后腹胀，或满胀不食、呕吐反胃、小儿疳积等，均有较好作用。

【宜忌】 本膳为佐餐方，无特殊禁忌。

【方解】 本膳主料为山药、鸡肫。山药味甘性平，入肺、脾、肾经，功能健脾固肾益精，是治疗脾胃病和肾病的要药。对脾虚气弱、虚劳消渴、泄泻、遗精带下等均有较好作用。鸡肫为鸡之胃，其肌肉肥厚，善消杂食，具有健脾益气，温胃化食的作用，对脾胃虚弱，水谷不化，食欲不振者有良效。以鸡肫血肉之品伍山药，有相互促进的作用，使健脾助胃，固肾益精之力更强。脾复健运，胃善消谷，肾中精气得充，故对素体不足、脾胃虚弱、消化不良等症能起到良好的调养作用。

第二节　补血养营类

营血为人体各种生命活动的物质基础，包括人体赖以生存的各种营养物质。人体五脏六腑、肢节、官窍均赖营血的输布濡养以维持其正常活动。营血在人体后天主要化源于水谷精气，虽化于脾胃，藏于肝，主于心，但其虚损不足则主要表现为肝藏血不足，以致不能濡养五脏，及脾虚而不能生化营血，以致营血化源不充。另外，肝肾同源，肾精充盛，亦能化生营血。故补血养营法在人体主要侧重于对肝、脾、肾三脏的调理摄养。

常用的补血养营药食有当归、地黄、首乌、龙眼肉、枸杞、红枣、阿胶、动物肝脏等，药膳方如红杞田七鸡、阿胶羊肝等。

红杞田七鸡

【方源】《中国药膳学》。

【配料】（大份）

枸杞子 15g，三七 10g，肥母鸡 1 只，猪瘦肉 100g，小白菜心 250g，面粉 150g，绍酒 30g，味精 0.5g，胡椒粉 5g，生姜 20g，葱白 30g，精盐 10g。

【制作工艺】 肥母鸡宰杀后去毛，剖腹去内脏，剁去爪，冲洗干净；枸杞子拣去杂质，洗净；田七用 4g 研末备用，6g 润软后切成薄片；猪肉洗净剁细；小白菜心清水洗净，用开水烫过，切碎；面粉用水和成面团；葱洗净，少许切葱花，其余切为段；生姜洗净，切成大片，碎块捣姜汁备用。

整鸡入沸水中略焯片刻，捞出用凉水冲洗后，沥干水。将枸杞子、田七片、姜片、葱段塞于鸡腹内。鸡置炖盅内，注入清汤，下入胡椒粉、绍酒，田七粉撒于鸡脯肉上。用湿绵纸封紧炖盅口，上笼旺火蒸约 2 小时。

上笼蒸鸡 1 小时后，将猪肉泥加精盐、胡椒粉、绍酒、姜汁和成饺子馅，再加小白菜拌匀。面团作 20 份擀成饺子皮，包 20 个饺子。另烧开水煮水饺。

鸡熟后，揭去绵纸，取出鸡，去枸杞、田七片，加入味精调味，饺子熟后捞出装盘，即成。

【功效】 本膳中枸杞、田七、肥鸡、瘦肉具有补虚益血养营的良好作用，且性较温和，对年老体虚、病后未复、产后血虚及其他营血虚损证，均为补血良膳。凡见面色白、心悸心慌、头晕眼花、经血量少等症，审属血虚者，皆可食用。

【宜忌】 本膳功在滋补营血，故凡外感表证未愈，身患湿热证，或其他急性病罹患期间则不宜食用。

【方解】 本膳方以枸杞、田七、肥鸡、瘦肉为主料。枸杞甘平，入肝、肾经，能养肝补肾，益精补血，为补肝肾的要药。田七甘温，入肝、胃经，能活血止血，为血病之要药。二药相伍，一补一活，枸杞补肝血，因田七活血则补而不滞，不犯呆补之弊。田七之活血行血，则使旧血去而新血易生。料中以鸡肉、猪瘦肉相配，皆能归脾胃而滋气补血，使营血不乏其生化之源，得枸杞、田七之入肝肾，能达到补肝肾、益精血的良好作用。本方妙在以血肉有情之品益精血而滋化源，以草木有专功者为向导直达病所，相辅相成，以收补血养营的功效。且性较平和，是体虚不足、营血亏损者的补益良膳。

群 鸽 戏 蛋

【方源】《养生食疗菜谱》。

【配料】 白鸽肉 3 只，鸽蛋 12 个，人参粉 10g，干淀粉 30g，清汤 130g，湿淀粉 15g，熟猪油 100g，绍酒 15g，精盐 7g，葱结 15g，酱油 15g，味精 1g，姜块 10g，胡椒面 0.8g，花椒 12 粒。

【制作工艺】 新鲜白鸽去毛及内脏，洗净。精盐、绍酒、酱油兑成汁，抹于鸽肉身内外，将鸽子两腿翻向鸽背盘好。炒锅置旺火上，下熟猪油烧至七成熟，放入鸽肉，炸约 5~6 分钟，捞出沥去油，放入蒸碗内，加姜、葱、人参粉、清汤等，用湿绵纸封住碗口，置火上蒸至鸽肉骨松翅裂为度。将鸽蛋蒸熟，用冷水略浸，剥去蛋壳，入干淀粉中滚动，裹上淀粉后入油中炸至色黄起锅。将蒸好的鸽肉起出摆盘中，下放两只，上放一只，炸鸽蛋镶于周围。再将蒸鸽原汤入锅加胡椒、味精、湿淀粉勾成芡汁入汤，将汤淋于鸽肉及蛋上即成。

【功效】 本膳鸽肉、鸽蛋、人参为主料，具有补益肝肾、滋养营血的作用。对于年老体弱，病后耗损营血未复，慢性消耗性疾病，如消渴病等，症见体虚少力、面色萎黄、食少消瘦、眩晕健忘等，均有一定作用。

【宜忌】 本膳药食均较平稳，一般虚弱证均可食用，但阴虚甚者不相宜。

【方解】 本膳主料中人参为药中之上品，甘而微温，为大补元气之要药，功能补五脏，安精神，止惊悸，开心益智。鸽及鸽蛋营养价值很高，民间有"一鸽当九鸡"之说，功能滋补肝肾、补血益气，与人参配伍，具有大补元气、滋补气血的作用。人参得鸽肉、鸽蛋血肉之品，补气生血之力更强；而鸽肉、鸽蛋得人参益元气的作用，化生精血之力更速，是一首益气补血的良方。

阿 胶 羊 肝

【方源】《中医饮食疗法》。

【配料】 阿胶 15g，鲜羊肝 500g，水发银耳 3g，青椒片 3g，白糖 5g，胡椒粉 3g，绍酒 10g，酱油 3g，精盐 2g，味精 5g，香油 5g，淀粉 10g，蒜末 3g，姜 3g，葱 5g。

【制作方法】 将阿胶放于碗内，加入白糖和适量清水，上屉蒸化。羊肝切成薄片，放入碗内，加入干淀粉搅拌均匀备用。另用一小碗，加入精盐、酱油、味精、胡椒粉、淀粉勾兑成汁。

炒锅内放入 500g 油，烧五成热时，将肝片下入油中，滑开滑透，倒入漏勺内沥去油。炒锅内留少许底油，投入姜葱炸锅，加入青椒、银耳，烹入绍酒，倒入滑好的肝片、阿胶汁，翻炒几下，再把兑好的芡汁泼入锅内，翻炒均匀，加香油即成。

【功效】 本膳以阿胶、羊肝为主料，味香，鲜嫩可口，具有补血养肝的功效。对于肝肾精血亏损者，见有面色萎黄、头晕耳鸣、目暗昏花、两眼干涩、雀盲、青盲，及血虚出血、崩漏、月经不调等具有良好作用。亦可作为贫血、病后未复、肺结核、小儿体弱多病者的常用膳食。

【宜忌】 本膳味较厚，偏于滋养阴血，凡阳虚而有畏寒怕冷者作用较差。如有外感表证未愈者，则不宜用本膳方。

【方解】 本膳中主料阿胶又称驴皮胶，含有多种氨基酸，味甘性平，入肝、肾经，具有补血养营，滋阴润燥的作用，为中药补血要药。羊肝味甘性凉，入肝经，善补肝益血，明目。阿胶、羊肝均为血肉之品，善补精血。二者合用，功在补肝以生血。肝得血养，能发挥其藏血、养五脏、润肌肤的作用。故对营血不足者颇具良效。

第三节　气血双补类

中医认为，气血是维持人体脏腑功能，产生生命活动的营养物质。气血的产生与肺主气、心主血、肝藏血等有密切关系，任何一个环节的病变都可引起气血耗损。但气血的基本化源来自水谷，水谷精气匮乏，则气血化源不足而虚。因此，气血俱虚的患者，除运用具有补气补血作用的膳食外，尚须注意调理脾肾功能，这样才能收到事半功倍的效果。

常用气血双补类药食如人参、黄芪、白术、当归、熟地黄、首乌、大枣、山药、阿胶、龙眼肉，及多种动物肉类等。药膳方如十全大补汤、归芪蒸鸡等。

十全大补汤

【方源】 《良药佳馐》。

【配料】 党参、黄芪、白术、茯苓、熟地黄、白芍各10g，当归、肉桂各5g，川芎、甘草各3g，大枣12枚，生姜20g，墨鱼、肥母鸡、老鸭、猪肘各250g，排骨500g，冬笋、蘑菇、花生米、葱各50g，调料适量。

【制作工艺】 将方中各中药用纱布袋盛装，扎紧袋口。墨鱼、鸭肉、鸡肉、猪肘清水洗净；排骨洗净，剁成小块；姜洗净拍破；冬笋洗净切块；蘑菇洗净去杂质及木质部分。

上述配料备好后同放锅中，加水适量。先用武火煮开后改用文火慢煨炖，再加入黄酒、花椒、精盐等调味。待各种肉均熟烂后捞出，切成细条，再放入汤中，捞出药袋。煮开后，调入味精即成。

食肉饮汤，每次一小碗，早晚各服1次。全料服完后，间隔5日后另做再服。

【功效】 本膳以中医十全大补汤料合多种肉类组成，具有培补气血、协调阴阳、调养脏腑的功效。由于补养全面，故对于各种慢性虚损性疾病，虚弱型体质，均有较好的滋补作用。具有体虚贫血，中气不足，脾胃虚弱，头目眩晕，发焦易脱，虚劳咳嗽，遗精阳痿，血压偏低，营养不良，血小板减少性紫癜，胃下垂，脱肛，子宫下垂，白带过多，月经不调等症或手术后、病后者服用，有明显的调养作用。无病服用，能防病健身，增强抵抗力，强壮体质。

【宜忌】 本膳味厚偏于滋腻，凡外感未愈，阴虚火旺，湿热偏盛之体不宜服用。

【方解】 本膳集群队补养药物和肉食，补力较宏。料中熟地黄、当归、川芎、白

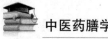

芍为中医补血名方四物汤，党参、白术、茯苓、甘草为补气基础方四君子汤，两方合用，则为气血双补的八珍汤，再加黄芪益气，肉桂温阳成为中医名方十全大补汤。本已具有阴阳气血、五脏六腑俱能滋补的功效，特于膳方中再加墨鱼、肥鸡、老鸭、肘子、排骨等血肉有情之品，冬笋、蘑菇等植物膳料之上品，使得营养价值更高，补养成分更丰富，更具滋补精血，强壮身体的作用。故能适用于多种虚弱、虚损性疾病。

归 芪 蒸 鸡

【方源】 《民间食疗方》。

【配料】 （大份）

炙黄芪 100g，当归 20g，嫩母鸡 1 只（约 1500g），绍酒 30g，味精 3g，胡椒粉 3g，精盐 3g，葱、姜各适量。

【制作工艺】 将嫩鸡宰杀后去净毛，剖腹去内脏洗净，剁去爪不用，用开水焯去血水，再于清水中冲洗干净，沥干水待用。当归洗净，块大者顺切几刀；葱洗净剖开，切成寸许长段；姜洗净去皮，切成大片。

把当归、黄芪装于鸡腹内，将鸡置炖盅内，腹部朝上，闭合剖口；姜、葱布于鸡腹上，注入适量清水，加入食盐、绍酒、胡椒粉，用湿绵纸将炖盅口封严；上笼，置沸水旺火上蒸约 2 小时后，取出去封口纸，去姜、葱，加适量味精调味，装盘即成。

【功效】 本膳以黄芪、当归、鸡肉为主料，具有益气补血的双补作用。对气血两虚的患者，症见面色萎黄、神疲乏力、消瘦倦怠、心悸头晕、脉象虚大无力等，服用皆有良效。妇人产后，大失血、崩漏、月经过多者尤宜。

【宜忌】 本膳适于气血两虚，血虚为主，或气虚为主者均可适用。但若见阴虚、阳虚较甚者，则本方力稍不足。外感湿热期间，或急性病期间则不宜服用本膳。

【方解】 本膳中之药物黄芪与当归相配，为《内外伤辨惑论》中之当归补血汤。方中补气之品黄芪为补血之药当归的 5 倍，不名补气，而称之为补血汤者，是认识到人体气为血帅、气旺则能生血的原理。通过以补气为重的途径，使气能旺于内，则脏腑气机活动亦强，化生血液即速，故少用当归，以其为导源，而达气旺血生的目的。膳方中再加以滋养补虚，益精补血作用较强的母鸡肉，更增强全方补血益气的双补作用。即便是急性失血，或失血期间，本方既有补养作用，又具有治疗功效。

乌鸡白凤汤

【方源】 《中国药膳学》。

【配料】 （100 份料）

鹿角胶 25g，鳖甲 12g，煅牡蛎 12g，桑螵蛸 10g，人参 25g，黄芪 10g，当归 30g，白芍 25g，香附 25g，天冬 12g，甘草 6g，生地黄 50g，熟地黄 50g，川芎 12g，银柴胡 5g，丹参 25g，山药 25g，芡实 12g，鹿角霜 10g，墨鱼 1000g，乌鸡肉 1500g，生姜 30g，葱 30g，绍酒 150g，精盐、味精各适量。

【制作工艺】 将人参润软，切片，烘脆，碾成细末备用。墨鱼用温水洗净，去骨。乌鸡宰后去内脏，洗净，剁下鸡爪、鸡翅膀。中药除人参外，以药用纱布袋装好，扎紧袋口，与墨鱼、鸡爪、鸡翅一同下锅，注入清水，烧沸后再熬 1 小时，备用。鸡肉洗净后，以沸水焯去血水，洗净，切成条方块，摆在 100 个碗内，加上葱段、姜块、食盐、绍酒的一半，加上备用药汁适量，上笼蒸烂。

鸡蒸烂后出笼，择去姜、葱，原汤倒入勺内，再和上原药汁调余下的绍酒、食盐、味精，烧开，去上沫，收浓，浇于鸡肉上即成。

【功效】 本膳集药补与食补之重剂，具有良好的补气养血和调经止带的功效。对于气弱血虚阴亏的患者，见有神疲体倦、腰膝酸软、月经不调、白带量多、虚热烦躁、心悸怔忡、睡卧不宁等症状，均可服用。

【宜忌】 本膳方所集药、食均为补力较宏者，为大补之方。凡体弱、年老、妇人经带病，审属气血虚者，均可食用。但外感未愈，湿热之体，痰湿较重，身患滑泄等疾患者，本方不宜服用，恐滋补滞邪。

【方解】 本膳药物组成较多，基础方当推《兰室秘藏》之圣愈汤，即四物汤（当归、熟地黄、川芎、白芍）加黄芪、人参，四物补血，参、芪益气，故本膳具有补血益气，活血调经之功。加天冬、生地黄、鳖甲、银柴胡等，增其养阴退热之功，尤以退虚热见长。牡蛎、芡实、桑螵蛸、鹿角霜等具有收涩之力的药品，一则敛阴而固肝肾，二则收敛而止带下。山药为理脾肾之药，培补脾胃；香附、丹参则活血行气，一则气旺血易生，二则调经而止痛。鹿胶、墨鱼、乌鸡，则为益气补血、滋补肝肾的上品。诸料相配合，既能补气生血，又能滋补肝肾，以活血之品作调经之用，以收涩之味而显止带之功，使肝肾固，气血盛，则经带之病愈。因此，本膳是一首配伍严谨，选药精当，功效广泛的补虚调理的膳方，对气血两虚及由此而致的诸多疾病均有良好疗效。

第四节　滋阴生津类

人体津、血、精、液皆属阴，故有阴精、阴液之称，或泛称阴液。阴液在人体无处不存，但在五脏中至关重要的则是肺、肝、肾。肺主宣发，肝主藏血，肾主水液。一旦阴液亏损，最易表现为这三脏的病变。如肺阴虚则金失荣润，燥咳、痨瘵之证见；肝阴虚则不能制火，而见肝阳上亢；肾阴虚则阴虚火旺，虚热潮热。故阴虚主要表现为体液不足而致的干燥、虚热、虚火等证，如形体羸瘦，口燥咽干，头昏眼花，虚烦不眠，便燥尿赤，骨蒸盗汗，两颧潮红，五心烦热，舌红少苔，脉象细数等。用滋阴生津法，目的在于滋阴润燥，养阴退热，滋阴降火。常用药食如生地黄、沙参、麦冬、枸杞、龟板、鳖甲、龟肉、团鱼、海参、鸭肉等，药膳方如清蒸人参元鱼、地黄甜鸡等。

清蒸人参元鱼

【方源】 《滋补保健药膳食谱》。

【配料】 甲鱼 1 只（约 750g），人参 3g，火腿、姜、熟猪油各 10g，冬笋、香菇、料酒、葱各 15g，清汤 750g，鸡翅 250g，调料适量。

【制作工艺】 人参洗净，切成斜片，用白酒浸泡数日，制成人参白酒液约 6mL，拣出人参片备用。甲鱼宰杀后去壳及内脏，洗净，剔下裙边备用，甲鱼肉剁成 4~6 块；在锅内加水适量，烧沸后加少量葱、姜及料酒，放入甲鱼块烫去腥味，捞出用清水冲洗干净，沥干水。火腿、冬笋切成约 3cm×1cm 的片；香菇洗净，斜切成两半，与冬笋用沸水焯一下；葱切成寸许长的段，姜洗净拍破。

将火腿片、香菇片、冬笋片分别铺于蒸碗底部，平铺一层，甲鱼肉放在中央，甲鱼裙边排于周围，再放上剩余的火腿、冬笋、香菇、鸡翅及葱、姜、蒜、料酒、盐、清汤、人参白酒液，上屉用武火蒸 1.5 小时，至肉熟烂时取出。将汤滗入另一锅内，拣去葱、姜、蒜，甲鱼肉翻扣于大汤碗中。再将原汤锅置火上，加味精、姜水、料酒、精盐，调好味，烧沸，打去浮沫，滤去滓，再淋入少许明油，浇入甲鱼肉碗内，人参片撒于其面上即成。单食，或佐餐用。

【功效】 本膳以甲鱼为主料，佐以人参，具有益气养阴，补虚强身的功效。对于病后体虚，热病后阴津未复，年老体弱，气阴不足所致之神经衰弱，肺结核，癌症化疗后白细胞减少等，本膳服用多获良效。亦可用于癌症、消渴、白细胞减少症及各种慢性消耗性疾病的调理。常人食用可强身健体，提高抗病能力。

【宜忌】 本膳宜于气阴两虚、津液亏少的虚弱患者。若阴虚火旺，阴虚阳亢者，本方力有未及，不甚相宜。湿热、虚寒之体勿用。

【方解】 本膳主料之甲鱼性味甘平，入肝经，能滋阴凉血。《本草纲目》谓甲鱼肉主"伤中益气，补不足……去血热，补虚，久食性冷，补阴"。对于阴虚潮热，骨蒸夜热，久疟久痢，瘰疬，脱肛，崩漏带下有效。本膳取其常居水中，性冷而能补阴，血肉之体能滋气血的性能，用以滋阴补血；人参大补元气，生津止渴，配甲鱼能气阴两补，增强滋阴作用。冬笋、香菇则清香开胃，富含营养成分，有植物肉之誉。诸料相配，既有滋阴益血之力，又具补气养阴之效，且营养丰富，故对阴液不足的虚弱患者有良效。

益寿鸽蛋汤

【方源】 《四川中药志》。

【配料】 枸杞子 10g，龙眼肉 10g，制黄精 10g，鸽蛋 4 枚，冰糖 50g。

【制作工艺】 枸杞子拣去杂质，洗净；龙眼肉洗净，切碎；制黄精洗净，切细；冰糖打碎，用碗盛装待用。炒锅置中火上，注入清水约 750mL，加入上三味药物同煮。待煮沸 15 分钟后，再将鸽蛋逐个打入锅内，将冰糖碎块同时下入锅中，煮至蛋熟即成。每日服一料，连服 7 日。冰糖多少可根据口味不同增减分量。

【功效】 本膳具有滋补肝肾、益阴养血的作用。对具有肝肾阴虚，肺阴亏损特点的肾虚腰痛，老年性痴呆，肺结核，年老体衰，消渴病及其他虚弱性疾病，症见腰膝软弱，面黄羸瘦，头目眩晕，耳鸣眼花，燥咳少痰，虚热烦躁，心悸怔忡者，具有较好的治疗补益作用。

【宜忌】 本膳药性平和，具前述表现者均可服用。但阴虚内热而见潮热骨蒸，烦热盗汗之阴虚重者，本方力有不及。症伴湿热则不宜服用。

【方解】 本膳中枸杞子甘平，入肝、肾经，善滋阴补血，益精明目，用于眼目昏花、眩晕耳鸣、腰酸膝软等症。黄精甘平，入脾、肺、肾经，有补脾益肺，养阴润燥的作用。古以黄精为益寿延年的佳品，如李时珍引《神仙芝草经》云："黄精宽中益气，使五脏调良，肌肉充盛，骨髓坚强，其力倍增，多年不老，颜色鲜明，发白更黑，齿落更生。"在益精气、补阴血方面具有较好作用，常用于体虚乏力、心悸气短、肺燥干

中医药膳学

148

咳、消渴等症。龙眼肉功善益心脾，补气血，用于心悸、健忘、贫血等症。三药相配，能大补五脏之阴，润燥生津。鸽蛋为诸蛋中上品，能补肾强身。再以冰糖甘甜清润辅之，使全方具有滋补肝肾、益阴补血、生津润肺的良好作用，故可用于阴虚虚弱，肺燥燥咳，智力呆钝等。

地 黄 甜 鸡

【方源】　《饮膳正要》。

【配料】　（大份）

生地黄 250g，母鸡 1 只，饴糖 150g，龙眼肉 30g，大枣 5 枚。

【制作工艺】　把母鸡宰杀后去净毛，洗净后由背部自颈骨剖至尾部，先掏去内脏，剁去爪与翅尖，洗净血水，再于沸水锅内略焯片刻，捞出沥干备用。将生地黄洗净，切成约 0.5cm 见方的丁块。龙眼肉洗净，撕碎后与生地黄颗粒混和均匀，再掺入饴糖，调拌后塞入鸡腹内。大枣洗净去核备用。

将鸡腹部朝下置于炖盅内，大枣放置于鸡周围，灌米汤入内，用湿绵纸封好炖盅口，然后上笼于旺火上蒸约 2~3 小时，待其熟烂后起出，揭去封纸，加白糖调味即成。

【功效】　本膳以生地黄、鸡肉、胶饴为主。能大补阴血，既能滋肝肾之阴，又能益心脾之气，具有滋阴生津的良好功效，对于肝肾阴虚所致的虚热、潮热、盗汗、烦躁等症具有很好的补养阴液作用；对于心脾不足，气血亏损而出现的心悸心慌、虚烦失眠、健忘怔忡等，又具有较佳的滋补精血、精气的作用。

【宜忌】　凡肝肾阴虚、心脾血虚患者均可食用。但脾气素弱，入食不化，大便溏薄者，因本膳偏于滋腻，不甚相宜。外感未愈，湿盛之体，或湿热病中不宜本膳。

【方解】　本膳方中药以生地黄独重，生地黄甘寒入肾，专能滋阴凉血，清·张璐谓生地黄"味厚气薄，内专凉血滋阴，外润皮肤索泽，患者虚而有热者，咸宜用之"。清·黄宫绣则更谓生地黄云："是以举世名家，靡不藉为滋阴上品，止血神丹。"膳中意在以生地黄滋阴为主而大补肝肾之阴液；配龙眼肉甘温，能入心脾以益气血；佐大枣以益脾，又寓阴以血为主，血需气以生，气血充盛，其化生阴液方速。更以血肉之体的鸡肉，长于滋补精血，与诸药配伍，既能以其鲜美可口而益脾胃，更以补精血而助滋肝肾之阴。故本膳配伍的药食能相辅相成，大滋阴津，益养气血，对属阴虚之体的患者，是一首味、效俱佳的膳方。

第五节　助阳健身类

阳气是人体生命活动的原动力。阳主温煦，说明阳气在人体的主要作用是温养脏腑气血，使之能维持功能活动。无论脏腑还是气血，得温才能产生气化，才能运行。因寒则凝涩停滞，故阳气的盛衰就反映为生命活动的强弱。阳气虚，不能温煦机体，则畏寒肢冷，不能温运气血，则气虚血滞，不能温运脏腑，则脏腑功能减退，等等。阳气旺，身体才表现为健康，故助阳能够健身。阳主温，所以助阳、补阳多半是用温热性的药食，而阳生于阴，阴阳相互依存，故温阳时每须用一定养阴之品于其中。助阳健身治法常用的药食主要有鹿茸、附子、肉桂、杜仲、枸杞、猪腰、狗鞭、鹿鞭、狗肉、羊肉等。常用药膳如鹿鞭壮阳汤、壮阳狗肉汤等。

鹿鞭壮阳汤

【方源】 《中国药膳学》。

【配料】 （配料为 10 份）

鹿鞭 2 条，枸杞子 15g，菟丝子 30g，狗肾 100g，山药 20g，巴戟天 9g，猪肘肉 800g，肥母鸡 800g，绍酒 50g，胡椒粉、花椒精盐、生姜、葱白各适量。

【制作工艺】 用温水发透鹿鞭，约需 10～12 小时，宜更换温水 2～3 次，发透后刮去粗皮杂质，剖开再刮净内面的粗皮，洗净，切成 3cm 左右的鞭段。狗肾先用油砂（经油炼过的河砂）炒烫，筛去油砂，再用温水浸泡，刷洗干净。猪肘肉皮刮净，洗净。鸡肉洗净，切成约 3cm×1.2cm 的条块。山药用水润软，切成 2cm 厚的块。枸杞子、菟丝子、巴戟天用纱布袋装，扎紧袋口。葱洗净扎结，姜洗净拍破。

锅置火上，放入鹿鞭、姜、葱、绍酒，加清水约 1.5mL，用武火煮沸 15 分钟，捞出鹿鞭，原汤不用，如此反复煮 2 次。另起砂锅，放入猪肘、鸡块、鹿鞭、狗肾，加清水适量，烧沸后，撇去浮沫，加入绍酒、姜、葱、花椒，移于文火炖 90 分钟左右，取出姜、葱、猪肘，再将山药片、药袋、盐、胡椒粉、味精放入锅内，用武火炖至山药熟烂，汤汁浓稠。取汤碗 1 个，先捞出山药铺于碗底，再盛上鸡肉块，最后摆上鹿鞭，倒入汤汁平鹿鞭即成。作佐餐食。

【功效】 本膳具有温肾壮阳、补血益精、强身健体的功效。对于肝肾虚损，肾阳衰惫，精血不足，身体虚弱的患者，如见有阳痿遗精，早泄，腰酸膝软，畏寒肢冷，头昏耳鸣，小便清长等症时，服食可收良效。若见脾阳虚弱，而有食欲不振，食后腹胀，食不消化，便溏或完谷不化等时，本膳也有良好疗效。

【宜忌】 本膳功偏温补，如系阴虚所致头昏耳鸣，腰痛腿痛，或见有虚热虚烦，潮热盗汗，心烦口干等症者，不宜服用本膳，以防更伤阴液。

【方解】 本膳以鹿鞭为主，取其壮阳强身之力，用以峻补肾阳。狗肾能入肾温阳，助鹿鞭以补阳气、益精髓。"善补阳者，必于阴中求阳"，养阴能滋阳气之化源，故配以猪肘肉、肥母鸡等血肉有情之品以益精补血，滋补肝肾。又唯恐力有不专，故伍以善温肾阳、强筋骨的巴戟天；补肝肾，益精血之菟丝子、枸杞子，直入肝、肾之经以益阴助阳。全方温肾壮阳，益精补血，强身健体的药食合用，配伍严谨，营养丰富，为健身壮阳，益阴助阳之重剂，对于肾阳虚弱，精血不足所致的各种病症，鲜有不效者。

壮阳狗肉汤

【方源】 《华夏药膳保健顾问》。

【配料】 狗肉 200g，菟丝子 5g，附片 3g，葱 5g，姜 5g，食盐、味精、绍酒适量。

【制作工艺】 取新鲜狗肉冲洗干净，整块投入锅内焯透，捞出，于冷水中洗净血沫，沥干，切成约 3cm×2cm 的肉块。

菟丝子、附片用纱布合包；姜、葱洗净，姜切片、葱切段备用。

锅置旺火上，投入狗肉、姜片煸炒，烹入绍酒炝锅，然后一起倒入砂锅内，并将菟丝子、附片放入，加入清汤、食盐、味精、葱，以武火烧沸，撇净浮沫，再用文火炖 2

小时，待狗肉熟烂，除去姜、葱，装入汤碗内即成。

【功效】 本膳以狗肉、附片、菟丝子配伍，均为温阳之品，具有温脾暖肾、益精祛寒的良好作用。对于脾肾阳虚见有畏寒肢冷，小便清长，脘腹冷痛，大便溏泄，肢节重着酸痛，体弱气短等症者，本方为温阳健身的佳品。

【宜忌】 本膳力偏温补，凡阴虚"火体"，有夜热盗汗、五心烦热等症状者，不可服食。

【方解】 本膳以温肾益精的狗肉为主，取其温暖脾肾之力。脾得温，则后天气血生化有源；肾得暖，其先天真阳不至亏损。附子辛热，能入心、脾、肾经，功专回阳温中，散寒补火，为温阳要药；配伍狗肉，使温阳之功力专于脾肾，有相成之妙；菟丝子入肝肾，功能益阴而固阳，为补肝肾要药，既可助狗肉、附子以固阳，又能助狗肉以益阴。三味相伍，一以温阳而调脾肾之阳虚，二以益精血而滋阳气生化之源泉，配伍精当，是脾肾阳虚患者用以强身助阳的佳膳。

杜 仲 腰 花

【方源】 《华夏药膳保健顾问》。

【配料】 （配料为大份）

杜仲12g，猪腰250g，绍酒25g，葱50g，味精1g，酱油40g，醋2g，干淀粉20g，大蒜10g，生姜10g，精盐5g，白砂糖3g，花椒1g，混合油100g。

【制作工艺】 杜仲清水洗净，以水300mL熬成浓汁，去杜仲，再加淀粉、绍酒、味精、酱油、白砂糖拌兑成芡糊，分成3份待用。

新鲜猪腰剖为两片，刮去腰臊筋膜，切成腰花。生姜洗净去皮，切片。葱洗净切成约2cm长的葱节，待用。炒锅置武火上烧热，倒入混合食油，待烧至八成热后，放入花椒烧香，再投入腰花、葱、姜、蒜，快速炒散，沿锅倾入芡汁与醋，翻炒均匀，起锅装盘即成。本膳方为佐餐食。

【功效】 本膳具有补肾益精、健骨强体的作用。对肾虚所致腰痛膝软、阳痿遗精、耳鸣眩晕、夜尿增多等症有较好疗效。可作为肾炎、高血压、性功能低下者的膳食。无病常食，具有强身健骨的滋养作用。

【宜忌】 本膳作为佐餐，对于肾阳虽虚，而尚不甚严重者具有调养作用，阳虚较重者，则本方力有不足，但若长服则可缓以收功，仍具有较好功效。阴虚者不宜使用本膳。

【方解】 本膳方以杜仲、猪腰为主。猪腰具有补肾气、益精髓、通膀胱等功能，常用于治疗肾虚腰痛、骨软脚弱、遗精盗汗等症。杜仲甘温，入肝、肾之经，能补肝肾、壮筋骨。用猪腰以脏补脏，益精滋血助阳，杜仲入肾经壮阳气，二者相伍，可阴阳并调，而以滋化阳气偏重，故全方不失为常用、易备、作用较好的助阳健身佐餐方。

第六节 安神益智类

中医认为心藏神而主神志，脑为元神之府，为神智之归宿。故凡神志、精神、智慧，皆与心脑有关。心主血而藏神，故凡血虚、血热均可影响神志，其他邪火（热）、痰火、痰浊亦可上蒙心神、或扰动心神，引起神志的病变。肾主骨生髓，髓聚于脑，脑为髓海，故脑髓充盛与否，与肾密切相关。肾虚髓损，脑髓不充，则产生神智的病变，如痴呆等。故安神益智，首要是补养心肾，填补精血，而邪浊所干，多成急症，常非药膳所能胜任。安神益智药膳常用药食如龙眼肉、人参、枸杞、大枣、猪脑、鱼头、瘦肉、银耳、智仁、枣仁等。常用药膳方如朱砂煮猪心、人参炖乌骨鸡等。

朱砂煮猪心

【方源】 《中华临床药膳食疗学》。

【配料】 猪心1个，朱砂0.5g，小葱、味精、精盐适量。

【制作工艺】 将猪心剖开洗净，取朱砂散置于心脏内，剖后用线缝合。将猪心置煮锅内，放入足量的清水，用旺火煮熬，待猪心熟透为止。熟后可适当加少许盐、味精、小葱，以去腥味，但不宜以八角茴、桂皮等温燥之品以调味。去药食之，食猪心、喝汤汁。连服3~5天。

【功效】 本膳由猪心、朱砂组成，具有养心安神，定志除悸的功效。对于心之气血不足所致惊悸怔忡、不寐多梦、失眠健忘、自汗、盗汗等症具有良好的镇心安神作用，并具有养心补血的功效。适用于阵发性心动过速、心律不齐、神经衰弱及其他病症而出现有上述症状者。

【宜忌】 本膳由养心重镇药食组成，用于证偏气血虚者，若阴虚较重，血不养心，或心阴不足，阳气偏亢者，本膳不甚相宜。

【方解】 本膳药用朱砂，又名丹砂，甘寒入心经，有重镇安神，宁心定志之效。李时珍谓其主治"身体五脏百病，养精神，安魂魄，益气明目"。李杲称"丹砂纯阴，纳浮溜之火而安神明，凡心热者非此不能除"。故丹砂为治疗心中惊悸，神魂不安之要药。猪心能补血养心，安神止汗，为补心之上品。心神浮动，惊悸不安，多缘于心血不足，不能涵养心神。今以猪心养心补血，使心血有涵养之力，再辅以朱砂重镇，使浮越的心神复归本位，重镇与滋养相配伍，故不失为治疗心脏疾患的良方。

人参炖乌骨鸡

【方源】 《滋补中药保健菜谱》。

【配料】 乌骨鸡2只（约5斤），人参100g，猪肘500g，母鸡1只（约1500g），精盐、料酒、味精、葱、姜、胡椒粉各适量。

【制作工艺】 乌骨鸡宰杀后用沸水烫后去毛，去头、爪，剖开去内脏，用清水洗净。人参用温水洗净。猪肘用刀刮净，洗净。葱切段，姜切片备用。

砂锅置旺火上，加入适量清水，放入母鸡、猪肘、葱段、姜片，烧沸后打去浮沫，转用小火慢炖。至母鸡、猪肘达五成烂时，将乌骨鸡与人参加入同炖，至鸡肉酥烂，放入料酒、精盐、味精、胡椒粉调味即成。

【功效】 本膳为大补之剂，具有调补元气，填精益血，宁神益智的功效。对于神经衰弱、小儿发育不良、老年性痴呆及老年性咳喘，妇人月经不调，功能性子宫出血等病症有较好疗效。对体质虚弱，病后体弱等也有良好补益功效。

【宜忌】 本膳滋补力强，适宜于虚弱不足及智力发育不良者服用，但若阳虚寒甚，或湿热内蕴者不宜食用。

【方解】 本膳以人参、乌鸡、母鸡为主料。人参大补元气，冯楚瞻谓："人参能回阳气于垂绝，却虚邪于俄顷。"对于虚脱、心衰、气短、喘促、自汗肢冷、心悸怔忡、久病体虚、神经衰弱等症，人参均具有起绝救危的良好功效。现代研究也发现，人参能加强大脑皮质的兴奋过程和抑制过程，提高脑力劳动的工作效力，能增强机体对有害刺激的抵抗力，提高耐劳能力，有强心及促进造血机能的作用。故本膳对心、脑、肾等均有良好的补养作用。乌骨鸡善补益肝肾，多用于虚劳羸瘦、骨蒸消渴、脾虚下利、崩漏带下等症。普通母鸡肉亦具有良好的温中益气，补精添髓的能力。与人参配伍，既有人参峻补元气，又有鸡肉滋补精髓，元气盛，精血充，故对羸弱呆钝等症，确属良好的补益药膳。

龙眼纸包鸡

【方源】 《中国药膳学》。

【配料】 龙眼肉20g，胡桃肉100g，嫩鸡肉400g，鸡蛋2个，香菜10g，火腿20g，精盐6g，白砂糖6g，味精2g，淀粉25g，芝麻油5g，花生油1500g（实耗100g），生姜5g，葱20g，玻璃纸数张，胡椒粉3g。

【制作工艺】 胡桃仁用沸水泡后去皮，再下油锅炸熟，切成细粒。龙眼肉用温水洗净，切成粒状。鸡肉洗净去皮，切为约1mm厚的片，再用精盐、砂糖、味精、胡椒粉拌和均匀，腌渍待用。淀粉加清水调湿，再与鸡蛋清相合调成糊状。姜、葱洗净后切成米粒状。火腿切成小片待用。

取玻璃纸平铺于案板上，将腌渍后的鸡肉片在蛋糊内上浆，摆放于玻璃纸上，加少许香菜、姜、葱、一片火腿，每张纸上放胡桃肉10g、龙眼肉2g，然后折成长方形的纸包。炒锅置中火上，倒入花生油，烧至六成热时，把包好的鸡肉下锅炸熟，捞出装盘即成。

【功效】 本膳用龙眼肉、胡桃、鸡肉为主料，具有补血养心、滋肾填精、聪明神智的功效。对于心血不足，心神失养所致的心悸、失眠、健忘、年老体弱、脑力衰退等症，病后体虚而见食少、面色无华、倦怠乏力、眩晕等症，均有很强的调养作用。

【宜忌】 本膳养心神、补精血，可作为营养不良、神经衰弱、智力发育障碍者的膳食，宜常服。无病多食，具有健身益寿的作用。但因心火上炎、实热所致的心神不安证者不宜。

【方解】 本膳方用龙眼肉，甘温入心、脾经，能益心脾，补气血，常用于心悸怔忡、健忘失眠、贫血、体虚乏力。现代研究证实该药对神经性心悸有一定疗效，故本膳用以养心安神益智。胡桃肉甘温，入肾、肺、肝经，能补肾养血，润肺纳气，多用于肾虚喘嗽、腰痛脚弱、阳痿遗精等，本膳用其滋养肾精，益髓养神。鸡肉补养精血，益五脏。鸡蛋、火腿，均能益精补血。以龙眼肉入心而养心补血，心神可安；胡桃仁补肾益精，有润心充脑作用，心肾两调；以血肉有情之物益精补血，血盛心得养而神安，精盛髓得补则脑充，不独体虚可复，神智、智力亦有望促进。故本膳是养心肾、益智力的良方。

第七节　解表散邪类

解表散邪法适用于外感表证。当外邪乘虚侵袭人体，引起一系列外感症状时，即称之为表证。外感病的发生，早在《内经》中就有明确论述："正气存内，邪不可干""邪之所凑，其气必虚"。指出发病取决于两方面的因素，一是正气虚，即表虚卫外不固；二是邪气的侵袭。因此，治疗就必须通过扶正解表，达到祛邪的目的。外邪主要有风寒、风热、寒湿等，治疗也就有解表散寒、解表清热、解表化湿等不同门类。常用药食如桂枝、荆芥、银花、菊花、芫荽、藿香、香薷、生姜、豆豉等，常用药膳方如生姜粥、五神汤等。

生 姜 粥

【方源】　《中华临床药膳食疗学》。

【配料】　生姜 10g，粳米 50g。

【制作工艺】　生姜洗净，去皮，切成片。先将粳米淘洗、煮粥，待粥熟后加入生姜片再煮片刻。乘热顿服。服后躺卧休息，以取微汗。

【功效】　本膳粥具有解表散寒的功效，适用于风寒侵袭所引起的风寒感冒，凡见有头痛、恶寒、鼻塞、身烦痛等症均可运用。

【宜忌】　本膳方主要用于风寒束表引起的表证。若为风热感冒，症见发热、咳嗽、咽红、脉浮数等，不宜用。若表证有入里化热，见咳嗽、发热、小便赤热等，本方亦不宜用。

【方解】　本粥由生姜、粳米二料组成。生姜辛热，入肺经，为散寒解表要药，能发表除寒，开郁散邪。用于伤寒头痛、伤风鼻塞，具有宣散通肺之力。《本草求真》谓生姜"辛入肺，肺旺则一身之气皆为吾用。中焦之元气充而足，脾胃出纳之令壮而行，邪气不能容矣"，"真药中之神圣也"。粳米甘温入脾胃，能益气健中，与生姜相配伍，生姜辛散，走而不守，宣散肺气以开卫表之郁而逐邪，粳米则扶脾胃实中气，助正达邪，使邪易祛而表易固，有相成之妙。

五 神 汤

【方源】　《惠直堂经验方》。

【配料】　荆芥、苏叶、生姜各 6～10g，茶叶 6g、冰糖（或红糖）25g。

【制作工艺】　生姜切作薄片，与荆芥、苏叶、茶叶加水煮 2 次（每次烧沸 5 分钟），煎取药汁 500mL。另用水 50mL，烧沸后下入糖溶化，和入药汁内，分 3 次温服。

【功效】　本汤功能发散风寒，具有散寒解表的功效。适用于外感风寒、恶寒发热、头痛鼻塞、呕吐咳嗽等症。

【方解】　本汤中荆芥辛温，善解表散寒。《本草求真》谓："荆芥辛苦而温，芳香而散，气味轻扬，故能入肝经气分，疏风散邪。凡风在肌肤灼热，头目昏眩，咽喉不利，身背疼痛者，用此治无不效。"故本方用以疏风散寒。苏叶辛温香窜，亦善疏风散邪，凡风寒偶感，气机不利，均可用此调治。生姜温能散寒，辛能疏解卫表，亦为散寒解表常用之品；茶叶清香疏散，红糖温中扶脾。故全方配合，以疏风散寒之药为主，佐以甘甜之味，能散邪逐邪而不伤正气，具有扶正解表的作用。

第八节 祛痰止咳类

痰由水饮所化，积水成饮，炼饮成痰，故痰为饮之稠浊者。痰的生成，与肺、脾、肾三脏相关，脾主运化水湿，故痰"生于脾"；肺为容痰之器，故"聚于肺"；肾主温化水液，故"关乎肾"。痰聚于肺，阻碍肺气的宣降通达，而为咳为喘。故祛痰止咳，其治主要在肺，同时须注意治脾以绝生痰之源，治肾以疗生痰之本。祛痰止咳，即是用化痰的药食祛除痰饮而达到止咳止喘的目的。主要适应于咳嗽、痰多，或气喘等病证。常用药食如贝母、百合、桑皮、梨、猪肺、萝卜等，常用药膳方如川贝酿梨等。

川贝酿梨

【方源】 《华夏药膳保健顾问》。

【配料】 （配方为大份）

雪梨 8 个，川贝 12g，糯米 100g，蜜饯冬瓜条 100g，冰糖 180g，白矾适量。

【制作工艺】 将川贝打碎碾末。白矾约 10g 溶于 200mL 水中；糯米蒸成米饭；冬瓜条切成小颗粒。梨削皮，从蒂把下切一截，用小勺将梨核掏出，浸于白矾水中以防变色，然后在沸水中烫一下，捞入凉水中冲凉，沥干水待用。

把糯米饭、冬瓜颗粒、冰糖的半量（打碎）和匀，分装于梨内；再把贝母粉末亦分成 8 份装入梨内，盖上梨把。将梨盛于盘内，上笼蒸 40 分钟至梨烂。再烧开清水 200mL，将余下的冰糖溶化，收浓汁，待梨出笼后浇在梨上即成。

【功效】 本膳以川贝、雪梨为主料，具有清热化痰，润肺止咳的功效。对于虚劳咳嗽的久咳不止、干咳、或痰黏难咯、痰中带血；肺热咳嗽的胸闷喘咳、咯痰黄稠等症有良好的化痰止咳作用。可作为肺结核，百日咳，急、慢性气管炎患者的膳食。

【宜忌】 本膳以润肺止咳见长，用于阴虚、燥热者效果好。若为外感咳嗽，或风寒表证未已，或咳嗽痰清稀而白，则禁用本方，以防凝痰恋邪，反致疾病缠绵难愈。

【方解】 本膳主料中川贝母，苦甘微寒，善止咳化痰，长于润肺，为痰热咳嗽之要药。《名医别录》谓："疗咳嗽上气。"《本经逢原》谓："肺受心包火乘，因而生痰，或为邪热所干，喘嗽烦闷，非此莫治。"故于清热化痰，或润燥化痰，贝母独有专功。雪梨甘寒，可润肺清心，止热咳，疗燥嗽。《随息居饮食谱》谓梨"润肺，清胃，凉心，涤热息风，化痰已嗽，养阴濡燥，消痈疽，止烦渴"。与贝母相合，能助其润肺生津，涤痰止咳。糯米和胃健脾，用于本膳，寓有培土生金，杜痰生成之源的意义。冬瓜条做蜜饯，既有清热利尿的作用，又具有润燥养肺的功效。冰糖甘润清爽，能滋养肺胃之阴而润其燥。全膳配伍欲收化痰止咳之效。是通过润肺、清热、和中来实现的，故宜于肺燥有热的咳嗽。

第九节　清热解毒类

清热解毒是指用苦寒、寒凉类药物、食物治疗热毒病证。热有虚热、实热之分。虚热多由阴虚而生，不可用苦寒清热法，只能用滋阴法治之。实热多为外邪引起，故有时也称邪热。外感风、暑、寒、热、湿，在表不解，或壅聚于皮肤肌腠，均可转化为热证或热毒。表现为发热或高热，口渴，小便黄赤，舌红，脉数等。若邪热壅聚不散，腐败血肉，则可变为痈毒，内聚于脏腑，可产生内痈或疫毒等。因邪而生热，热盛而成毒，故需要清热解毒。常用药食有银花、黄连、菊花、绿豆、大蒜、栀子、土茯苓、紫花地丁等。药膳方如绿豆炖藕等。

绿 豆 炖 藕

【方源】　《家庭药膳》。

【配料】　莲藕100g，绿豆150g，肉汤1500mL，精盐5g，胡椒粉、味精各3g，生姜15g，白矾10g。

【制作工艺】　绿豆淘洗干净，清水浸泡2小时，沥干备用。鲜藕刮皮，去节，洗净，切成条块；白矾兑于2000mL水中溶解备用；生姜洗净切片。

锅置火上，注入白矾水，烧沸后下入藕块，煮5分钟后捞出，冷水漂洗2次。再用干净砂锅注入肉汤，烧开后下入藕块、绿豆、生姜同炖，至绿豆开花熟烂时，加入胡椒粉、食盐、味精即成。

【功效】　本膳甘甜汁浓，口感爽滑，具有清热解毒，健脾和胃的功效。对于丹毒、痈肿等感染、化脓性疾病，伴有烦渴发热，尿赤便结，目赤肿痛等症者，具有较好疗效。

【宜忌】　宜用于实热热毒证，虚热或寒性痈肿者则不宜食用。

【方解】　本膳以鲜藕、绿豆为主料。绿豆甘寒，入心、胃经，具有清热解毒，清暑利水的功用。适用于暑热烦渴，水肿，泻痢，丹毒，痈肿。能解热药中毒、食物中毒、金石中毒。《本草求真》谓："毒邪内炽，脏腑经络，皮肤脾胃，无一不受毒扰，服此性善解毒，故凡一切痈肿等症，无不用此奏效。"本膳亦取其解热毒，消痈肿，利尿除烦。鲜藕甘寒，入心、脾、胃经，能养血生肌，生津除烦，健脾开胃，生用能清热凉血，散瘀止血。合绿豆，能增强其清热解毒之力，且热毒易伤脾损胃，故又可合绿豆以健脾益胃。热则伤津，二料也能生津除烦，故配伍用于热毒所致各种病证，均可收到很好疗效。

第十节　祛风除湿类

祛风除湿法是指运用具有祛除肌肉、经络及筋骨间风湿邪气的药膳，用以治疗、调养风湿类疾病。风、寒、湿等外邪侵袭人体，滞留于肌肉、经络、筋骨处，阻碍气血，滞塞经络，导致肢体重着、疼痛麻木、筋脉拘急等症，中医称为"痹证"。风寒湿气之所以能够引起人体疾病，多与人体阳气不足和经脉滞涩有关，阳虚则邪易滞留，经脉滞涩则气血不通，均可引起痹痛。肾为阳气之根，因而风湿类疾病又常与肾阳不足有关。祛风除湿法除用祛风湿药食以外，常需与温肾药食配合。经络滞涩则又多有气血不通，故本类膳食的组合，多为补肾壮骨、祛风除湿、辛温散寒、活络行血、行痹止痛等类药物相配伍而成。常用药食如当归、川芎、海桐皮、木瓜、牛膝、狗肉、羊肉等。药膳方如海桐皮酒等。

海桐皮酒

【方源】 《杂病源流犀烛》。

【配料】 海桐皮 30g，薏苡仁 30g，生地黄 150g，牛膝 15g，川芎 15g，羌活 15g，地骨皮 15g，五加皮 15g，甘草 5g，白酒 1.5L。

【制作工艺】 所配伍各药制为粗末，用绢袋或纱布袋盛装，袋口扎紧，置广口瓶内，注入白酒，将瓶口密封，每日振摇酒瓶 1 次，冬季浸 14 日，夏季浸 7 日即可。每次饮 30～50mL，视酒量而定，佐餐饮，一日 2 次。

【功效】 本药酒具有祛风除湿，行痹止痛，强筋壮骨的功效。原书用治风湿所致腰膝疼痛难忍等症。根据药物配伍，大凡风寒湿气滞留经脉，血行不畅，气血瘀阻所引起的肢体疼痛、腰膝酸软、筋骨痿弱者，均可服用。

【宜忌】 本酒用于肾虚而寒湿滞留所致风湿病证。若伴见肝阳上亢，心血瘀阻及妇人怀孕期间，慎勿服用。心脏病、高血压患者宜慎用。

【方解】 本药酒以祛风湿，通经脉，滋阴血，通痹止痛见长。海桐皮、羌活、薏苡仁、五加皮祛风去湿、宣痹止痛为君药。海桐皮善祛风湿，通经络而直达病所，如《海药本草》谓其"主治腰脚不遂，血脉顽痹，腿疼膝痛"，《本草纲目》谓其"能行经络达病所"。羌活善祛风胜湿；薏苡仁善健脾渗湿；五加皮散风胜湿，强筋壮骨；以牛膝、川芎活血通脉，逐血中寒湿；地骨皮退虚热而能坚阴；牛膝又能补肝肾；五加皮尚可治肝肾不足；生地黄养阴血。诸药合用一能滋补肝肾之阴，二可强筋健骨，三可使通血脉而不伤阴，故共为辅药。白酒体阴用阳，性热而善行，能通脉行气，活血导滞，推助药力，舒筋活络，《随息居饮食谱》称其"性烈如火，遇火即燃，消冷积，御风寒，辟阴湿之气"能治"寒湿久痹，四肢酸痛，诸药不效者"，配于方中能行药势，助药力，为方中佐使。故全方配伍，能使药势药力通行于血脉而直达病所，既有祛风胜湿，通络止痛之品以除病因，又有补肝肾、强筋骨之药以固根本，故坚持饮服，能达到祛风湿止痹痛的效果。

第十一节　开胃消食类

水谷饮食的摄入、消化、吸收及糟粕粪便的排泄，都属于脾胃功能。脾主运化，胃主受纳；胃为纳谷之腑，脾为化食之脏：不能纳谷责之于胃，纳谷不化责之于脾。胃口不开，食欲不振，消化不良等总属脾胃功能失常。引起的原因有几方面，一是饮食太过，损伤脾胃，导致脾胃失健，消化呆滞；二是脾胃虚弱，不能纳食化谷；三是水湿、寒饮等困阻脾胃，影响脾胃运化。后两个原因引起者又见于健脾和利湿法，本节主要为饮食失常、脾胃失健而设。主要症状如脘腹痞满，恶心呕吐，嗳腐吞酸，腹痛泄泻，不思饮食等。常用药食如山楂、鸡内金、神曲、动物胃肠等内脏，药膳方如内金肚条等。

内 金 肚 条

【方源】 《中医饮食疗法》。

【配料】 鸡内金5g，熟猪肚200g，火腿5g，青椒5g，白胡椒粉3g，精盐4g，味精4g，白糖3g，绍酒5g，酱油3g，淀粉5g，香油5g，葱5g，姜5g，蒜末3g。

【制作工艺】 先将熟猪肚于沸水中烫过，捞出用刀切成1cm宽、4.5cm长的条，在盘内码放整齐。青椒洗净，切条；葱洗净切段；姜洗净解刀成片；蒜洗净捣碎；鸡内金碾成粉末。

炒锅置旺火上，锅内注10g油，下葱、姜，待出味后去掉，再加入鲜汤50g，放入火腿、精盐、绍酒、酱油、味精、白糖、青椒条。煮开后把肚条推入锅内，烧开后撒入鸡内金粉、胡椒粉。淀粉水调成芡汁淋入，翻炒后淋入香油，翻炒、出锅即成。佐餐用。

【功效】 本膳味道鲜香，具有开胃消食、健脾导滞的功能。可用于饮食积滞、脾胃失健所引起的脘腹胀满疼痛，嗳腐吞酸，呕吐恶心，不思饮食等症。可作为胃肠病后、消渴、小儿疳积、小儿消化不良、年老脾胃气弱等病的日常餐。

【宜忌】 对饮食不节，损伤脾胃，或脾胃气弱，食欲不振，本膳均有作用。但若为胃火所致的口臭嗳腐，或痰湿水饮中阻引起者，本膳则不宜服食。

【方解】 本膳主料为鸡内金、猪肚条。鸡内金甘平，入脾胃消食积，健脾胃，为强有力的消食化积开胃药，含胃激素、多种维生素。《滇南本草》称其"宽中健胃，消食磨胃"。举凡动物牙齿不强者，其胃必健。鸡无利齿，而其胃则消食磨物极强健，故鸡胃之内皮作为药物也具有极强的化积健脾作用。猪肚入脾胃经，具有健脾胃、疗虚损的作用。二料相配，以鸡内金消磨水谷，化除积滞，以猪胃健脾胃以复运化能力，更辅以白胡椒之辛温香燥，能醒脾开胃，故全膳组合具有开胃进食，消积导滞，健脾和胃的功效。因属平补开胃，故于胃热胃火盛者，本膳无泻火之料；痰湿水湿盛者，本膳无导水消饮之药，故不宜用。

第十二节　温里散寒类

五脏六腑之气，得温则行，得寒则凝。行则功能正常，凝则脏腑失职。里寒主要表现为脏腑虚寒，阳气不足的一系列症状。用温中散寒法以除里寒，才能恢复脏气通畅。里寒多因素体阳虚，寒自内生，或因脏气虚弱，不能抵御寒邪内侵，或因误治损伤中阳，均需温中才能散其寒。里寒常表现为畏寒肢冷，得热则缓，喜暖蜷卧，不思饮食，呕吐便溏，小便清长，脉象沉迟等。常用药食有肉桂、茴香、姜、狗肉、羊肉等，药膳方如附片羊肉汤等。

附片羊肉汤

【方源】 《华夏药膳保健顾问》。

【配料】 （配料为10份）

附片 30g，羊肉 2000g，生姜 50g，葱 50g，胡椒 6g，食盐 10g。

【制作工艺】 附片洗净，用纱布袋松装，扎紧袋口。羊肉用清水洗净，入沸水锅中焯，加葱、姜各 25g，焯至断红色，捞出，剔去骨，将肉切成约 2.5cm 见方的肉块，再入清水中漂去血水，肉骨打破待用。生姜洗净、拍破，葱洗净、缠成团备用。

砂锅内注入清水，置于火上，下姜、葱、胡椒、羊肉、羊骨入锅，附片纱包投入汤中。先用武火煮沸约 30 分钟后，改用文火慢炖约 2 小时，至羊肉熟烂为度。将炖熟的附片捞出，除去纱布袋，分装于 10 个碗内，羊肉亦捞出分装，再掺入汤即成。

【功效】 本膳以附片、羊肉、生姜为主料，具有温中散寒，助阳暖肾的功效。对于脾肾阳虚，中阳不振，寒自内生所形成的脘腹冷痛，肢冷畏寒，大便溏泄，小便清长，或寒湿较重的肢节酸痛等症，本膳方具有很好作用。

【宜忌】 本膳用于阳虚中寒证。若无里寒，或见里热较重，阴虚内热、潮热者，均不可食。以防两阳相合，转增他病。

【方解】 本膳中附片为大辛大热药物，有回阳补火，温中止痛，散寒燥湿的作用。《珍珠囊》称其能"温暖脾胃，除脾湿肾寒，补下焦之阳虚"。是临床最常用的温中祛寒药物。生姜辛温，能散寒行气；胡椒辛热，能下气温中，健胃祛寒，善治心腹冷痛。二料配伍附片，一则助附片以温阳，二是辛散以行气，亦具有调味作用。羊肉暖中补虚，开胃强体，补养精血。故本膳集群队辛温大热之品，专攻腹中寒气，以助阳温阳之力逐寒，以辛散之功祛寒，以血肉之味培脾肾之阳以御寒，故本方全为有寒在中而设，为驱寒良剂。也正由于此，非寒证，或纯属热证、阴虚证，便不可服此膳。

第十三节 理气止痛类

气在人体内的运行以通畅流利为顺，任何原因导致气的阻滞、逆乱，即可引起气病，即气机紊乱，均需调理气机，即理气。气机不顺最常见的是气机阻滞。滞塞不通，或通而不畅，或横窜经络，皆可引起疼痛，即"不通则痛"。治以调理气机，使气行恢复通畅，疼痛也就消失，即叫做"通则不痛"。气机阻滞最多见于肝郁气滞与脾胃气滞，且二证常常互相关联，肝郁导致脾胃之气运行不畅，本类膳食主要用于这两个方面。由肝郁气滞所引起的常见症状如胸胁胀痛、胸闷不舒、常叹息、乳房胀痛、月经不调、痛经等；由脾胃气滞所致者如脘腹胀满、嗳气吞酸、呕恶食少、大便失常、腹痛、肢体倦怠乏力等。常用理气止痛的药食如陈皮、砂仁、豆蔻、茉莉花、冬笋等。需要注意的是，气郁气滞日久，引起血行不畅，会导致瘀血阻滞，即所谓"久病多瘀"。治疗时单纯用行气理气，效果常不好，必须合用行气活血化瘀的药食。药膳方如鲜橘皮肉汤。

鲜橘皮肉汤

【方源】 《中医饮食疗法》。

【配料】 鲜橘皮 15g，猪瘦肉 500g，绍酒 10g，大料 3g，桂皮 3g，香醋 50g，白糖 100g，精盐 5g，酱油 5g，葱白 5g，姜块 3g，香油 5g，味精 3g。

【制作工艺】 橘皮、桂皮、大料用纱布袋装好，扎紧袋口备用。猪肉切成约 3cm

长、2.5cm厚、2cm宽的块状，放入小盆内，加酱油腌渍片刻。大勺放火上，加750g油，烧至八至九成热时，把渍好的肉块下油中炸成枣红色，捞出沥干油。

另取干净大勺置火上，勺内加汤2碗，放入葱段、姜块、绍酒、香醋、白糖、精盐和药袋。煮开后，再把冲炸好的肉块放入，开锅后移用文火熬熟。然后拣出药袋、葱、姜，加入味精，转用武火收汁，淋入香油即成。

【功效】 本膳制成后色泽鲜艳，甜香润口，具有行气健脾，止痛和胃的功效，亦可化痰。适应于因脾胃气滞而致的饮食不化，腹胀满痛，食欲不振，恶心欲呕，或见痰湿阻滞，咳嗽痰多，胸闷不畅等病症。

【宜忌】 本膳药偏温热，于气滞有寒或热象不甚者有良效。若实热津亏或阴虚内热者慎勿服食，恐温热更伤津液，转增他病。

【方解】 本膳主药为鲜橘皮，味甘苦而性温，入脾、肺经，能理气健脾，燥湿化痰，为理气化滞最常用的中药。《名医别录》谓其能"下气，止呕咳，治气冲胸中，吐逆霍乱，疗脾不能消谷"。《医学启源》载其"去胸中寒邪，破滞气，益脾胃"。故本膳用鲜橘皮顺气健胃，止咳化痰为主。大茴辛平，主治心腹冷气，调中止痛，止呕吐。桂皮辛片热，有温中散寒、行气止痛、健胃、活血等功用，常用于胃脘冷痛，呕吐腹胀，消化不良。脾胃之气得温则升降有序，受寒则凝滞而气行不畅。故本膳方以大料、桂皮温运脾胃之气，以辅佐橘皮理气行气。而瘦猪肉入脾胃经，补肝益气，滋阴润燥，为滋养精血的佳品，与前三料配伍，其意在补养气血，使正气旺盛，再理气行气，则滞易通，痛易止，胀易除，亦为配伍得当的佳膳。又因橘皮能燥湿化痰，大茴、桂皮能化痰湿，故又适用于痰湿阻滞而致的喘嗽。

第十四节　活血化瘀类

凡离经之血，凝滞不行之血，既不能运行周身以营养脏腑，又不能很快消散消失，这种失却正常作用的血称为瘀血。瘀血积留，可引起很多病症，如聚于一处，则为块为肿；阻于经脉，则不通而痛；瘀血不去，则新血不生等。还有奇病怪病多生于瘀的说法。活血化瘀足止痛通络、消块散结、止血生血的重要方法。主要由活血化瘀、行气通络类药物组成，具有促进血行，消散瘀血，制止出血等作用。常用药食如三七、川芎、当归、月季花、动物心脏等，药膳方如三七猪心、红花牡蛎等。

三 七 猪 心

【方源】 《中医饮食疗法》。

【配料】 三七粉4g，猪心200g，绍酒2g，生姜2g，水发木耳2g，白糖2g，酱油3g，精盐1g，胡椒粉1g，鸡蛋清50g，香油2g，味精5g，淀粉10g。

【制作工艺】 猪心剖开洗净，用刀切成薄片，放于碗内加鸡蛋清、精盐、胡椒粉、淀粉调匀。再将三七粉、绍酒、酱油、白糖、味精、姜末加水调成卤汁待用。

烧锅内注油适量，烧至四五成熟时，把调好的猪心片放入油中滑开，再捞出于漏勺内沥干。锅内留少许油，放姜末少许，待炒出味后，把滑好的猪心片、木耳倾入，翻炒几下。再将碗内卤汁泼流入锅，翻炒均匀，淋入香油即成。作佐餐常食。

【功效】 本膳味香质嫩，熟烂适口，具有行血散瘀、止血定痛、补心安神的功效。可用于癥瘕、血晕、恶露不下、跌仆瘀血等症，能活血化瘀；适用于多种出血证，如吐血、咳血、衄血、便血、崩漏、产后出血、瘀滞出血等，能止血散瘀；适用于心血亏虚的心悸、失眠、心烦胸痛等症，能补心安神；也适宜于冠心病型心绞痛，血栓闭塞性脉管炎、动脉硬化等病症，具有活血定痛，散瘀通络作用。

【宜忌】 本膳以三七、猪心为主料，善活血、止血、补血养心，故适于多种慢性出血性疾病、瘀血证。但强于活血、行血，阴虚虚热较甚者应慎用。

【方解】 本膳方中三七甘、苦，性温，能入肝经，善止血散瘀，活血定痛，为血病良药。《本草纲目》称其"止血，散血，定痛"。《玉楸药解》谓其"和营止血，通脉行血，行瘀血而敛新血。凡产后，经期，跌打，痈肿，一切瘀血皆破；凡吐衄，崩漏，刀伤，箭射，一切新血皆止"。历代医家在治疗血证时常视三七为神品。猪心入心经，功善养心补血，《本草图经》认为可"主血不足，补虚劳"。三七以攻邪见长，能行血、能祛瘀；猪心以补养见功，可养血，可安神。三七得猪心相伍，则攻邪无伤阴损血之虞，血本虚者用之亦无碍；猪心得三七为主，补血不致留瘀，瘀去新血易生。故两相配伍，攻补兼顾，为活血补血的良方，可用于多种心血管及血液病症。

红 花 牡 蛎

【方源】 《家庭中医食疗法》。

【配料】 番红花1g，牡蛎200g，蘑菇150g，奶油白葡萄酒、牛奶精盐、胡椒、面粉、洋葱适量。

【制作工艺】 牡蛎去壳取蚝肉于盐水中洗净，沥干水；蘑菇洗净，切成薄片，洋葱切成末。将奶油入于炒锅内，焙化后，加入葱末炒香，再加蚝肉和菇片迅速翻炒，再加入白葡萄酒、番红花，上盖煮10分钟左右。蚝肉煮熟后拣出，锅内再加牛奶煮沸，用盐、胡椒调味，蚝肉再倒回锅内，入味后用面粉收汁即成。

【功效】 本膳具有活血化瘀的功效，能降血脂，防治动脉硬化，对冠心病、动脉硬化症等具有治疗作用。经常食用，具有预防动脉硬化的功效。

【宜忌】 本膳用于防治冠心病、动脉硬化，需要较长时期坚持食用，方能见效，以一周2~3次较宜。

【方解】 本膳以红花、牡蛎、蘑菇为主料。红花辛温，入心、肝经，能活血通经、祛瘀止痛，多于血滞经闭、腹痛癥瘕、产后血晕等症中用以活血通经；于瘀血疼痛、痈肿、血瘀吐血等症中用以去瘀止痛。《本草纲目》称其"活血润燥，止痛散肿，通经"。《本草正义》谓其"性本温和，气兼辛散，凡瘀滞内积，及经络不利诸证，皆其专主。但专而不守，迅利四达，不宜大剂独任"。牡蛎有益气血、解酒、润肤的作用，多用以维持正常血压，减缓心动过速，预防血压过高过低变化，防治心脏病等。蘑菇能理气行滞、开胃健脾。三料配合，红花化瘀，专而不守，为专攻瘀血瘀滞；牡蛎滋补气血，配红花则以滋补而守于中，可防红花辛散逐瘀太过；蘑菇则理气开味健脾，可佐牡蛎以生气血，可佐红花以行血气。故三料配伍得宜，为防治心血管疾病的有效方。

坤 草 童 鸡

【方源】 《华夏药膳保健顾问》。

【配料】 益母草（坤草）15g，童子鸡 500g，冬菇 15g，火腿 5g，香菜叶 2g，鲜月季花 10 瓣，绍酒 30g，白糖 10g，精盐 5g，味精 5g，香油 3g。

【制作工艺】 将益母草洗净，放碗内，加入绍酒、白糖上屉，蒸 1 小时后取出，用纱布过滤，留汁备用。

童子鸡宰杀净毛，洗净，从背部剖开，除去内脏，剁去头、爪，入沸水中烫透。捞出放砂锅内，加入鲜汤、绍酒、冬菇、火腿、葱、姜，煮开后，加入精盐，盖上盖，用小火煨至熟烂。然后拣去葱、姜，加入味精、益母汁、香油、香菜叶和鲜月季花瓣即成。

【功效】 本膳以益母草、月季花、童子鸡等为主料，具有活血化瘀，调经止痛的功效。对于跌打瘀痛，瘀血潴留，妇女经脉阻滞引起的月经不调、痛经、经闭、产后瘀血腹痛、恶露不尽、产后血晕、崩漏下血等，及气血不足的经闭、经期错后、久不受孕等类患者有较好的效果。

【宜忌】 本膳运用时，审属瘀血证，或伴气血亏损，均可服用。但月经病证属血热、痰湿内盛者，或其他急性病者患病期间不宜服食。

【方解】 本膳主料中益母草辛苦微寒，入心、肝经，有活血化瘀、调经、消水等功效，为血瘀证，特别是妇科瘀血证的常用要药。《本草纲目》谓其"活血破血，调经解毒，治胎漏产难，胎食不下，血晕、血风、血痛，崩中漏下，尿血、泻血，打扑内损瘀血，大小便不通"。《辨药指南》称益母草"活血行气而不推荡，使血气流通以除积滞，大有益于阴分，故云有补阴之功。此非濡润之物，体本枝叶，仅可通散，不可滋补"。故益母草功擅行血化瘀，本膳用以为主。月季花功擅活血调经，以之配伍益母草，使膳方活血化瘀之效偏重妇人经水。但均为草木枝叶，通疏有效，而补养乏力，于妇人血不足之体，以童子鸡配伍，能生精血，养五脏，一可补气血之虚，二可因滋补而补益母草、月季花之不及。故全方配伍，药虽少，而配合得当，活血无伤血之虞，补血无瘀阻之患，是一首好的祛瘀药膳。

第十五节　平肝息风类

肝为刚脏，体阴而用阳，藏血而主疏泄，其阴易虚而阳易亢。一有疏泄不畅，肝气郁滞，郁之久则或横窜经络，或化火上冲，呈肝阳上亢之势，或引动肝风，成虚风内动之证。肝风内动，多表现为头痛头晕，肢体震颤、麻痹，步履不稳，筋肉瞤动，抽搐痉挛，甚则肝风夹痰，上蒙清窍而成昏迷等症。由于肝阳上亢、肝风内动，均源于肝肾阴虚，阴不能制阳，故治疗当以平肝息风为大法，以滋养肝肾之阴为基础。其应用药食主要有天麻、生地黄、钩藤、芹菜、白芍、龙骨、猪脑、羊脑等。药膳方如天麻猪脑、天麻鱼头等。

天 麻 猪 脑

【方源】 《中医饮食疗法》。

【配料】 天麻 15g，猪脑 1 个（约 200g），绍酒 5g，白糖 5g，葱 5g，姜 3g，味精 2g，香油 2g，精盐 2g，花椒 10g。

【制作工艺】　将天麻洗净，置碗内，加入绍酒、白糖，上屉蒸约 40 分钟，取出切片备用。猪脑放砂锅内，加入花椒水、葱段、姜片、精盐，开水 250g，上火炖熟，拣去葱段、姜片，再加入天麻片、味精，煮沸后淋入香油，即可食用。

【功效】　本膳选用天麻、猪脑为主组方，具有养肝滋阴，补虚益脑，清眩止痉的功效，可用于肝阴耗损所引起的头晕头痛、目眩耳鸣、肢体麻木震颤、失眠烦躁等症。对高血压、高血压脑病、神经衰弱等病症有很好的疗效，对高血压脑病有一定预防作用。可作为高血压患者的日常膳食。

【宜忌】　本膳天麻猪脑相配，以滋阴养肝而降血压为主，故适用于肝阴虚损所引起的疾病。对于肝阳化火，火炎风动，或痰火内盛的患者，本膳清热降火，化痰定痉之力尚有不足，宜另选方。

【方解】　本膳以天麻、猪脑为主料，天麻甘平，入肝经，能息风止痉，通络止痛。《珍珠囊》谓其"治风虚眩晕头痛"。《本草正义》谓："天麻之质，厚重坚实，而明净光润，富于脂液，故能平静镇定，养液以息内风。古有定风草之名。能治虚风，岂同诳语。今恒以治血虚眩晕及儿童热疾风惊，皆有捷效。"故天麻善治风眩，为虚风内动、痉挛风痫最为多用的药物。猪脑味甘性寒，入肝经，《名医别录》谓其"主风眩脑鸣"。故其益精养阴，补虚益脑的作用常用于高血压、神经衰弱等症。天麻善息风止痉，得猪脑长于益精养阴相配伍，俱能入肝以滋阴，润肝以息风，两相促进，为平肝息风法的有效配方。

芹菜肉丝

【方源】　《中医饮食疗法》。

【配料】　芹菜 500g，猪瘦肉 100g，精盐 5g，味精 5g，芝麻油 30g，葱丝 5g，姜丝 3g。

【制作工艺】　将芹菜剔去叶，削去老根，洗净，切成寸许长的段，放沸水中略焯，捞出用凉水过凉，沥干备用。瘦肉切为细丝。

炒锅置旺火上，注入芝麻油，烧热后放入葱丝、姜丝、肉丝煸炒。待肉丝炒熟，加入精盐、味精、芹菜，翻炒均匀，出锅即成。作佐餐，可常食。

【功效】　本膳以芹菜、猪肉为主料，具有平肝息风，利湿降火的功效。对于肝阴不足、肝阳上亢、肝火上炎所致的疾病有较好作用。凡见有头晕目眩，耳鸣口苦，头痛目赤，肢体麻木，痉挛抽搐，小便不利等症状，便是本膳的适应证。故高血压、动脉粥样硬化病等患者常食本膳，具有良好的调节作用。

【宜忌】　本膳方降血压作用平稳可靠，服食安全，是高血压患者较理想的膳食。但芹菜性凉，体质偏寒者少食为宜。

【方解】　本膳主料中芹菜，甘凉，入肝、胃经，具有降压利尿，镇静止痉作用，常用于高血压性头痛、头胀等症。本膳因其甘凉养阴，入肝息风而用为主料，配猪瘦肉益精养血以润肝，故配伍后，二者功用相辅，可以益阴平肝，养血息风，多用于高血压、心血管病患者的调养。

天麻鱼头

【方源】　《中国药膳学》。

【配料】 天麻 25g，川芎 10g，茯苓 10g，鲜鲤鱼 2 条（每条 600g 以上），酱油 25g，绍酒 45g，食盐 15g，白糖 5g，味精 1g，胡椒粉 3g，麻油 25g，葱 10g，生姜 15g，湿淀粉 50g。

【制作工艺】 将鲜鲤鱼去鳞，剖开腹，挖去内脏，洗净。再从鱼背部剖开两半，每半剁为 3～4 节，每节剞 3～5 刀（不要剞透），共分为 8 份，用 8 个蒸碗分盛。把川芎、茯苓切成大片，放入水，再加入天麻同泡，共浸泡 4～6 小时，捞出天麻置米饭上蒸软蒸透，乘热切成薄片待用。

把天麻薄片分为 8 等份，每份约 3g，分别夹入各份鱼块中。然后放入绍酒、姜、葱，注入适量的清汤，上笼蒸约 30 分钟。鱼蒸好后，去葱、姜块，把鱼与天麻扣碗中，原汤倒入火勺内，调入白糖、食盐、味精、胡椒粉、麻油、湿淀粉、清汤，煮沸，打去浮沫，浇在各份鱼的面上即成。

【功效】 本膳以天麻、川芎、茯苓、鲤鱼为主料，具有平肝息风、活血止痛、滋阴安神的功效。对于肝阳肝风引起的眩晕头痛，肢体麻木，手足震颤等症有良好作用。同时，对神经性偏正头痛，神经衰弱性头昏头痛，亦有很好的疗效。

【宜忌】 本膳具有平肝息风、补虚行血的作用，故凡高血压、神经性头痛、头昏均宜，无特别禁忌。

【方解】 本膳主料中天麻为平肝息风要药，故重用为君药。川芎辛温，入肝行血，为血中之气药，长于活血定痛，具辛散之力能条达肝气，平抑肝阳。茯苓健脾利湿，具下行之性，有入心安神，止眩定痉之功。二药活血定痛、安神止痉，辅佐天麻，使平肝息风之力更强。鲤鱼味美可口，营养价值高，极易消化，且具有利尿降压的作用，故与中药相配后，既能滋精血、益肝肾，使真阴得补，又能利小便、平肝阳。全膳配伍，对于肝肾阴虚，阳亢风动者卓有成效。

第十六节　利水消肿类

水液是人体的重要组成部分，具有滋润脏腑、滑利关节、转输废物的重要作用。水不足则发生各种干燥性疾病，水液潴留则生为水肿痰饮。人体调节水液代谢的脏腑主要是肺、脾、肾，而且脾肾二脏尤为重要。脾主运化水湿，肾主温化水液。一旦脾、肾功能不足，水湿不能运化，就会形成水肿。利水消肿法主要就是运用具有利尿、健脾、温肾功效的药食治疗和调养脾、肾功能，化除水湿，达到消肿的目的。常用利尿消肿的药食如泽泻、车前、茯苓、冬瓜皮、赤小豆、薏苡仁、鲤鱼、鲫鱼等，药膳方如乌鲤鱼汤、冬瓜汁等。

乌鲤鱼汤

【方源】 《得效方》。

【配料】 乌鲤鱼 1 尾（约 500g）、赤小豆 100g，白术 20g，桑白皮 15g，陈皮 10g，葱白 3 根。

【制作工艺】 选购乌色鲤鱼 1 尾，去尾，去鳞，剖开去内脏、挖去腮，洗净。赤豆去杂质、洗净，用水 2L，将赤小豆煮涨。白术、桑皮、陈皮三药以纱布包紧，与鱼同放入赤豆汤中再煮。煮至赤小豆烂熟，去药包，将葱切细后放入，不放盐即成。先食鱼及豆，后喝汤，一日3次服完。

【功效】 本膳方具有健脾渗湿，利水消肿的功效。用于治疗水肿、四肢肿。对于脾虚水肿患者，见有小便不利，脘腹胀满，食少，面色㿠白，四肢急惰，体倦懒言等症状者最为相宜。慢性肾炎患者，肝硬化腹水，营养不良性水肿，妊娠后期下肢浮肿，脚气浮肿见有脾虚失运症状者，均可服用本膳。

【宜忌】 本膳方配伍重在健脾利湿以消水肿，故对于脾失健运而致的水肿有良效。若为肾阳衰惫而致水肿，见有畏寒肢冷，面色黧黑，腰酸膝软，或遗精阳痿等症时，本膳温阳之力不足，用之则难以显效。

【方解】 本膳主料中鲤鱼，陶弘景称之"为诸鱼之长，为食品上味"，具有开胃健脾，利尿消肿，下乳等功效，主治水肿、黄疸、胸前胀痛等，尤对孕妇浮肿、小便不利有良效。赤小豆，《神农本草经》谓"主下水肿"。《名医别录》谓："利小便，下腹胀满。"故赤小豆是传统治水肿的药物，能行水消肿，解毒排脓。其性善于下行，通利水道，使水湿下出而肿消。二料配合，能增强利尿去湿消水肿的作用。配白术、陈皮以健脾燥湿，脾运复健，则能运化水湿。桑白皮能清肺，肺为水之上源，主通调水道，肺清则肃降有权。葱白为佐使，可通阳化气。诸药食相配伍，以利水消肿药食为主，又辅以清肺药以澄其源，健脾药以清其流，源清流畅，则水肿可因水去而消。

冬 瓜 汁

【方源】 《中医饮食疗法》。

【配料】 冬瓜1000g，砂糖50g。

【制作工艺】 将冬瓜削皮，置干净器皿内捣碎，用干净纱布绞汁。把绞出的冬瓜汁放入一小盆内，加入砂糖，上屉蒸40分钟，取出待其凉后，频频饮服，不限量。

【功效】 冬瓜汁加砂糖味甜可口，清爽宜人，便于服用，有利尿消肿，健脾去湿，清热解毒的功效。对于因脾虚而水湿不运所致的水肿有很好的调养作用。见有水肿胀满，食少便溏，肢体沉重，懒言倦怠，脘痞胸闷等症状者，服用最为相宜。另外，凡因水湿内停所引起的其他疾病，如痰饮壅肺而见有咳喘，痰多色白者；暑热烦闷，口渴而小便少者；男子淋浊，女子带下，及患痈肿者，均可服用。对慢性肾炎水肿、慢性支气管炎、胃肠炎、消化不良的患者，也有治疗作用。

【宜忌】 本膳因功在利湿，举凡水湿内停，皆可服用。但阴虚不足或阴虚内热者，不宜服用，以防利湿更伤阴津。

【方解】 冬瓜具有利水消肿、祛湿消痰、清热解毒的功用，历代医家均对冬瓜很重视。如《本草备要》谓冬瓜能"寒泻热，甘益脾，利二便，消水肿，止消渴，散热毒痈肿"。《名医别录》亦载有冬瓜"主治小腹水胀，利小便，止渴"。现代研究也对冬瓜消水肿的作用给予了肯定，认为冬瓜含钠量低，是肾脏病、浮肿患者的理想蔬菜。本汁甘甜清冽，饮服可口，制作简单，效高价廉，故是水肿患者极便宜、有效的膳食。但须坚持服用，方能脾健肿消。

丝瓜花鲫鱼

【方源】 《中医饮食疗法》。

【配料】 鲜丝瓜花 10g，鲫鱼 500g，樱桃 10g，香菜叶 3g，味精 5g，味素 4g，绍酒 50g，胡椒粉 2g，葱白 3g，鲜姜 2g，鸡汤一大碗。

【制作工艺】 将鲜活鲫鱼刮净鱼鳞，剖腹去内脏，挖去腮，洗净，在鱼身两侧剞花刀。鱼备好后置盘内，加上精盐、绍酒、胡椒粉、味精，腌制片刻。炒锅内放入猪油，烧至八成热时，把鱼下入冲炸，见鱼外皮略硬即捞起沥去油。把炸好的鱼置砂锅内，加上葱、姜块、绍酒、鸡汤、精盐，将砂锅置炉上烧开，再盖上锅盖，转用文火煨熟。熟后拣去葱、姜块，加味素、丝瓜花、樱桃、香菜叶，煮开后，撒上胡椒面即成。作佐餐食用。

【功效】 本膳以鲫鱼、丝瓜花、樱桃为主料，具有健脾渗湿，利尿消肿的功效。对于因脾气虚弱，水湿内停而致的水肿、淋病等，具有调治作用。见有食少纳呆、浮肿不消、小便不利、脘腹胀满、心烦口渴等症状时即可服用。

【宜忌】 本膳食一般水肿均可食用，对脾胃虚弱者效较好。对肾阳不足而致之水肿，本膳温阳之力不足，用之效果不佳。

【方解】 本膳主料中之鲫鱼又名鲋鱼、土鱼，全身均可作药用，入脾、胃、大肠经。具有温中下气，补虚培元的作用，能健脾利湿，治疗浮肿、小便不利、腹水等。《医林纂要探源》谓"鲫鱼性和缓，能行水而不燥，能补脾而不濡，所以可贵耳"，因而可见，鲫鱼很早就用于治疗体弱水肿。丝瓜花能开胃醒脾，利尿解毒，可用于治疗脾虚水停，肢体浮肿。樱桃能调中益脾，《名医别录》载"樱桃味甘，主调中，益脾气，令人好颜色，美志"。香菜能芳香健胃。鲫鱼健脾行水，辅以丝瓜花、樱桃、香菜益胃健脾，全方重在恢复脾的运化功能，使脾运复健，能运化水湿，而达湿化肿消，故对脾虚气呆者尤宜。

第十七节　润肠通便类

大便通畅与否，对人的健康有很大影响。大便干结难解，不仅容易引起肛门损伤，导致肛裂、痔疮等疾病，也容易引起腹胀不适，或导致其他疾病。大便不通，除其他疾病引起者外，多半是肠道津液亏损，肠道失润，大便干结而不通。所以，无论何种方法治疗，均在于增加肠道津液，促进肠道润滑，增强肠道蠕动，使大便易于排出。

常用药食主要有富含油脂的种子类，如芝麻、柏仁、麻仁、李仁、杏仁等；质地滋腻的药食类，如肉苁蓉、香蕉、蜂蜜等；动物类如大肠等。药膳方如芝麻猪大肠、郁李仁粥等。

芝麻猪大肠

【方源】 《中医饮食疗法》。

【配料】 芝麻 50g，淀粉 50g、熟大肠 200g，绍酒 2g，精盐 2g，味精 3g，白胡椒 2g。

【制作工艺】 将猪大肠洗净蒸熟，取 200g 一段，顺肠切开一半，在大肠内放入盐、味精、绍酒、胡椒粉等，腌煨片刻。把芝麻放入大肠内，用手压实，再把大肠卷回原样，斜切成 3 分宽的片，用淀粉糊上浆。炒锅内放油 50g，烧八成熟时，下大肠片炸熟，见大肠外皮酥脆时捞出，装盘即成。

【功效】 芝麻猪肠膳味鲜气香，润滑可口，具有润肠通便，补肺养阴的功效。对于年老津枯，病后肠津未复而见有大便干燥难解，数日一行，努挣乏力；或伴见口干口臭等症，或妇人乳闭，或病后津亏等类患者，本膳食具有较好的调理效果。

【宜忌】 芝麻富含油脂，功能润燥滑肠，故大便本有溏泄者用之不相宜。

【方解】 本膳主料中芝麻又叫胡麻、脂麻，含脂肪油，甘平，入肺、脾、肝、肾经。能滋养肝肾，乌须黑发，为滋补强壮之品；润燥滑肠，能治肠燥津枯，大便秘涩，有润肠通便之效。猪大肠甘寒，入肺、脾经，补下焦，滋润大肠，主肠风脏毒，故可用于肠道功能不足，增强大肠蠕动，润肠通便。二者合用，既有油脂类滑肠润燥之功，又有补肠润肠之效，故对于体虚津亏、血燥便秘、血虚肠燥等均有调治功效。

郁 李 仁 粥

【方源】 《食医心鉴》。

【配料】 郁李仁15g，桑白皮15g，生姜15g，粟米60g。

【制作工艺】 郁李仁水浸，去皮、尖，微炒。桑白皮洗净，切细。生姜洗净，捣烂取汁。

用水适量，先煎郁李仁、桑白皮，去渣，取汁。以药汁煮粟米为粥，待熟后入姜汁即成。任意食之。

【功效】 本膳具有润肠通便、利水消肿、泻肺平喘的功效。可用于大便秘结，腹胀满，或老人津枯液少，肠燥便秘。同时，对水湿停滞、面目浮肿，小便不利，咳嗽气喘、痰涎壅盛等有效。

【宜忌】 老人津枯，或热病后津伤肠燥，或兼有肺气不降，肺热咳嗽者最宜。如肺热不显，亦可去桑皮加蜜糖。若为器质性梗阻所致大便不通，或阳明大热所致大便结硬，则本膳不甚相宜。

【方解】 本膳以郁李仁为主料。郁李仁甘辛性平，入大肠、小肠、脾经。富含油脂，性善滑降，功能润肠通便、利尿退肿，专治大肠气滞，燥涩不通，是中药润肠通便的常用药物。桑白皮甘寒，入肺经，能泻肺平喘、行水消肿。生姜能温中散寒发表。粟米能健脾养胃补中。中医认为肺与大肠相表里，大肠的通畅与肺气的肃降密切相关，且肺主通调水道，如果肺气壅滞，失其肃降之性，气不宣降，大肠则难以司其通畅排便的功能。而肺气的壅阻又多见于痰饮水湿，故方用郁李仁善通大肠，配桑白皮则清肺化痰，复其肃降之性，生姜助桑白皮以宣散条畅肺气，肺气得降，肠复滑润，故能治肠燥便秘。用粥又具健脾和胃，培补肠胃的作用，且更宜于老人服用。故本膳能对肠燥便秘有良效，尤宜于老人。

牛 髓 膏

【方源】 《瑞竹堂经验方》。

【配料】 牛骨髓250g，白蜜500g，山药200g，胡桃肉120g，杏仁120g。

【制作工艺】 杏仁用热水烫过，去皮去尖。胡桃去壳取肉，山药洗净泡发。上三药捣烂如泥，和匀。牛骨打烂留髓待用。牛骨髓、蜜在锅内炒沸，以绢袋滤取汁，盛于瓶内，再将胡桃等和于瓶内，搅匀，密封，隔水煮 3 ~ 5 小时即成。每日早晨服 1 ~ 2 匙，白开水化服。

【功效】　本膳主料牛骨髓、蜜、胡桃仁、杏仁均为富含油脂者，故有润燥滑肠、通畅大便的功效。同时还具有补肾润肺、定喘止咳的作用。对于老年人津枯肠燥引起的便秘、习惯性便秘，均有良好的疗效。对于久咳而肺肾两虚所致的干咳、燥咳、痰少难咯的患者，本膳具有较好的调养作用。而本膳各主料均为滋补强壮剂，对于体质虚弱，或年老体衰，具有补益强健、延年益寿之效。

【宜忌】　本膳料偏于滋腻，功偏滋阴润燥，运用须注意有"虚、燥"的症状。如素体湿盛多痰，或有水湿潴留者，或外感表证未愈者，用本膳易致恋邪助湿，不宜服用。

【方解】　本膳主料中牛骨髓长于滋肾填精、润燥养阴、润肺止喘，故善于虚弱证中见滋润之功。白蜜善滋润肠道，单用亦具润肠通便的作用。胡桃肉善补肾润肺，有"长寿果"之誉，唐代孟诜《食疗本草》即谓胡桃能"润血脉，乌须发，常服，骨肉细腻光滑"。此三料以多脂见长，皆具肺肾双调之功。配以怀山药，有温肾健脾的功用，既有增强脾气运化，助大肠推送大便之力，又配杏仁之润降，助肺气之肃降，亦有助于增强大肠的排便功能。而各料又均为滋补强壮之物，故又能滋养强身，善于补虚损，益精血，宜于虚弱年迈之人。补脾肾、润肺，则对喘嗽有效。故本膳配伍作用较广泛，且尤宜于年老之人。

第十八节　健美减肥类

过度肥胖是一种病态。现代科学认为，超过标准体重 20% ~ 30% 为轻度肥胖，超过 30% ~ 50% 为中度肥胖，超过 50% 以上为重度肥胖。肥胖者不仅引起体态臃肿，行动不便，易受外伤，反应迟钝，还常常引起糖、脂肪、水、盐等物质代谢失常，容易并发或加重高血压、冠心病、糖尿病、高脂血症、胆石症、脂肪肝、关节炎、肿瘤等。妊娠妇女肥胖症可加重妊娠毒血症及难产的发生。肥胖病的发生与饮食、活动、精神因素等有关，中医认为主要由水湿、痰饮、脾肾阳虚等因素所致，所以，要保持形体健美，治疗肥胖，主要从以上几个方面着手。常用药食主要有薏苡仁、茯苓、冬瓜、荷叶、莴苣等，药膳方如荷叶减肥茶、参芪鸡丝冬瓜汤等。

荷叶减肥茶

【方源】　《华夏药膳保健顾问》。

【配料】　荷叶 60g，生山楂 10g，生薏苡仁 10g，橘皮 5g。

【制作工艺】　采鲜嫩荷叶洗净，晒干，研为细末。其余备药亦焙干研成细末，混合均匀。清晨，将混匀之药末放入开水瓶中，用沸水冲入，塞上瓶塞泡约 30 分钟后即可饮用。以此代茶，日用一剂，水饮完后可再加开水浸泡。连服 3 ~ 4 个月。

【功效】　本方具有理气行水，降脂减肥的功效，适宜于单纯性肥胖、高脂血症。也可作为糖尿病、脂肪肝、胆石症等病症的日常饮料。

【宜忌】　本方为利水湿、化痰饮之剂，也具有一定健脾的功用，用于水饮停留所致肥胖者。若肥胖患者见有阴虚征象者则不宜，恐利水更伤阴津；若阳虚证较重，则本方温阳乏力，亦不宜用。

【方解】 本方中荷叶甘平，入肝、脾、胃诸经，具有利水湿，升清阳，清热解暑等作用。《本草纲目》谓其能"生化元气，裨助脾胃，涩精浊，散瘀血"，多用于治疗暑湿泻泄，暑热烦渴。因其具有利水湿，健脾胃之力，故用其为降脂减肥茶主药。茯苓、薏苡仁长于健脾利湿，为脾虚湿停者常用之药，可与荷叶合而共建健脾利湿以减肥之功。山楂酸甘而微温，入脾、胃之经，功能助脾胃，消食积，尤长于消肉食积滞。《本草纲目》称其能"化饮食，消肉积癥瘕，痰饮痞满"等，因其善消水湿痰饮，化肉食积滞，用以佐荷叶，能助其化湿降脂。橘皮理气，辛香温散而能复脾气，助运化。本方配伍以利湿见长，利湿则能健脾，脾气运则能输化水湿，且有善化肉食之品，故全方能达到湿去肥减之目的。

注：减肥茶市售颇多，须根据不同体质、不同病情灵活选用。

茯苓豆腐

【方源】 《家庭中医食法》。

【配料】 茯苓粉30g，松仁40g，豆腐500g，胡萝卜、菜豌豆、香菇、玉米、蛋清、盐、酒、原汤、淀粉各适量。

【制作工艺】 豆腐用干净棉纱布包严，压上重物以沥除水。干香菇用水发透、洗净，除去柄上木质物，大者撕成两半。菜豌豆去筋、洗净，切作两段。胡萝卜洗净切菱形薄片。蛋清打入容器，用起泡器搅起泡沫。豆腐与茯苓粉和拌均匀，用盐酒调味，加蛋清混合均匀，上面再放香菇、胡萝卜、菜豌豆、松仁、玉米粒，入蒸笼用武火煮8分钟，再将原汤200g，倒入锅内，用盐、酒、胡椒调味，以少量淀粉勾芡，淋在豆腐上即成。作佐餐食用。

【功效】 本膳清淡爽口，具有健脾化湿，防肥减肥，降血糖等功效。适用于肥胖病、糖尿病等。

【宜忌】 本膳长于健脾利湿而降糖、减肥。阳虚肥胖者不宜，方无补阳之力。

【方解】 本膳以茯苓、松仁、豆腐为主料，茯苓味甘淡，甘能和中，淡能渗湿，故有利水渗湿之力。《汤液本草》谓其能"泻膀胱，益脾胃"，常用于治疗痰饮停聚，水湿潴留所致的小便不畅，浮肿，胃中振水声，消化不良等症。松仁甘而微温，能滋补强身，润肠通便，古时是极受推崇的辟谷长生的妙药。豆腐甘凉，具益气和中、生津润燥、清热解毒之力。三料相配，能增加减肥功效。茯苓得豆腐之益气，能健中气而复脾之运化，水饮可渐化；松仁配茯苓，则肠胃利而大便畅，三药相合，既可化饮于中焦，又可利湿于二便，故是健脾减肥的较好组方。

参芪鸡丝冬瓜汤

【方源】 《中医临床药膳食疗学》。

【配料】 鸡脯肉200g，党参3g，黄芪3g，冬瓜200g，黄酒、精盐、味精各适量。

【制作工艺】 鸡脯肉洗净，切成丝。冬瓜削去皮，洗净切片。党参、黄芪用清水洗净。砂锅置火上，放入鸡肉丝、党参、黄芪，加水500mL，以小火炖至八成熟，再余入冬瓜片，加精盐、黄酒、味精，仍用小火慢炖，待冬瓜炖至熟烂即成。单食或佐餐用。

【功效】 本膳清爽可口，具有健脾补气，轻身减肥之功效。能经常佐餐食用本膳，对脾虚气弱型肥胖者，见有体倦怠动，嗜睡易疲，食少便溏，或见头面浮肿，四肢虚胖者，具有很好的调养减肥效果。

【宜忌】 本膳属健脾补气类减肥膳食，对脾虚虚胖者尤宜。但于脾气尚健，食欲较好的肥胖者，或阳虚较重的患者均不适宜。前者难收减肥效果，后者则本膳尚乏温阳之力。

【方解】 本膳用党参、黄芪以健脾益气。党参善补中益气，用于中气微弱之调补，是极平妥之品。《本草正义》称其"力能补脾养胃，润肺生津，健运中气，本与人参不甚相远。其尤可贵者，则健脾运而不燥，滋胃阴而不湿，润肺而不犯寒凉，养血而不偏滋腻，鼓舞清阳，振动中气，而无刚燥之弊"。而黄芪善补气升阳，又能补气运阳以利水湿，《本草正义》谓其"能补益中土，温养脾胃，凡中气不振，脾土虚弱，清气下陷者最宜"。故参、芪相配，力能健中补脾，扶中土以运化水湿而减肥。鸡肉善补益气血，补脾和胃，以培补脾胃气血，与参、芪相合，则健脾补中之力相辅而益彰。冬瓜甘淡而凉，功能利水消痰，清热解毒，常用于水肿、胀满、脚气、喘咳等病症。与前健脾补气药食相伍，既能以利湿而助脾，又能祛水而减肥。数料相合，力虽不峻，若能坚持常服，则于缓调之中而见减肥理虚之效。肥胖之病，其来也渐，其去也缓，以缓调之方治之，较之峻攻，则效果更好。故本膳于体虚肥胖者不失为一良方。

麻辣羊肉炒葱头

【方源】 《中华临床药膳食疗学》。

【配料】 瘦羊肉 200g，葱头 100g，姜 10g，素油 50g，川椒、辣椒各适量，精盐、味精、黄酒、醋各适量。

【制作工艺】 瘦羊肉洗净，切成肉丝。生姜洗净，刮去皮，切成姜丝。葱头洗净，切片。炒锅置火上，放入素油烧热，投入川椒、辣椒适量（因人耐辣口味而定），炸焦后捞出。再放入羊肉丝、姜丝、葱头煸炒，加入精盐、味精、黄酒、醋等调味，熟透后收汁，出锅即成。

【功效】 本膳麻辣清香，具有温阳化湿、利水减肥功效。对于阳虚不温，水湿不化型肥胖患者有良效。适宜于临床见有畏寒肢冷，怠动嗜卧，尿清便溏的肥胖患者。

【宜忌】 本膳具温阳利水以减肥的作用，故非阳虚者，或食欲旺者不宜。

【方解】 本膳中羊肉功能益气补虚、温中暖土，能治虚劳羸瘦，虚冷腹痛，中虚反胃。《随息居饮食谱》谓其"甘温，暖中补气，滋营，御风寒，生肌健力"，"兼治虚冷劳伤、虚寒久疟"。故羊肉因有温阳气，补气血的作用，而用于温阳减肥之主料。葱具有利肺通阳，祛风达表的作用。生姜辛热，能温中，散风寒，能治疗阴冷诸痛及寒湿内蓄之证。而川椒辛热，辣椒辛热，与前二味共佐羊肉，能温阳散寒，除寒湿沉积，使阳气温壮，水湿化散于无形，且肺、脾、肾阳气俱能调摄，寒饮水湿因阳复而化，则肥胖自可渐减。唯水饮易成而难去，须持之稍久，缓以收功。

第十九节 美发乌发类

发为血之余。肾，其华在发。中医理论关于人体毛发的论述，认为发与肝、肾二脏的关系最为密切。人体肝为藏血之脏，肾为藏精之所，发与肝肾精血密切相关。精血充盛，能营养毛发，则毛发荣润光泽，不易脱落。若肝肾亏损，精血不足，不能润养毛发，毛发将因之而枯槁无华，易脱易折。所以，欲发乌发美，重在保持肝肾精血充盛，而乌发美发，其重点也在于滋养肝肾，培补精血。常用乌发美发的药食有首乌、熟地黄、黑豆、黑芝麻、核桃肉、侧柏、乌鸡、当归、羊肉，动物肝、肾等内脏，药膳方如乌发汤、首乌肝片等。

乌 发 汤

【方源】 《华夏药膳保健顾问》。

【配料】 （配料为100份）

熟地黄30g，山药30g，丹皮15g，枣皮20g，泽泻15g，制首乌50g，当归6g，红花6g，菟丝子30g，天麻15g，侧柏10g，黑豆60g，胡桃肉5个，黑芝麻50g，羊肉5000g，羊头4个，羊骨2kg，白胡椒15g，生姜30g，葱50g。

【制作工艺】 将全部药物用纱布袋盛装，袋口扎紧待用。羊肉洗净，剔去筋膜，入沸水中焯去血水。羊骨、羊头清洗干净，打破，放入锅底，上置羊肉，加入药包、葱、姜、白胡椒及适量清水。先用温火煮沸，打去浮沫，捞出羊肉切片，再放入锅中，用文火炖1.5小时。待羊肉熟烂，捞出药包不用，可加味精、食盐调味，全汤即成。

【功效】 本膳具有滋补肝肾、养血润燥、乌须黑发等功效。对因肝肾不足，精血亏损，血虚风燥等所致的毛发枯槁失润、脱发、须发早白等症有良好效果。

【宜忌】 本膳药食偏于滋腻，脾胃虚弱，食欲不振者慎用。

【方解】 本膳以滋补肝肾、益精补血为配伍宗旨，功在补肾之阴；首乌、当归力专补养肝血。黑豆、胡桃肉、菟丝子、黑芝麻皆具有肝肾双补，益精养血的作用。红花活血行血，引血上行以润须发，天麻善柔肝解痉，以缓肝气之刚躁，为润燥息风之需。侧柏苦涩微寒，能入血凉血，清血分之热。全方药物组成，是以群队滋补肝肾的药物为主，用以益肾精，养肝血，少佐以行血活血、凉血清热、柔肝解痉之品，使精血得补而不燥不热，髓上行以养发荣须。其用羊肉、羊骨、羊头者，既取其血肉之品能滋补精血，而羊肉与当归、生姜配伍，则又是补血缓急之名方。肾主骨，骨生髓，髓聚于脑，羊头、羊骨伍入方中，取以脏补脏之意，使人体骨健、脑充，亦为补肾益精之意。故全方药虽众，而组方恰当；味虽重，而作用集中，是一首美发乌发的有效膳方。

首 乌 肝 片

【方源】 《华夏药膳保健顾问》。

【配料】 （配料为大份）

首乌液20mL、鲜猪肝250g，水发木耳25g，青菜叶少许绍酒10g，醋5g，精盐4g，淀粉15g，酱油25g，葱、蒜、姜各15g，混合油500g（实耗75g）。

【制作工艺】　首乌用煮提法制成浓度为1：1的药液，取20mL备用。猪肝剔筋洗净，切成0.5cm厚，约4cm×2cm的肝片。葱切成段，蒜切成片，姜切成姜末，青菜叶洗净备用。将猪肝片中加入10mL首乌汁，入盐少许，用湿淀粉一半拌和均匀。另将余下的首乌汁、湿淀粉及酱油、绍酒、盐、醋和汤兑成滋汁。炒锅置武火上烧热放入油，烧至七八成熟，放入拌好的肝片滑透，用漏勺沥去油。锅内余油50g，下入蒜片、姜节略煸，后下入肝片，同时将青菜叶下入锅内，翻炒数下，倒入滋汁炒匀，淋入明油少许，下入葱丝，出锅即成。

【功效】　本膳具有补肝肾、益精血、乌发明目的功效。对肝肾亏损，精血不足，或年老体衰，病后体弱者，若见有头晕眼花，视力减退，须发早白，易脱易断，腰酸腿软等症，服食有良效。对慢性肝炎、冠心病、高血压、高脂血症、神经衰弱者，坚持服食，亦有良好调养作用。

【宜忌】　本膳属于缓调剂，一般脱发、须发少泽、早白、营养欠佳者均可服食。但须一周2~3次，经月方能见功。

【方解】　本膳以首乌、猪肝、木耳为主料。何首乌苦涩微温，入肝、肾经，善补血益精，乌须黑发，是药中乌发美发的上品。木耳为朽木所生，得一阴之气，善滋阴活血润燥，富含各种营养成分，与首乌合用，更增强补血润燥荣发之力。动物肝脏营养丰富，可改善造血系统的生理调节，促进产生新的红细胞，改善血色素。中医理论历来认为动物肝脏具有滋补强壮的作用，尤其是补血养颜，调味，全汤即成。

第二十节　润肤美颜类

人体皮肤与五脏六腑皆有密切联系，任何脏腑的病变均有可能导致皮肤容颜的变化，如肝胆湿热可致皮肤发黄，肾阳虚衰可致面色黧黑，心火上炎可致面色潮红等。而阴虚则肤燥，血虚则面黄，精血不足则面容易衰等，又说明精血与皮肤的关系。气血旺，则内滋脏腑，外荣肌肤；营血虚，则脏气不足，肌肤失荣。所以皮肤容颜需要旺盛的营血精气滋润充养，润肤美颜亦在于补养营血以润泽肌肤。常用的药食主要有沙苑子、珍珠、甲鱼、枸杞、黄精、薏苡仁等。方如沙苑甲鱼、珍珠拌平菇等。

沙苑甲鱼

【方源】　《中华临床药膳食疗学》。

【配料】　活甲鱼1只（约750g），葱10g，料酒30g，精盐2g，味精1g，沙苑子15g，熟地黄10g，生姜15g，酱油10g，胡椒1g，肉汤500mL。

【制作工艺】　活甲鱼斩头，沥净血水，在沸水中烫约3分钟，取出用刀刮去背部及裙边的黑膜，再刮去脚上的白衣，剁去爪和尾，剖开腹腔，取出内脏不用，洗净甲鱼肉待用。生姜洗净切片。葱洗净切成小段。沙苑子、熟地黄洗净，用纱布包好。锅内放清水，入甲鱼煮沸后，再用文火炖约半小时，捞出放温水内剔去背壳和腹甲，洗净，切成3cm见方的肉块，装入蒸钵内，注入肉汤，再加姜片、葱段、料酒、精盐、酱油、胡椒粉和药包，用湿绵纸封严钵口，置旺火上笼蒸2小时取出。拣去药包、姜片，放入味精调味即成。作佐餐食用。

【功效】 本膳以甲鱼、沙苑、熟地黄为主料，具有滋补肝肾，补益精血，美容润肤的功效。对于减缓皮肤衰老，增强皮肤弹性，增强身体抵抗力，延缓衰老过程均有良好作用。适用于中老年美容抗衰，病后滋补，强壮健身，调养体质衰弱者等。

【宜忌】 本膳以补阴养血见长，适用于偏阴虚的体质。若为阳虚有寒，或痰湿素盛等患者则不宜用本方。

【方解】 本膳中之主药沙苑子入肝、肾之经，能补益肝肾，固精明目。《本草从新》谓其有"补肾益精，明目悦颜"的功用。含有丰富的微量元素锌和硒，能增强人体免疫功能，促进青春发育，抗衰老，减缓皮肤老化，亦富含维生素 C 和维生素 E，与微量元素有协同作用，能轻身健体，润肤美颜。据传自唐玄宗起，沙苑即被纳入进贡之品，作抗衰美颜，延年益寿之物。熟地黄为滋阴补血要药，与沙苑合用，能补其滋阴之力的不足，而增强润肤作用。甲鱼肉营养丰富，其所含碘、维生素 D，尤可强身延年，滋润皮肤，增加皮肤的弹性，减少皱纹；又本为血肉之品，长于补养精血，故与沙苑子、熟地黄等合用，以补养肝肾精血为基本功能，而又长于滋润皮肤，美容泽颜，经常食用，是保持姣好容颜，延缓衰老的有效膳方。

珍珠拌平菇

【方源】 《家庭中医食疗法》。

【配料】 珍珠粉 4g，红花 2g，平菇 200g，豆腐 200g，芝麻、白糖、酱油、精盐、绍酒各适量。

【制作工艺】 红花用细漏勺用清水冲洗干净，沥干水。平菇去柄，洗净，撕成条丝，放入容器内加酱油、白糖、绍酒浸拌入味。豆腐用洁净纱布包好，压上重物，挤压干水分。豆腐挤压干后放容器内拌碎，加入芝麻粉、白糖、酱油拌和，再将已备好之平菇加入，充分拌匀，装于盘内，撒上珍珠粉和红花即成。进食时再调拌均匀。作佐餐食用。

【功效】 本膳色鲜味爽，清凉可口，具有养血活血，滋润肌肤，泽丽容颜的功效，常食可对面白无华，面有褐色斑、蝴蝶斑等有良好祛斑美容效果。对粉刺类皮疹亦有作用。

【宜忌】 本膳味偏清凉，宜于色素斑或面部血循较差者，而对于面部皮肤感染、瘢痕等无甚作用，不宜服食。

【方解】 本膳以珍珠粉、红花、平菇、豆腐为主料。珍珠粉咸甘而寒，功能泻热潜阳；安神定惊，除翳明目，用于目生翳障，涂面能令人皮肤润泽，颜色姣好。《海药本草》谓其能"除面肝"。《本草经疏》谓："珠藏于泽则川自媚，况涂于面，宁不令人润泽好颜色乎？"故珍珠为传统润肤美颜之品。面生斑褐，多为血行不畅，污腻滞于面部，故以红花之辛温，能养血活血，且轻清上浮，通行面部血脉，与珍珠之润肤泽颜相配，作用两相发明，为泽丽面色的绝佳配伍。平菇、豆腐，均营养丰富，富含各种维生素，微量元素，清凉甘鲜，有和胃调中，补养气血，润泽肌肤的作用，能增珍珠与红花的作用。常食本膳，具有疏调气血，泽丽容颜的良好效果。

苡仁茯苓粥

【方源】 《家庭中医食疗法》。

【配料】 薏苡仁 200g，茯苓 10g，粳米 200g，鸡胸脯肉 100g，干香菇 4 个。

【制作工艺】 薏苡仁淘去砂石，反复搓洗干净，用热水浸泡一夜，次日捞出沥干水。香菇泡发，去柄部木质部分，洗净，切成丁。鸡脯肉去皮去油脂洗净，入锅煮30～40分钟后，捞出切为肉丁。粳米洗淘干净。茯苓研粉。薏苡仁用 7 倍清水在武火上煮沸后，移于文火慢煮，至能用手捏烂薏苡仁为度。粳米用 5 倍的清水煮 1 小时。然后将两粥合在一起，加入香菇、鸡肉丁、茯苓粉再煮，至煮稠为止。服食时可酌加调料。

【功效】 本粥味道甘美，具有健脾利湿，润肤美容的功效。适用于皮肤虚肿，面色暗淡，及皮肤、面部扁平疣的退斑除疣美容。

【宜忌】 本方的功效是以健脾利湿为主，故宜于脾虚湿重的患者，若为肾阳虚弱所致面色黧黑，或阴虚火旺所致的面部红斑疹，或面部扁平疣而见阴虚较重的患者，均不宜服用本膳。

【方解】 本膳用料五味，其中薏苡仁甘凉，具有健脾利湿的良好作用，用于扁平疣、浮肿等症，具有良好作用。茯苓甘平，为健脾胃、祛痰湿的常用药物，与薏苡仁合用，加强健脾利湿功效，促进疣的消除。香菇营养丰富，含有多种人体必需的营养物质，有抗菌、降血糖、抗癌作用，有植物肉之称，入膳方内具有健脾开胃的良好作用。粳米健脾和胃，益气补中，均有增加薏苡仁功效的作用。鸡脯肉益气和中，补血填精，功效长于滋补精血。全方组合，既有健脾利湿，退斑消疣的功效，又有和胃益气，滋养精血的作用。精血充盛，内能滋脏腑，外能润肌肤。故配伍可共奏润泽肌肤，消除疣子，使容颜保持姣好的作用。但本膳作用平和，须坚持常服、久服，方见显效。

胡椒海参汤

【方源】 《中华临床药膳食疗学》。

【配料】 水发海参 750g，鸡汤 75g，香菜 20g，酱油、精盐、味精、胡椒粉、香油各少许，料酒 15g，葱 20g，姜 6g，猪油 25g。

【制作工艺】 将已发好的海参放入清水中，轻轻刮去腹部黑色物，洗净，将海参切片，放入沸水锅中余透，捞出沥干水分。葱洗净切段。生姜洗净切成末。香菜洗净切为寸段。猪油放入锅中烧热，入葱段、胡椒粉稍加煸炒，再注入料酒，加入鸡汤、精盐、酱油、味精和生姜水，然后把海参片放入汤内，煮沸后打去浮沫，调好味，淋入香油，盛入大汤碗内，撒上葱花和香菜即成。作佐餐食用。

【功效】 本膳以海参、鸡汤为主料，鲜香适口，具有补肾益精、养血和血、润燥美颜的功效。对于肝肾亏损，精血不足，而致皮肤干燥、皱纹过多、弹性减弱、皮肤衰老过快、过度干燥者有滋补作用。

【宜忌】 本膳补精血而荣润肌肤，适宜于肝肾不足的皮肤早衰，或病后皮肤干燥者，功偏滋润，故阳虚不能温养肌肤所致的面色黧黑者不适宜。

【方解】 本膳中海参甘咸而温，入肝、肾、肺、脾等经，具补虚损，强腰脚，填精益肾，滋阴润燥，延年益寿的功效。含有丰富的蛋白质，所含必需氨基酸主要有精氨酸、胱氨酸、赖氨酸、组氨酸等，并含糖类、脂肪、钙、磷、铁、碘等微量元素。能抗真菌，抑制癌瘤生长。鸡汤营养丰富，具有补气养血作用。两料相配，能有效地益气血，补肾肝。使精血充足，则能滋养皮肤，润泽容颜，为良好的美容膳。经常食用，能延缓皮肤衰老，保持皮肤弹性，使容颜荣润光泽。

第二十一节　延年益寿类

　　人体脏腑功能活动正常，经络调顺，气血充盈，人即安和无病。无病即可延其年而增其寿。中医认为，人体先天之本在肾，后天之本在脾，既生之后，先天之本需后天水谷的奉养才能充实。故延年益寿除了治疗疾病，保持健康外，在一定程度上则是重在保持脾肾功能的正常，以维持人体旺盛的生命力和预防疾病的发生。延年益寿类的膳食因而也多注重于调理阴阳，补养气血，协调气机等方面。故凡属益气补血，调养脏腑气机，增强人体抵抗能力的各种药食，均具有这方面的功效。常用药食如人参、枸杞、何首乌、黄芪、龙眼肉、鸡、鸽、鳖、鱼，药膳方如珍珠鹿茸、长生固本酒等。

珍 珠 鹿 茸

　　【方源】　《中医饮食疗法》。

　　【配料】　鹿茸 2g，鸡肉 100g，猪肥肉 50g，油菜 100g，熟火腿 15g，鸡蛋清 50g，绍酒 10g，味精 2.5g，精盐 10g，鸡汤 500g。

　　【制作工艺】　鹿茸研为细末。火腿切为薄片。油菜洗净，切成小片，用开水烫片刻，放凉或水中过凉备用。鸡肉与肥猪肉均用刀剁成肉泥，加入蛋清、精盐、味精、绍酒、适量鸡汤，调搅均匀，再加入鹿茸粉拌搅和匀。锅内放入鸡汤，置火上烧开后，用小勺将拌好的鹿茸肉泥作小团块徐徐下入沸汤内，煮成珍珠球状。然后再放入火腿片、油菜、味精、精盐、绍酒，汤开后打去浮沫，略淋数滴香油出锅即成。

　　【功效】　本膳食肉香汤鲜，富含蛋白质、维生素及多种微量元素，具有调养五脏，补气血，生精髓的功效，为滋补强壮，延年益寿的良膳，宜于中老年人食用。同时，也适宜于脏腑功能衰退，气血不足的虚劳证，见有羸瘦，腰膝酸软，面色萎黄，产后缺乳等表现者食用。亦是脾胃虚弱，久病体虚，病后体弱调养康复的佳膳。

　　【宜忌】　本膳鹿茸性温，虽用量不大，究竟还是对偏于阳虚的体质较为适宜，若阴虚较重，而见有五心烦热，夜热盗汗等症时，则不宜食用，以防阴液难复。

　　【方解】　本膳以鹿茸、鸡肉、猪肉为主料。鹿茸甘咸温，入肝肾而生精髓，壮元阳，补督脉，强筋骨，常用于元气不足，畏寒乏力，四肢萎软，小儿发育不良、五迟五软等，能峻补元阳，增进体力，强健筋骨。故《本草纲目》谓其能"生精补髓，养血益阳，强筋健骨，治一切虚损，耳聋，目暗，眩晕，虚痢"。故鹿茸自古以来即被认为是补虚强体的大补之品，临床疗效亦极可靠。鸡肉的营养价值很高，含丰富的蛋白质、脂肪及其他营养成分，能益五脏，补虚损，健脾胃，强筋骨，是补虚益寿的良好肉食。鸡蛋清含蛋白质、脂肪、多种维生素及钙、磷、铁、核黄素、烟酸等，与鹿茸配伍，能增强功效，既有鹿茸生精壮阳，又有鸡肉、蛋，猪肉等补充大量营养物质，以利化生气血精髓，故能补虚强体，延年益寿。

药膳八宝饭

　　【方源】　《家庭中医食疗法》。

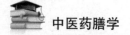

【配料】 （8~10 人份）

大枣 100g，松仁 20g，桂皮粉 5g，糯米 1kg，板栗 150g，核桃 50g，莲子 50g，红糖 300g，麻油 50g，蜂蜜 50g。

【制作工艺】 糯米淘洗干净，用水浸泡 3 小时，沥干水待用。板栗剥去壳及果仁外衣，对半切开。大枣洗净，切开去核，以枣肉备用。核桃打破去壳。松仁、莲子洗净，莲子去心。将红糖加适量水煮化，加入蜂蜜、麻油拌和均匀，再将糯米、板栗、桂皮粉、核桃仁、大枣、莲子、松仁加入搅拌均匀，上蒸笼蒸约 50 分钟，熟后关火，再焖 10 分钟即成。

【功效】 本膳平补，香甜可口，具有延年益寿，预防衰老的功效，适用于体弱早衰，脾虚胃弱，体质虚衰等类人食用。亦具有润肠通便的作用，可用于老年性便秘、习惯性便秘等的调养治疗。

【宜忌】 本膳内富含油脂的果仁较多，故凡本有大便滑泻的患者需慎用。

【方解】 本膳中大枣甘温，甘能补中，温能益气，为调补脾胃的常用药，内伤肝脾者，尚可用之益气生津。如《名医别录》谓其能"补中益气，坚志强力"。《本草求真》谓："大枣味甘气温，色赤肉润，为补脾胃要药。"本膳用大枣补脾胃，培补后天，以壮气血生化之源。莲子甘涩而平，养心益肾，固敛精气，补脾益胃。《神农本草经》谓大枣"主补中养神，益气力，除百疾"。《本草纲目》称其"交心肾，厚肠胃，固精气，强筋骨，补虚损"。与大枣合，能增强健脾胃、补中气的作用。松仁甘而微温，古称仙人米，为养生长寿，延年不老的妙药，有益五脏，润肺止咳，乌须黑发的作用，常用于润肤补脑。核桃甘温入肺肾，其仁多脂而润，故长于补肾强腰膝，益气补虚。《开宝本草》谓："食之令人肥健，润肌，黑须发。"蜂蜜甘平，能补中益气，安五脏，和百药具有营养心肌，保护肝脏，润肠胃，降血压，防止血管硬化等良好作用。桂皮甘温，能通血脉，温阳气，而糯米、板栗均为补益之品，综观全方，虽无峻补强滋之品，但各料相合，相辅相成，能增强补益功效，全方合用，则补脾肾，安五脏，益中气，通血脉，作用全面，可收强身健体，延年益寿的功效。

长生固本酒

【方源】 《寿世保元》。

【配料】 人参、枸杞子、山药、五味子、天门冬、麦门冬、生地黄、熟地黄各 10g，白酒 1L。

【制作工艺】 将人参、山药、生地黄、熟地黄切片，枸杞子、五味子拣净杂质，天冬、麦冬切分两半。把全部药物用纱布袋盛装，扎紧袋口，浸于酒中，酒坛口用湿绵纸封固加盖。再将酒坛置于锅中，隔水加热半小时，取出酒坛埋入土中 3~5 日以除火毒。出土后静置 7 日即可饮用。早晚各服 1 次，视人酒量大小，一般不超过 100mL。

【功效】 本药酒具有益气血、乌须发、养心神、益年寿的作用。中老年人坚持少服、常服，可以达到益寿延年的目的。亦可用于治疗气阴两虚所致的疾病，症见四肢无力，易于疲倦，心悸健忘，失眠多梦，须发早白，头晕眼花等即可饮服。

【宜忌】 全方偏于益气补阴，若属阴盛阳衰，痰湿较重者，或久患滑泄不固者，与本方不甚相宜，以不饮为佳，以防增湿助痰，滋腻难化。

【方解】 本药酒由补气滋阴两大类药物组成。人参大补元气，山药补脾益气，五味子能益气养心；枸杞子平补肝肾，亦能助脾益气，诸味相配，能补元气，益中气，有助气血生化。天冬、麦冬、生地黄、熟地黄、枸杞子等补肝肾，益精血，大补肾中元阴。全方相合，具有补元气，生气血，滋肾肝，助元阴的作用。先天之本得滋，后天之本得调，能安脏腑而使气机调和，身体健康，故能延年益寿。又因其具益气滋阴之力，故对于气阴两虚的患者也有良好的治疗作用。

第二十二节　明目增视类

人眼睛的视物功能与五脏六腑均有关，尤其是肝脏。肝开窍于目，目为肝之外候，肝的功能状态，直接影响到眼睛的功能，表现为视力的变化。肝主藏血，血虚血热均可引起视力的改变。肝肾同源，肾虚则常可导致肝虚。故无论是肝还是肾，其虚则均影响到视力。《灵枢·大惑论》曾说："五脏六腑之精气皆上注于目。"指出全部脏腑的功能都与视力有关。实际上是从总体机能而言，一旦机体机能衰退，视力也就随之衰退。故欲明目增视，一是调理肝肾功能，二是要保持整个机体的健康。亦即说，调治总体脏腑机能，也是明目增视的一个途径。常用药食有枸杞、菊花、夜明砂、羊肝、猪肝等，药膳方如芝麻羊肝、归圆枸菊酒等。

芝 麻 羊 肝

【方源】 《中医饮食疗法》。

【配料】 生芝麻50g，鲜羊肝250g，鸡蛋50g，面粉10g，绍酒5g，精盐3g，味精3g，白胡椒粉2g。

【制作工艺】 生芝麻择去杂质，整理干净。鸡蛋打入碗中，搅匀。羊肝洗净，切成2分厚的大片，放入盘内，加绍酒、精盐、胡椒面、味精，腌渍片刻。再取一干净平盘，盘内撒一层面粉，然后将肝片裹上鸡液，放在芝麻上，逐片两面黏上芝麻，码于面粉盘内。炒锅置火上，内放油1500g，耗油75g，烧至五至六成熟时，把芝麻肝片放入油中，略炸后再裹蛋液粘芝麻，逐片作业，待芝麻全部粘完，将肝片重入油锅炸熟，捞出装盘即成。

【功效】 本膳醇香可口，具有养血明目，滋补肝肾的功效。适用于因肝肾不足，肝血亏虚，不能上荣于目而致的目暗昏花、夜盲、青盲、翳障等疾及肝肾精血不足所致的眩晕、须发早白、腰膝酸软、步履艰难、肠燥便秘等症。是营养性弱视，老年性白内障、青光眼、夜盲症等病症的患者可以经常服用的良膳。

【宜忌】 适应于肝肾亏虚偏于阴血不足者，若证见阳虚偏重，如有畏寒肢冷，小便清长等寒象时，本膳力乏温阳，故不宜食用。

【方解】 本膳主料为芝麻、羊肝。芝麻甘平，入肝、肾、脾、肺诸经，多脂而色黑，长于滋养肝肾，乌须黑发。《神农本草经》谓其"主伤中虚羸，补五内，益气力，长肌肉，填髓脑"。《随息居饮食谱》谓其尚能"充胃津，明目，息风"。羊肝苦寒，能养肝肾而明目。《随息居饮食谱》谓其"补肝明目……诸般目疾，并宜食之"。芝麻长于滋肾，羊肝长于养肝，两相配合，能滋肝肾，填精血。精血得补，上可荣润两目而愈目疾，增视力，防衰老；精盛髓充，可止眩晕，乌须发；肾精足则筋骨健强，下可治腰酸膝软，上可主关节痹痛。故全膳配伍为肝肾不足者之良方。

归圆枸菊酒

【方源】 《摄生秘剖》。

【配料】 当归身（酒洗）30g，龙眼肉50g，枸杞子50g，甘菊花（去蒂）30g，白酒1000mL。

【制作工艺】 方中诸药共装入一纱袋，扎紧袋口，扎袋之绳线头留尺许，药包放入坛中，以所留线悬包于坛内。再倒入白酒，封坛月余，即可开坛饮用。不拘时饮，量随人酒量大小，但不宜醉饮过量，以一日不超过100mL为宜。

【功效】 本酒能益精补血，养肝明目，养心安神，为补养药酒。原书谓本方中"当归，补血奇珍；圆眼，养生佳果；枸杞子扶弱，谓之仙人杖；甘菊花益寿；酒浆之甘，厚肠胃而润肌肤，烧酒之辛，行药势而通血脉。且其配合，性纯和、味甘美，诚养生主也"。故可用于治疗因精血不足而致的目暗不明，头昏头痛，面色萎黄，心悸失眠，腰膝酸软等症。

【宜忌】 本酒益肝肾补精血，用于精亏血虚之证，若为阳气不足所致的上述各症，或患湿热、痰饮等疾，则不宜服用。

【方解】 本药酒中当归甘辛温，入肝、心、脾经，能补血和血，养肝调经，润肠。《本草经百种录》称"当归为血家必用之圣药"，"当归辛香而润，香则入脾，润则补血，故能透入中焦营气之分，而为补营之圣药"。故古今皆谓当归为补肝血之要药。龙眼肉甘温入心脾，能养血益脾，大补气血，适用于体虚老弱，气血不足者，与当归相配，以加强补血养肝的作用。枸杞子甘平入肝肾，能滋补肝肾，益精明目，多用于肝肾不足的头晕目疾。甘菊花甘苦微寒，善疏风除热，养肝明目，与枸杞相配伍，彼以滋补肝肾而益肝血之体，此以疏风散热，而散肝经之邪，两相配合，补肝明目之力益强。白酒则以其活血行气，推导药力。故全方以补养肝肾为主，佐以疏风散邪，能治疗血虚肝失所养而致的目暗不明等症。

决明子鸡肝

【方源】 《中医饮食疗法》。

【配料】 决明子10g，鲜鸡肝200g，黄瓜10g，胡萝卜10g，精盐3g，白糖2g，绍酒5g，香油3g，淀粉5g，味精3g，鲜汤20mL。

【制作工艺】 决明子择净杂质，焙干，研成细末。鸡肝洗净切片，放于碗内加精盐1g，香油1g，腌渍3分钟，然后加淀粉10g拌和均匀。黄瓜、胡萝卜洗净切片。炒锅内注油500g，烧至六七成热时，把肝片放入油内冲炸片刻，捞出用漏勺沥干油，锅内留少许油，放入胡萝卜、黄瓜、葱、姜、绍酒、白糖、精盐、味精、决明子末，用鲜汤、淀粉调芡入锅，再将鸡肝片倒入锅内，翻炒均匀，加蒜末、香油，出锅装盘即成。作佐餐食用。

【功效】 本膳色、香、味俱佳，具有清肝明目，补肾健脾的功效。适合于因肝血亏虚而致的各种目疾，如目翳昏花、雀盲、夜盲、风热目赤肿痛、青盲内障、肠燥便秘等，亦可作为高血压等病具有肝阳上亢症者的膳食。

【宜忌】　本膳宜于以肝之阴血亏虚为主的各种目疾。若为实热火气上攻于目而致的目疾则不宜食用。

【方解】　本膳以决明子、鸡肝为主料，辅以黄瓜、胡萝卜而成。决明子甘苦而寒，入肝、胆经，长于清肝明目，常用治肝胆郁热而致的目赤涩痛，羞明多泪，为眼科常用药。《本草求真》即谓其"除风散热。凡人目泪不收，眼痛不止，多属风热内淫……为治目收泪止痛要药"。鸡肝甘温入肝、肾之经而生精补血，补肝明目，《本草汇言》称"鸡肝补肾安胎，消疳明目之药也"。胡萝卜能入脾肺而养肝明目，健脾消食。黄瓜甘寒，能清热生津，祛风，利水。决明子得黄瓜以生津养阴，能清肝经风热而兼以滋阴；鸡肝得胡萝卜相伍，能增强生精化血之力而养肝血以明目。四料相配，肝经风热得清则阴血不致妄耗；肝肾精血得补，则阴血充而虚风自灭，故荤素相合，有相辅相成之妙，为目疾良膳，且可于其他肝血不足者引为膳食良方。

第二十三节　聪耳助听类

在人体五脏与五官的关系中，肾开窍于耳，胆、胃、小肠、三焦经脉循行于耳，五脏精气上荣于耳。故耳与五脏六腑均有联系。但最易影响耳的听觉功能的是肾与肝胆。若为肝胆实热，湿热上聚于耳，引起的疾病多为实证、急证，宜泻其实。若为肝肾虚损导致耳病，多为虚证，宜补。药膳疗法多为缓治慢补，常适应于虚证和慢性病症。聪耳助听类的药膳疗法，主要是通过滋养肝肾，填补精血，使有充盛的精气能滋荣于耳，达到恢复听力，治疗耳病，延缓听觉的衰老。常见症状如耳聋，耳鸣，听力减退，多伴有肝肾虚损的症状。常用药食主要有磁石、菖蒲、山甲、首乌、枸杞、鸡肉、猪腰等，药膳方如首乌鸡块、磁石粥。

首 乌 鸡 块

【方源】　《中医饮食疗法》。

【配料】　首乌20g，带骨鸡肉500g，枸杞子100g，葱10g，生姜5g，酱油10g，花椒水20g，绍酒25g，白糖5g，味精3g，精盐5g，香油5g。

【制作工艺】　先把首乌洗净，放于碗内，加入绍酒15g及白糖，上屉蒸1小时，取出备用。鸡肉剁块，放入沸水锅中烫透，捞出沥去水。烫肉的原汤撇去浮沫，用器皿盛装待用。葱、姜洗净，切成段块。洁净炒锅置火上，加入25g，猪油烧热，放入葱、姜、鸡块，翻炒几次后加入酱油、绍酒、花椒水上色，再把原鸡汤倒入，将何首乌、枸杞子放入，旺火烧开后，转入慢火，将鸡块炖熟烂，拣去何首乌、姜、葱，加入味精，移在旺火上收汁，用淀粉勾芡，淋入香油出锅即成。

【功效】　本膳以首乌、枸杞、鸡肉为主料，具有滋补肝肾，养阴填精的功效，适用于肝肾阴亏所致的耳鸣耳聋、须发早白、腰膝酸软、遗精、崩漏带下及血虚阴亏所引起的心悸失眠、视物不清、头晕眼花、肢体麻木等病症的调养。是年老体衰，体质虚弱等患者调养的良好膳食，对血管硬化、高血压、冠心病等亦有一定的调养和预防作用。

【宜忌】　本膳补肝肾，长于补阴补血，凡阳虚证较明显，或有大便溏泄、湿痰较重的患者宜慎用。

【方解】　本膳为补益之剂。首乌甘涩微温，入肝、肾经，能补肝肾，益精血，用于阴虚血枯所致疾病。《本草纲目》谓其"能养血益肝，固精益肾，健筋骨，乌髭发，为滋补良药。不寒不燥，功在地黄、天门冬诸药之上"。耳鸣耳聋，听力衰退，多为肝肾不足，精血亏损，不能上荣以滋养于耳所致。今以首乌为主，滋肝肾之精血，故具有聪耳助听，增强听力的作用。枸杞子甘平而入肝肾，亦具有滋补肝肾，治虚劳精亏的作用，与首乌合用，能增强益智聪耳的作用。鸡肉甘温而入脾、胃之经，营养丰富，富含蛋白质、脂肪、多种维生素及微量元素，能益肾填精，滋补气血，是虚劳羸瘦，年老体弱，久病体虚者的良好补益食物。与首乌、枸杞相配伍，荤素相合，能直补肝肾精血，故对于肝肾精血不足者，本膳是良好的滋补膳。

磁　石　粥

【方源】　《寿亲养老新书》。

【配料】　磁铁矿石 50~100g，猪腰 1 只，粳米 100g。

【制作工艺】　磁石打碎，放入砂锅内，加水 500mL，煮沸 1 小时，去渣取汁待用。猪腰去筋膜，割开洗净，切成片。粳米淘洗干净。砂锅置火上，入磁石汁，放入粳米，猪腰片。添加适量水，煮成稠粥。每晚睡前温服。

【功效】　本膳以磁石、猪腰为主料，具有补肾益精、聪耳助听、镇心安神等功效。适宜于年老肾虚精亏，浮阳上扰所致的耳鸣耳聋、头晕眼花、心烦心悸、健忘失眠，老年性白内障所致视物昏花，小儿惊痫、精神分裂等病症，服此粥亦有较好的治疗作用。

【宜忌】　本粥为滋阴精之品，用于阴虚不足以制阳所致的疾病。故凡阳虚诸症，湿痰较重者不宜服食。

【方解】　本膳之磁石，辛寒入肝肾，能镇惊潜阳以纳气归肾。主要用于肝肾阴虚，浮阳上扰而引起的耳鸣耳聋、目暗昏花等症，有聪耳明目的功效。亦可治阴虚阳亢所致的精神躁动、癫痫及睡眠不安、头晕头痛等。《本草纲目》即谓"磁石法水，色黑而入肾，故治肾家诸痛，而通耳明目"。猪之肾脏有补肾精，通膀胱的作用，以脏补脏，适用于肾虚精亏者。以磁石镇摄浮阳，清空不受浮阳扰动，则清窍安宁，耳目聪明。辅以猪腰补肾益精，阴充则能摄阳，阴阳协调，不致上浮，且肾得补则精气能充，能润濡耳窍而助其听力。以粳米为佐使，粳米甘温入脾胃，既可和脾胃以资气血，又可防磁石寒凉过度而损阳伤胃，故全方能补阴安正。因药用镇潜之品，故不仅耳鸣耳聋，目暗昏花者适宜，凡阳亢于上，不能潜纳所致诸症，如癫痫惊悸、心烦失眠等亦可服用。

狗肉黑豆汤

【方源】　《中华临床药膳食疗学》。

【配料】　狗肉 500g，黑豆 100g，生姜、五香粉、精盐各适量。

【制作工艺】　新鲜狗肉刮净皮，洗净切成块，先入沸水中烫去血水，捞出备用。黑豆用清水淘洗干净。生姜洗净切片。砂锅置火上，放入狗肉块、黑豆，加适量水，再放入姜片、五香粉及少许食盐同炖，炖至狗肉熟烂即成。饮汤吃肉及黑豆，单食，或佐餐食用，每周食 1~2 剂。

【功效】 本膳为补养药膳，具有滋补肝肾、益精补血的功效。适宜于作为肾精亏损，不能滋润耳窍所引起的耳鸣、耳聋患者之膳食。中老年体弱患者听力下降，耳聋、耳鸣，或病后听力未复，宜服食。且该膳方具有抗听力衰退，滋补强壮，延年益寿的作用。

【宜忌】 本膳力偏温补，适用于耳鸣耳聋而偏于阳虚者。若患者素体多火，阴虚虚热明显者，或兼有外感症状者，慎勿服食。

【方解】 本膳以狗肉、黑豆为主料。狗肉性温热，有温补脾肾，益精壮阳的作用。常用于腰酸脚软、体虚怕冷、肢节疼痛有冷感、遗尿、阳痿等症。对因脾肾虚弱所引起的胸腹胀满、鼓胀、腹胀、浮肿、腰膝软弱少力、败疮久不收口等，颇具良效，故属补养脾肾的上乘肉食。黑豆甘平，有祛风活血，调中下气，补脾肾等作用，含丰富的蛋白质、糖类及维生素 B_1、烟酸等，为清凉性滋养强壮药。《随息居饮食谱》谓其能"补脾肾，行水，调营，祛风邪，善解诸毒"，《本草汇言》称其"能润肾燥"，且因其色黑而入肾，故为补脾肾的佳品。两料相合，狗肉温肾壮阳，并以其血肉之性能补精血，黑豆补脾肾，能助狗肉补养，且能导狗肉直达肾经而补肾益精，功效上两相促进，脾肾阳旺，能促气血精髓上行以润耳窍，故本方为益耳助听的佳肴。且因该方本具很强的补养作用，故对年老体弱，病后未复，或体质虚弱者，均有良好的补养强壮作用。

第五章

药膳的临床应用

第一节　常见偏颇体质的药膳调理

中医体质是指人体生命过程中，在先天禀赋和后天获得的基础上所形成的形态结构、生理功能和心理状态方面综合的、相对稳定的固有特质。是人类在生长、发育过程中所形成的与自然、社会环境相适应的人体个性特征。

中医体质学说强调了体质的形成是基于先天禀赋和后天调养两方面的共同作用，且人体体质的形成是与自然社会环境相适应，充分体现了中医学天人相应的整体观。广义的中医体质包括了身体素质和心理素质，是集体所具有的各种特性的综合。狭义的中医体质仅指身体素质。体质现象是人类生命现象的一种重要表现形式，具有个体差异性、群体趋同性（群类性）与相对稳定性和动态可变性等特点。体质的差异性很大程度上决定了对病因的易感性，疾病的发生、发展、变化、转归预后的差异及个体对干预措施的不同反应性。

中医学强调治病因人制宜，认为人生来就有刚有柔，有弱有强，有短有长，有阴有阳。这些理论实际上反映的就是人的体质因素在疾病的发生、变化和治疗过程中所起到的重要作用。

中医学强调个体体质存在差异，如《灵枢·论痛》说："筋骨之强弱，肌肉之坚脆，皮肤之厚薄，腠理之疏密，各不同。"中医体质的分类有多种，根据阴阳学说可分为阴脏人、阳脏人和平脏人三种体质类型；根据五行学说可分为木形人、火形人、土形人、金形人、水形人五种体质类型。2009 年中华中医药学会发布的《中医体质分类与判定》将人体体质划分为 9 种类型，分别为平和质（A 型）、气虚质（B 型）、阳虚质（C 型）、阴虚质（D 型）、痰湿质（E 型）、湿热质（F 型）、血瘀质（G型）、气郁质（H 型）、特禀质（I 型）。除平和质为理想的正常体质外，其余的八种体质都属于偏颇体质。

偏颇体质属于亚健康的范畴。偏颇体质揭示了亚健康状态与疾病发展的内在本质特征，能够揭示亚健康状态与疾病发展的内在本质特征，能为从改善体质入手纠正患者的偏颇状态提供前提条件。现代临床已经初步证实了体质可调的设想。这一设想的实现，使人类从调整体质入手来控制疾病成为可能，顺应了医学发展重视以人为本的趋势，即重视人体自身的自我修复康复能力。同时，医学上各种疑难病症多与个体体质有关，从调整体质入手将为征服疑难病症提供新的途径。

膳食是人体后天摄取营养，维持机体生命活动，完成各种生理活动所不可缺少的物质。而不同的膳食含有不同的营养成分，并具有寒、热、温、凉四性和酸、苦、甘、辛、咸五味。人们长期的饮食习惯和相对固定的膳食结构均可通过脾胃运化影响脏腑气血阴阳的盛衰偏颇，形成稳定的功能趋向和体质特征。因此，膳食营养是体质形成中重要的影响因素之一。科学的饮食习惯，合理的膳食结构，全面而充足的营养，可增强人的体质，甚至可使某些偏颇体质转变为平和体质。若饮食失宜，则将影响脾胃功能，造成阴阳气血失调，或某些营养物质缺乏，使人体体质发生不良改变。如长期饮食不足，影响气血生化，则会导致营养不良，易使体质虚弱；饱食无度，久而久之则损伤脾胃，可形成形盛气虚的体质；饮食偏嗜，可造成人体内营养成分的不均衡，出现一部分营养成分过盛，另一部分营养成分缺乏，引起脏腑气血阴阳的偏盛偏衰，而形成偏颇体质。如长期偏嗜寒凉之品，易导致阳虚阴盛体质；长期偏嗜温热的食物，易致阳盛阴虚体质；偏嗜辛辣则易化火伤津，形成阴虚火旺体质；偏嗜甘甜可助湿生痰，形成痰湿体质；过食咸则胜血伤心，形成心气虚弱体质；嗜食肥腻，则易导致痰湿内盛，或化热生火，或形成痰湿或湿热体质；贪恋杯酒，易内生湿热，损伤肝脾。总之，膳食营养及结构对体质的形成和改变具有重要的影响作用。

中医体质的辨别方法与辨证方法相同，通过望、闻、问、切四诊合参对偏颇体质之人的外在表现进行全面收集，在此基础上进行体质的辨别。以辨体施膳为药膳调理偏颇体质的原则，因人制宜，通过不同药效的药膳对偏颇体质进行调理，以达到阴平阳秘的平衡状态。

一、气虚质的药膳调理

气虚质指人体的生理功能不良，体力与精力明显缺乏，稍微工作和活动后就觉疲劳不适的一种状态。本体质者常因一身之气不足而易受外邪侵入，体质形成与脾、心、肺、肝四脏密切相关。处于此种亚健康状态的人群，肌肉松软，性格内向、情绪不稳定、胆小不喜欢冒险。平素体质虚弱，卫表不固易患感冒；或病后抗病能力弱，易迁延不愈；易患内脏下垂、虚劳等病。不耐受寒邪、风邪、暑邪。

【体质特征】 体型偏虚胖或胖瘦均有，肌肉松软。平素气短懒言，语言低怯，精神不振，肢体容易疲乏，易出汗，舌淡红，舌体胖大，边有齿痕，脉象虚缓。面色萎黄或淡白，目光少神，口淡，唇色少华，毛发不泽，头晕，健忘，大便正常，或虽有便秘但不结硬，或大便不成形，便后仍觉未尽，小便正常或偏多。

偏于肺气虚者易喷嚏，流清涕，舌质淡，脉细弱，常自汗，易患感冒、哮喘、眩晕或兼有体质过敏。偏于脾气虚者多见胃口欠佳，疲倦乏力等症。偏于心气虚者多见失眠等症。

【形成原因】 先天不足，后天失养，如孕育时父母体弱、早产、人工喂养不当、偏食、厌食，或因病后气亏、年老气弱等。

【药膳方案】

1. 饮食宜忌 气虚质者饮食宜选择性平偏温、健脾益气的食物，如小米、糯米、红薯、南瓜、菜花、胡萝卜、土豆、山药、香菇、莲藕（生者甘寒，可清热凉血；熟者甘温，可健脾益气）、莲子、芡实、白果、扁豆、黄豆、蚕豆、豇豆、豆腐、鸡肉、鸡蛋、鹌鹑（蛋）、猪肚、牛肉、兔肉、羊肉、淡水鱼、黄鱼、比目鱼、刀鱼、泥鳅、黄鳝、大枣、苹果、橙子、菱角、葡萄干、龙眼肉等。粥是天下第一补品，最易被人体吸收，对气虚质者最适合。

由于气虚者多有脾胃虚弱，因此饮食不宜过于滋腻，应选择营养丰富而易于消化的食品。

尽量少吃或不吃空心菜、槟榔、生萝卜等耗气的食物。不宜多食生冷苦寒、辛辣燥热的食物。

补应根据寒热虚实和脾胃功能而补，否则可导致脾胃呆滞，出现腹胀、食欲下降。

2. 药膳举例

（1）参苓粥

原料：人参10g，白茯苓（去黑皮）10g，粳米100g，生姜10g，食盐少许。

制法：将人参、白茯苓、生姜水煎，去渣取汁。将粳米下入药汁内煮作粥，临熟时加入少许食盐，搅匀，空腹食用。

（2）人参茉莉花茶

原料：东北五年老参、茉莉花、黄芪、绿茶。

制法：水煎。不拘时，代茶饮。

（3）春盘面

原料：白面粉3000g，羊肉1000g，羊肚500g，鸡蛋5个，蘑菇200g，韭黄250g，白菜苔500g，生姜、食盐、胡椒粉、料酒、醋各适量。

制法：将羊肉、羊肚洗净，切成2cm见方的小块；蘑菇洗净，一切两块；白菜苔洗净，切段；韭菜洗净，剁碎待用。将白面粉用水发透，放入韭黄、食盐，揉成面团，用擀面杖擀薄，切成面条。将羊肉块、羊肚块放入铝锅内，加入生姜、蘑菇，置武火上烧开，然后将面条下入，烧开，放入食盐、料酒、醋、胡椒粉即成。当饭吃，吃面条，喝汤，吃饱。

（4）参枣米饭

原料：党参5g，大枣10个，糯米200g，白糖25g。

制法：将党参、大枣加水适量泡发后，煎煮30分钟，捞去党参、枣，汤备用。糯米淘净，加水适量放在大碗中蒸熟后扣在盘中，把枣摆饭上面，再把汤液加白糖煎成黏汁，浇在枣饭上即成。每日早、晚根据个人食量服用。

（5）山药薏仁茶

原料：怀山药、薏苡仁各15g。

制法：熬水当茶喝，不拘时服。

（6）四君蒸鸭

原料：嫩鸭1只，党参30g，白术15g，茯苓20g，调料适量。

制法：活鸭宰杀，洗净，去除嘴、足，入沸水中滚一遍捞起，把鸭翅盘向背部；党参、白术、茯苓切片，装入双层纱布袋内，放入鸭腹；将鸭子置蒸碗内，加入姜、葱、绍酒、鲜汤各适量，用湿绵纸封住碗口，上屉武火蒸约3小时，去纸并取出鸭腹内药包、葱、姜。加精盐、味精，饮汤食肉。

（7）黄芪蒸鸡

原料：嫩母鸡1只（1000g左右），黄芪30g，精盐1.5g，绍酒15g，葱、生姜各10g，清汤500g，胡椒粉2g。

制法：母鸡宰杀后去毛，剖开去内脏，洗净。先入沸水锅内焯至鸡皮伸展，再捞出用清水冲洗，沥干水待用。黄芪用清水冲洗干净，趁湿润斜切成2mm厚的长片，塞入鸡腹内。把鸡放入砂锅内，加入葱、姜、绍酒、清汤、精盐，用湿绵纸封口。上蒸笼用武火蒸，水沸后蒸约1.5~2小时，至鸡肉熟烂。出笼后去黄芪，再加入胡椒粉调味，空腹食之。

（8）法制猪肚方

原料：猪肚1具，人参20g，干姜6g，胡椒10g（微炒者佳），糯米30g、葱白、精盐、生姜、绍酒等适量。

制法：猪肚剖开，洗干净，入沸水锅内焯至表皮伸展，再捞出用清水冲洗，沥干水待用。胡椒、糯米小火微炒，至微黄即可，塞入鸡腹内。葱洗净后切成段，与胡椒、糯米、干姜、精盐等纳入猪肚，缝合，勿令泄气。把猪肚放入砂锅内，加入生姜、绍酒、清汤，微火煮令烂熟。空腹食之。

（9）乌鸡豆蔻

原料：乌骨母鸡1只（2斤以上），草豆蔻30g，草果2枚。

制法：乌骨母鸡，宰杀后，去杂毛及肠杂，洗净。将豆蔻、草果烧存性，放入鸡腹内扎定，煮熟，空腹食之。

（10）山药鸡肫

原料：鸡肫250g，鲜山药100g，青豆30g，生姜、葱各10g，料酒15g，精盐2g，酱油5g，白糖3g，胡椒粉、味精各1g，湿淀粉50g，香油3g，鸡汤50g，菜油500g。

制法：取新鲜鸡肫洗净，切成薄片；生姜洗净，不去皮，切成姜末；葱洗净，切成葱花；鲜山药洗净，煮熟，切成片。鸡肫片放碗内，加精盐、料酒、胡椒粉拌匀上味。再用1碗放入酱油、白糖、味精、鸡汤、湿淀粉，兑勾滋汁。锅烧热，加菜油，待烧至六七成热时，下入肫片划散，再捞出用漏勺沥去油。锅内留底油约50mL，下姜末，煸香后入青豆、山药片，翻炒数下，倒入兑好的滋汁勾芡翻匀，撒上葱花，淋上香油，起锅装盘即成。

二、阳虚质的药膳调理

阳虚体质是指由于机体阳气不足，失于温煦，以形寒肢冷等虚寒现象为主要特征的体质状态。其不适表现为阳虚症状，且以肾阳虚为主，兼及心脾。处于此种亚健康状态的人形体多白胖，肌肉不健壮，性格多沉静、内向，喜暖怕凉，不耐受寒邪，耐夏不耐冬。一般阳虚体质者易感寒湿邪为病，比其他体质的人更容易患痰饮、肿胀、泻泄、阳痿、惊悸等病。

【体质特征】 形体白胖或面色淡白无华、平素怕寒喜暖、四肢倦怠；小便清长或夜尿频多、大便时稀或常腹泻；或口唇清淡、口不易渴或喜热饮；或易自汗出、精神不振、睡眠偏多；或阳痿滑精、宫寒不孕；脉沉迟而弱、舌淡胖。或见腰脊冷痛、下利清谷；或咳清稀的泡沫样痰，常吐清水。

【形成原因】

1. 先天因素，如遗传、父母老年得子、孕育时营养失衡、早产等。

2. 久处寒凉环境。

3. 长期偏嗜寒凉之品。

4. 房劳过度。

5. 年老阳衰。

6. 性格沉静内向，运动过少。

7. 患久治不愈之慢性病，损伤阳气。

【药膳方案】

1. **饮食宜忌**　阳虚质者宜多食用甘温补脾阳、肾阳为主的食物，常用的有羊肉、牛肉、鹿肉、鸡肉、猪肚、带鱼、黄鳝、虾（龙虾、对虾、青虾、河虾等）、淡菜、刀豆、韭菜、南瓜、黄豆芽、茴香、洋葱、香菜、胡萝卜、山药、荔枝、龙眼肉、榴莲、樱桃、杏、大枣、核桃、栗子、腰果、松子、红茶、生姜、辣椒、花椒等。烹调方法多采用焖、蒸、炖、煮等。另外，谚曰："朝食三片姜，胜过人参汤。"吃生姜对缓解阳虚作用明显。

阳虚质者宜少吃生冷、苦寒、黏腻食物，如田螺、螃蟹、海带、紫菜、竹笋、芹菜、黄瓜、苦瓜、冬瓜、西瓜、香蕉、柿子、甘蔗、梨、柚子、火龙果、柑橘、绿豆、蚕豆、绿茶、冷冻饮料等。即使在盛夏也不要过食寒凉之品。减少食盐的摄入，以避免肥胖、肿胀、小便不利、高血压。少用抗生素和清热解毒类中药，以保护阳气。

2. **药膳举例**

（1）杜仲腰花

原料：杜仲12g，猪腰250g，绍酒25g，葱50g，味精1g，酱油40g，醋2g，干淀粉20g，大蒜10g，生姜10g，精盐5g，白砂糖3g，花椒1g，混合油100g。

制法：杜仲以水300mL熬成浓汁，去杜仲，再加淀粉绍酒、味精、酱油、白砂糖拌兑成芡糊，分成3份待用。猪腰剖为两片，刮去筋膜，切成腰花，生姜去皮，切片。葱洗净切成节，待用。炒锅烧熟，入油，烧至八成热，放入花椒烧香，再投入腰花、葱、姜、蒜，快速炒散，沿锅倾入芡汁与醋，翻炒均匀，起锅装盘即成，佐餐食。

（2）姜附烧狗肉

原料：熟附片30g，生姜100g，狗肉500g。

制法：先将附片煎煮2小时，然后放入生姜、狗肉及适量葱、蒜、菜油同炖焖，至狗肉熟烂即成。

（3）壮阳狗肉汤

原料：狗肉200g，菟丝子5g，附片3g，葱、姜各5g，食盐、味精、绍酒各适量。

制法：狗肉洗净，投入锅内焯透，捞出，洗净血沫，沥干，切块；菟丝子、附片用纱布合包；姜葱洗净，姜切片、葱切断备用。锅内投入狗肉、姜片煸炒，烹入绍酒炝锅，倒入砂锅内，并将菟丝子、附片放入，加入清汤、食盐、味精、葱，以武火烧沸，撇净浮沫，用文火炖2小时，待狗肉熟烂，除去姜、葱，装入汤碗内即成。佐餐食用。

（4）鹿茸酒

原料：鹿茸 3～6g，怀山药 30～60g，白酒 500g。

制法：上述原料共浸泡 7 天以上。适量饮用。

（5）如虫草炖老鸭

原料：核桃 30g，栗子 60g，老雄鸭一只，黄酒、生姜、葱白、食盐等调料适量。

制法：将老雄鸭去掉内脏，冲洗干净，放入沸水锅中略烫后捞出，将核桃、栗子洗净后放入鸭腹内，用线扎好，放入大钵中，再加入黄酒、清水及其他相关佐料，隔水蒸约 2 小时即可。

（6）鹿鞭壮阳汤

原料：鹿鞭 2 条，枸杞子 15g，菟丝子 30g，狗肾 100g，山药 50g，巴戟 9g，猪肘肉 800g，肥母鸡 800g，绍酒 50g，胡椒粉、花椒、盐、生姜、葱白各适量。

制法：鹿鞭发透后刮去粗皮杂质，剖开，再刮净内面的粗皮，洗净，切段；狗肾用油砂炒烫，用温水浸泡，洗净；猪肘肉、鸡肉洗净，切条块；山药润软，切块；枸杞子、菟丝子、巴戟天用纱布袋装扎紧；葱洗净扎结，姜洗净拍破。锅内放入鹿鞭、姜、葱、绍酒，加清水约 1500mL，用武火煮沸 15 分钟，捞出鹿鞭，原汤不用，如此反复煮 2 次。另于砂锅中放入猪肘、鸡块、鹿鞭、狗肾，加清水适量，烧沸后，撇去浮沫，加入绍酒、姜、葱、花椒，移于文火炖 90 分钟左右，取出姜、葱、猪肘，再将山药片、药袋、盐、胡椒粉、味精放入锅内。用武火炖至山药熟烂，汤汁浓稠。取汤碗 1 个，先捞出山药铺于碗底，再盛上鸡肉块，最后摆上鹿鞭，倒入汤汁即成，佐餐食用。

（7）枸杞羊肾粥

原料：枸杞叶 250g（或枸杞子 30g），羊肉 60g，羊肾 1 个，粳米 60g，葱白 2 茎，盐适量。

制法：将新鲜羊肾剖开，去内筋膜，洗净，细切；羊肉洗净切碎；煮枸杞叶取汁，去渣。也可用枸杞叶切碎，同羊肾、羊肉、粳米、葱白一起煮粥。待粥成后，入盐少许，稍煮即可。每日早晚服用。

（8）白羊肾羹

组成：白羊肾（切作片）2 具，肉苁蓉（酒浸，切）30g，羊脂（切作片）120g，胡椒 6g，陈皮（去白）3g，荜茇 6g，草果 6g，面粉 150g，食盐、生姜、葱各适量。

制法：面粉制成面片；羊肾洗净，去臊腺脂膜；羊脂洗净；余药相合，同入纱布袋；入锅内，加清水适量，沸后，文火炖熬至羊肾熟透，放入面片及调味品，煮熟，如常做羹食之。

（9）羊脊骨粥

原料：羊连尾脊骨 1 条，肉苁蓉 30g，菟丝子 3g，粳米 60g，葱、姜、盐、料酒适量。

制法：肉苁蓉酒浸 1 宿，刮去粗皮；菟丝子酒浸 3 日，晒干，捣末。将羊脊骨砸碎，用水 2500mL，煎取汁液 1000mL，入粳米、肉苁蓉煮粥；粥欲熟时，加入葱末等调料，粥熟，加入菟丝子末、料酒 20mL，搅匀，空腹食之。

（10）补骨脂胡桃煎

组成：补骨脂 100g，胡桃肉 200g，蜂蜜 100g。

制法：将补骨脂酒拌，蒸熟，晒干，研末；胡桃肉捣为泥状。蜂蜜熔化煮沸，加入胡桃泥、补骨脂粉，和匀。收贮瓶内，每服 10g，黄酒调服，不善饮者以开水调服。每日 2 次。

三、阴虚质的药膳调理

阴虚质是指常有阴液（如血液、津液、阴精）虚少的体质。其不适表现为阴虚症状，且以肾阴虚为主，兼及肝、心、肺、胃。处于此种体质状态的人群，性情急躁，厌恶炎热与夏天，易感温热暑邪为病。肺阴不足者，难耐秋令燥气，易致肺燥咳嗽，一旦感受温燥之邪，常迅速入里化热，伤及肝肾之阴，喜进甘寒之品。易出现痤疮、黄褐斑、失眠、黑眼圈、便秘、口臭、咽痛等症状。

【体质特征】 形体消瘦，皮肤弹性差，毛发枯焦，口干舌燥，口渴咽干，眩晕耳鸣，大便秘结，小便短赤，或五心烦热，盗汗，腰膝酸软，性格急躁，情绪亢奋，男子遗精，女子经少，甚则出现鼻衄、倒经等症。舌质红，苔少，脉细。或见胁痛眼涩，视物模糊；或见心悸健忘，失眠多梦；或见干咳少痰，咽痛音哑；或见饥不欲食。

【形成原因】

1. 先天遗传。

2. 经常熬夜。

3. 性格内向、情绪不稳定、长期抑郁。

4. 喜嗜辛辣或常服用助热利湿的方药。

5. 长期处于炎热环境。

【药膳方案】

1. **饮食宜忌** 阴虚质者宜多食滋阴潜阳食物。常见的有芝麻、绿豆、鸭肉、猪肉、猪皮、兔肉、牛奶、豆腐、乌贼、龟、鳖、螃蟹、牡蛎、蛤蜊、海蜇、海参、苦瓜、甘蔗、木耳、银耳等。可采用红烧、焖、蒸、炖、煮、煲等方法，尽量少放调料，保持原汁原味。

蜂蜜可滋阴养颜，平时可以多喝蜂蜜水。山药、荸荠、莲子、百合既是蔬菜，又是中药，阴虚质者平时可以多吃。

温燥、辛辣、香浓的食物易伤阴，如花椒、茴香、桂皮、味精、辣椒、葱、姜、蒜、韭菜、虾仁、羊肉等，所以应少吃，甚至不吃。阴虚质者应忌吃煎炸炒爆食品和脂肪含量过高食物。

酸甘可化阴，甘寒可清热，因此多数水果都适合阴虚体质。但荔枝、龙眼肉、樱桃、杏、大枣、核桃、栗子等不宜。

2. **药膳举例**

（1）洋参雪耳炖燕窝

原料：西洋参片 15g，雪耳 15g，燕窝 30g。

制法：将西洋参洗净；雪耳浸开洗净，摘小朵；燕窝用清水泡浸，拣去羽毛杂质，洗净。把全部用料一齐放入炖盅内，加开水适量，炖盅加盖，文火隔水炖 2 小时，调味即可。随量饮用。

（2）冰糖五果羹

原料：雪梨（不去皮），香蕉，红枣 2 枚，龙眼肉，枸杞子。

制法：先将红枣、龙眼肉、枸杞子共煮开 10 分钟，待温后，将雪梨、香蕉切碎，放入温开水中，加冰糖适量，即可进食。

（3）三汁饮

原料：生黄精 10g，大生地黄 10g，鲜天门冬 10g，白茯苓 10g，蜂蜜适量。

制法：将黄精、生地黄、天门冬各打汁混匀。茯苓研末，文火煎药汁至药汁减半，加入蜂蜜拌匀再加茯苓末，再熬成膏状即可。

（4）红烧龟肉

原料：活龟一只，调料适量。

制法：将活龟放入盆中，加 40℃水，使龟排尽尿，宰去头足，剖开，去龟壳、内脏，洗净将龟肉切块，在锅内加菜油烧热，放入龟肉，反复煸炒，再加生姜、葱、花椒、冰糖烹以酱油、黄酒及适量清水，用文火炖烂至龟肉烂热为止。

（5）怀山炖白鹅

原料：怀山 20g，白鹅肉 200g，姜 5g，葱 10g，盐 5g，素油 50g。

制法：把怀山用水发透，切成 4cm 见方块，白鹅肉洗净切成 4cm 见方块，姜切片，葱切段。锅置武火上，加入素油，至六成熟时，加入姜、葱爆香，下入鹅肉，炒变色，放入怀山，加入清水 1000mL，用文火炖 1 小时即成。

（6）清蒸人参元鱼

原料：活元鱼 1 只（约 750g），人参 3g，鸡翅 250g，火腿、姜各 10g，熟猪油、冬笋、香菇、料酒、葱各 15g，清汤 750g，调料适量。

制法：人参洗净，切斜片，用白酒浸泡，制成人参白酒液约 6mL，拣出人参片备用。元鱼宰杀后去壳及内脏，洗净，剔下裙边备用，元鱼肉剁成 4~6 块；沸水锅内加少量葱、姜及料酒，放入元鱼块烫去腥味，捞出用清水冲洗干净，沥干水。火腿、冬笋切片；香菇洗净，斜切成两半，与冬笋用沸水焯一下；葱切段，姜洗净拍破。将火腿片、香菇片、冬笋片分别铺于蒸碗底部，平铺一层元鱼肉放在中央，元鱼裙边排于周围，再放上剩余的火腿、冬笋、香菇、鸡翅及葱、姜、蒜、料酒、盐、清汤、人参白酒液，上屉武火蒸 1.5 小时，至肉熟烂时取出。将汤倒入另一锅内拣去葱、姜、蒜，甲鱼肉翻扣于大汤碗中。再将原汤锅置火上加味精、姜水、料酒、精盐，调好味，烧沸，打去浮沫，滤去渣，再淋入少许明油，浇入甲鱼肉碗内，人参片撒于其面上即成。单食或佐餐均可。

（7）益寿鸽蛋汤

原料：枸杞子 10g，龙眼肉 10g，制黄精 10g，鸽蛋 4 枚，冰糖 30g。

制法：枸杞子洗净，龙眼肉、制黄精分别洗净，切碎，冰糖打碎待用。锅中注入清水约 750mL，加入上 3 味药物同煮。待煮沸 15 分钟后，再将鸽蛋打入锅内，冰糖碎块同时下锅，煮至蛋熟即成。每日服 1 剂，连服 7 日。

（8）生地黄鸡

原料：生地黄 250g，乌雌鸡 1 只，饴糖 150g。

制法：鸡宰杀去净毛，洗净治如食法，去内脏备用；将生地黄洗净，切片，入饴糖，调拌后塞入鸡腹内。将鸡腹部朝下置于锅内，于旺火上蒸约 2~3 小时，待其熟烂后，食肉，饮汁。

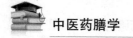

（9）秋梨膏

原料：秋梨 3200g，麦冬 32g，款冬花 24g，百合 32g，贝母 32g，冰糖 640g。

制法：梨切碎，榨取汁，梨渣加清水再煎煮 1 次，过滤取汁，二汁合并备用；麦冬、冬花、百合、贝母加 10 倍量的水煮沸 1 小时，滤出药液，再加 6 倍量的水煮沸 30 分钟，滤出药汁，二液混合，并兑入梨汁，文火浓缩至稀流膏时，加入捣碎之冰糖末，搅拌令溶，再煮片刻。每服 10～15mL，每日 2 次，温开水冲服。

（10）怀药芝麻糊

原料：怀山药 15g，黑芝麻 120g，粳米 60g，鲜牛奶 200g，冰糖 120g，玫瑰糖 6g。

制法：粳米淘净，水泡约 1 小时，捞出沥干，文火炒香；山药洗净，切成小颗粒；黑芝麻洗净沥干，炒香。三物同入盆中，加入牛奶、清水调匀，磨细，滤去细茸，取浆液待用。另取锅加入清水、冰糖，烧沸溶化，用纱布滤净，糖汁放入锅内再次烧沸后，将粳米、山药、芝麻浆慢慢倒入锅内，不断搅动，加玫瑰糖搅拌成糊状，熟后起锅。早晚各服一小碗。

四、痰湿质的药膳调理

痰湿质是由于津液运化失司，而痰湿凝聚，以黏滞重浊为主要特征的体质状态。痰湿体质是一种常见的中医体质类型，该体质者性格偏温和稳重恭谦、和达，多善于忍耐，对梅雨季节及湿环境适应能力差，与糖尿病、高血压、冠心病、肥胖、中风等疾病的发生有密切关系。

【体质特征】 体形肥胖、腹部肥满松软。面部皮肤油脂较多，多汗且黏，胸闷，痰多。或面色淡黄而暗，眼胞微浮，容易困倦，或舌体胖大，舌苔白腻，口黏腻或甜，身重不爽，脉滑，或喜食肥甘甜黏，大便正常或不实，小便不多或微混。

【形成原因】

1. 先天禀赋。

2. 饮食起居。高能量饮食、低运动水平是肥胖人痰湿体质形成的主要原因。

3. 年龄。衰老机体可自然形成痰浊，使不同病理性体质与痰湿体质相夹杂。

4. 疾病和药物影响。疾病日久，或滥用某些特殊药物，亦可影响痰湿体质的形成。

【药膳方案】

1. **饮食宜忌** 戒除肥甘厚味，戒酒，忌暴饮暴食、进食速度过快和饱食。宜食温补脾胃，化痰化湿，健脾利湿，化瘀祛痰的食物；不宜进食肥甘油腻、酸涩食品、寒凉水果。

（1）宜食：粳米、小米、薏苡仁、玉米、芡实、红小豆、蚕豆、白萝卜、豇豆、紫菜、香菇、海蜇、鹌鹑、洋葱、扁豆、包菜、韭菜、蚕豆、木瓜、荸荠、白果、山药、冬瓜仁、牛肉、羊肉、狗肉、鸡肉、鲢鱼、鳟鱼、带鱼、泥鳅、黄鳝、河虾、杏子、荔枝、柠檬、樱桃、杨梅、佛手、栗子、辣椒、大蒜、葱、生姜等。杏仁霜、莲藕粉、茯苓饼对该体质者是不错的食补选择。

（2）忌食：李子、石榴、柿子、大枣、柚子、甲鱼。少食或忌食田螺、螺蛳、鸭肉、蚌肉、牡蛎肉、梨子、山楂、甜菜、枸杞子。忌食海鲜、甜饮料、砂糖、饴糖等，应限制食盐的摄入。

2. 药膳举例

（1）橘红糕

原料：橘红50g，黏米粉500g，白砂糖200g。

制法：将橘红洗净，烘干研为细末，与白砂糖和匀备用。黏米粉适量，用水和匀，放蒸笼上蒸熟，待冷后，卷入橘红糖粉，切为夹心方块米糕，不拘时进食。

（2）瓜蒌饼

原料：瓜蒌瓤（去籽）250g，白砂糖100g，面粉1000g。

制法：把瓜蒌瓤（去籽）与白砂糖放入锅内，加水适量，以小火煨熟，拌匀成馅，面粉发酵成软面团，擀面皮，填夹瓜蒌馅，制成面饼，烙熟或蒸熟即可食用。每日早晚空腹各食1个。

（3）川贝秋梨膏

原料：款冬花、百合、麦冬、川贝各30g，秋梨1000g，冰糖50g，蜂蜜100g。

制法：将款冬花、百合、麦冬、川贝入煲加水煎成浓汁，去渣留汁。秋梨洗净，去皮去核榨汁，将梨汁与冰糖一同放入药汁内，文火煎至梨浆浓稠后调入蜂蜜拌匀，再沸时熄火，冷却后装瓶备用。每次食膏15g，日服2次，温开水冲服。

（4）柚子炖鸡

原料：新鲜柚子1个，新鲜鸡肉500g，姜片、葱白、百合、味精、盐等适量。

制法：将柚剥皮、去筋皮、除核，取肉500g，将鸡肉洗净切块，焯去血水。再将柚肉、鸡肉同放入炖盅内，置姜片、葱白、百合于鸡肉周围，调好盐、味精，加开水适量，炖盅加盖，置于大锅中，用文火炖4小时，取出可食之。1周2次，连食3周。

（5）半夏山药粥

原料：半夏30g，山药60g。

制法：半夏先煮30分钟，去渣取汁一大碗。山药研成粉，放入半夏汁内，煮沸搅成糊状即可食用。分3天早晚温服。

（6）石菖蒲拌猪心

原料：猪心半个，石菖蒲10g，陈皮2g，料酒、盐、味精、姜片等。

制法：猪心洗净，去内筋膜，挤干净血水，切成小块；石菖蒲、陈皮洗净，同猪心一齐放入炖盅内，加开水适量，调好料酒、盐、味精、姜片等，炖盅加盖，置于大锅中，用文火炖4小时，即可食用。

（7）昆布海藻煮黄豆

原料：昆布30g，海藻30g，黄豆100g。

制法：洗净黄豆，放入瓦煲内，加清水适量，文火煮至半熟；再将洗净切碎的昆布、海藻，与黄豆同煮至黄豆熟烂，调入油、盐、味精后即可食用。

（8）山药冬瓜汤

原料：山药50g，冬瓜150g。

制法：山药、冬瓜置锅中慢火煲30分钟，调味后即可食用。

（9）豆腐干香菇汤

原料：金针菇50g，豆腐干3块，冬菇4只，红萝卜250g，西芹250g，生姜2片。

制法：金针菇、冬菇去蒂，豆腐干、西芹洗净，均切为丝状；生姜切碎为蓉状。烧热锅，下生油和姜蓉，片刻后再加入冬菇、豆腐干、西芹等，炒片刻，加入清水1000mL（约4碗水量），煮沸熟后下金针菇兜匀，后再下以适量清水拌匀的玉米粉，片刻后下适量食盐和少许生油即可。

（10）冬瓜荷叶薏米排骨汤

原料：冬瓜1000g，鲜荷叶1片，薏苡仁30g，猪排骨500g，生姜2~3片。

制法：冬瓜连皮洗净，切成块状；薏苡仁、荷叶洗净，稍浸泡；猪排骨洗净斩为小块，然后与生姜一起放入瓦煲内，加入清水3000mL（约12碗水量）；先用武火煲沸，再改为文火煲约3小时，加入适量食盐和少许生油便可。

五、湿热质的药膳调理

湿热质是由于体内痰湿内盛，久而化火，煎灼津液，以湿重和热盛并见为主要特征的体质状态。湿热体质是一种常见的中医体质类型，该体质者容易心烦急躁，易患疮疖、黄疸、热淋等病，对夏末秋初湿热气候，湿重或气温偏高环境较难适应。

【体质特征】 形体中等或偏瘦。面垢油光，易生痤疮，口苦口干，身重困倦，大便黏滞不畅或燥结，小便短黄，男性易阴囊潮湿，女性易带下增多，舌质偏红，苔黄腻，脉滑数。

【形成原因】

1. 先天禀赋。

2. 饮食起居。久居湿地，喜食肥甘，或长期饮酒是其主要原因。

3. 疾病和药物影响。疾病日久，或滥用某些特殊药物，亦可影响痰湿体质的形成。

【药膳方案】

1. **饮食宜忌** 湿热质者宜食用清利化湿的食物，如红小豆、绿豆、蚕豆、四季豆、鸭肉、兔肉、鲫鱼、鲤鱼、田螺、海带、紫菜、冬瓜、丝瓜、苦瓜、黄瓜、菜瓜、西瓜、白菜、芹菜、荠菜、卷心菜、空心菜、竹笋、莴笋、葫芦、莲藕、萝卜、豆角、绿豆芽、荸荠、梨、绿茶、花茶、薏苡仁、莲子、茯苓等。

体质内热较盛者，禁忌辛辣燥烈、大热大补的食物，如辣椒、生姜、大葱、大蒜、鹿肉、狗肉、羊肉、牛肉、动物内脏、荔枝、芒果、菠萝、酒、奶油等。少吃肥甘厚腻的食物以及温热食品和饮品。最忌讳食用经过油炸、煎炒、烧烤等高温加工烹制而成的食物。

2. **药膳举例**

（1）凉拌鱼腥草

原料：鲜鱼腥草500g，大蒜15g，莴苣50g，白糖15g，葱15g，芝麻油25mL，鸡精2g，味精2g，盐3g。

制法：将鱼腥草去老梗、黄叶，洗净，莴苣去皮，切丝，大蒜去皮，切成薄片，葱切段。将鱼腥草、大蒜、莴苣、白糖、葱、芝麻油、鸡精、味精、盐，拌匀即可食用。

（2）荷叶蒸排骨

原料：荷叶1张，鸡精2g，猪排骨500g，葱15g，料酒10mL，白糖15g，酱油10mL，盐3g，生姜5g，味精2g，米粉80g。

制法：将荷叶用沸水煮3分钟，捞起，沥干水分，切成块，生姜切片，葱切段。将炒过的米粉放入容器，加葱、料酒、白糖、酱油、盐、生姜、味精及水少许，拌匀，然后放进排骨，将排骨黏上米粉，裹均匀。荷叶摊在案板上，每张荷叶放一节挂上米粉的排骨，然后包紧，用线绳缠紧，放入蒸盘内，锅内加开水适量，将蒸盘置蒸笼内，武火蒸 30 分钟即成。

（3）通草灯心酒

原料：通草 250g，灯心 30g，秫米、曲适量。

制法：将通草，灯心水煎取汁，秫米煮熟，曲研细末；三者同入缸中，搅拌匀，密封，置保温处；14 日后开启，压榨去糟渣，装瓶备用。每日不拘量，徐徐饮用，以愈为度。

（4）香叶花茶

原料：藿香 6g，荷叶 6g，茉莉花 3g，青茶龙 3g。

制法：将荷叶切碎，与其他三味药一起，加沸水冲泡 10 分钟即可饮用。每日 1～2 剂，代茶频频饮用。

（5）绿豆藕

原料：粗壮肥藕 1 节，绿豆 50g。

制法：藕去皮，冲洗干净备用。绿豆用清水浸泡后取出，装入藕孔内，放入锅中，加清水炖至熟透，调以食盐进食。

（6）百莲酿藕

原料：百合 15g，莲米 15g，鲜藕 500g，橘红 15g，薏苡仁 15g，芡实 15g，糯米 125g，蜜樱桃 30g，瓜片 15g，白糖 500g，猪油 60g。

制法：取鲜藕粗壮部位，削去一头，内外洗净，用竹筷透通孔眼；将淘洗过的糯米由孔装入抖紧，用刀背敲拍孔口，使之封闭不漏；放锅中煮烂后，捞入清水中漂起，然后刮去外面粗皮，切成 6mm 厚的圆片待用。莲米刷净皮，捅去心，同薏苡仁、百合、芡实分别择净，冲洗后装入碗中，加清水适量，上蒸笼蒸烂待用。将瓜片、橘红切成丁，蜜樱桃对剖。猪网油修一方块，铺于碗内，蜜樱桃随意摆成花纹图案，再相继放入瓜片、橘红丁和薏苡仁、百合、芡实、莲米等原材料，同时将藕片摆成一定图案；摆好后洒入白糖，上蒸笼蒸至极烂，翻于圆盆内，揭去猪网油，将其余白糖收成糖汁挂上即成。

（7）玉米须煲蚌肉

原料：玉米须 60g，蚌肉 150～250g，生姜 2～3 片。

制法：玉米须用清水洗净，再浸泡 30 分钟；购回来的蚌若是从泥塘里刚取出来的要用清水养 1～2 日，且勤换水，以去清蚌肉的泥污，烹煮前再取清水洗净。然后各物一起放入瓦煲内，加入清水 2000mL（约 8 碗水量），武火煲沸后改用文火煲 1.5 小时，调入适量食盐和生油便可。

（8）绵茵陈猪肉汤

原料：绵茵陈 30g，猪瘦肉 150g，生姜 2～3 片。

制法：绵茵陈用清水浸泡，清洗 2 遍，去除泥土和灰尘；猪瘦肉亦用清水洗净，不必刀切。然后与生姜一起放进瓦煲内，加入清水 2000mL（约 8 碗水量），先以武火煲沸，再改用文火煲 1.5 小时，调入适量食盐和少许生油便可。

（9）白果扁豆猪肚汤

原料：白果 15 颗，扁豆、薏苡仁各 30g，胡椒 15 颗，猪肚（即猪胃）1 个，猪瘦肉 50g，生姜 4 片。

制法：白果去壳，洗净；猪瘦肉洗净，不必刀切；扁豆、薏苡仁洗净，稍浸泡；胡椒稍打碎；猪肚翻开，用刀刮去脏杂，冲洗，涂上豆粉之后再洗一遍，再冲洗，用食盐洗擦，再放水冲洗干净，切为条状块。然后各原料与生姜一起放入瓦煲内，加入清水 3000mL（约 12 碗水量），先用武火煲沸，再改用文火煲 2～3 小时，调入适量食盐和少许生油便可。

（10）金银花水鸭汤

原料：金银花 9g，生地黄 6g，水鸭 1 只，猪瘦肉 250g，生姜 2～3 片。

制法：金银花、生地黄洗净，稍浸泡；水鸭宰净，去肠杂、尾巴部，洗净；猪瘦肉洗净，不用刀切。然后将所有原料与生姜一起放入瓦煲内，加入清水 3000mL（约 12 碗水量），先用武火煲沸，再改为文火煲 3 小时，入适量食盐和生油便可。

六、血瘀质的药膳调理

血瘀质是体内有血液运行不畅的潜在倾向或瘀血内阻的病理基础，从而引起脏腑、组织的血液循环障碍，并表现出一系列的外在征象的体质状态。处于这种体质状态者，怕风，畏寒，易伤于七情或劳逸，多见于妇女产后、失血家和老年人。瘀血质发病以心、肝、女子胞为主，兼及诸脏及身体各部。易出现肥胖、黄褐斑、痤疮、月经不调、黑眼圈等，易患出血、中风、冠心病、抑郁症等病。

【体质特征】 以瘦人居多，往往性格内郁，易心情不快甚至烦躁健忘，平素面色晦暗，皮肤干燥，偏暗或色素沉着，易出现瘀斑。女性多见痛经、闭经，或经血中多凝血块，或紫黑有块、崩漏，或有出血倾向，舌质紫暗，有瘀点或片状瘀斑，舌下静脉可有曲张。

【形成原因】

1. 先天遗传因素。

2. 跌扑损伤可致瘀血，若治不及时或治之不当，瘀血不能及时消散，恶血留内不去而成瘀血质；虽然临床症状已经消失，但体内仍有潜在性瘀血，形成偏颇的体质。

3. 长期的、强烈的精神刺激，可致瘀血蕴里而不散，久致机体的形态、结构、机能发生改变，从而导致瘀血质的产生。

4. 饮食膏粱厚味，且居处过于安逸，则气血运行不畅，致瘀血体质形成；

5. 慢性疾病迁延日久，脏腑功能失调，影响气机的升降出入，久则影响血运，或脏腑功能衰弱，血运无力，皆可致血脉阻滞，致阴阳相对平衡的体质结构发生改变，形成瘀血体质。

6. 久服寒凉的药物或食物，或长期生活在寒冷的环境中（包括夏季过于贪凉）。

【药膳方案】

1. **饮食宜忌** 血瘀质者在饮食上应选择具有活血化瘀功效的食物，如生山楂、番木瓜、芒果、黑豆、黄豆、香菇、茄子、油菜、红糖、黄酒、葡萄酒等。酒虽有活血作用，但易伤肝，因此不宜饮用烈性酒，少量饮用葡萄酒、糯米甜酒，比较适合女性。不宜食用收涩、寒凉、冰冻之物，如乌梅、柿子、石榴、苦瓜、花生米等。不可多吃高脂肪、高胆固醇、油腻食物，如蛋黄、虾、猪头肉、猪脑、奶酪等。

2. 药膳举例

（1）桃花白芷酒

原料：桃花250g，白芷30g，白酒1000g。

制法：农历三月初三或清明节前后采摘桃花，特别是生长于东南方向枝条上的花苞及初放不久的花更佳。将采得的桃花与白芷、白酒同置入容器内，密封浸泡30日即可。每日早晚各1次，每次饮服15～30mL，同时倒少许酒于掌心中，两手掌对擦，待手掌热后涂擦按摩面部患处。

（2）牛筋祛瘀汤

原料：牛蹄筋100g，当归尾15g，紫丹参20g，雪莲花10g，鸡冠花10g，香菇10g，火腿15g，生姜、葱白、绍酒、味精、盐各适量。

制法：将牛蹄筋温水洗净，将5000mL清水煮沸后，放入食用碱15g，倒入牛蹄筋，盖上锅盖焖两分钟，捞出用热水洗去油污，反复多次，待牛蹄筋发胀后才能进行加工。发胀后的牛蹄筋切成段状，放入蒸碗中；将当归、丹参入纱布袋放于周边，将雪莲、鸡冠花点缀四周，香菇、火腿摆其上面，放入生姜、葱白、调料，上笼蒸3小时左右，待牛蹄筋熟烂后即可出笼，挑出药袋、葱、姜即可。日常佐餐食用。

（3）山楂内金粥

原料：山楂片15g，鸡内金1个，粳米50g。

制法：将山楂片以文火炒至棕黄色，然后与粳米同煮至烂。鸡内金焙干，研成细末，倒入煮沸的粥中，再煮片刻即可。

（4）地龙桃花饼

原料：干地龙30g，红花20g，赤芍20g，当归50g，川芎10g，黄芪100g，玉米面400g，小麦面100g，桃仁、白糖各适量。

制法：将干地龙以酒浸泡去其气味，然后烘干研为细面；红花、赤芍、当归、川芎、黄芪等入砂锅加水煎成浓汁，再把地龙粉、玉米面、小麦面、白糖倒入药汁中调匀，做圆饼20个，将桃仁去皮尖略炒，匀布饼上，入烤炉烤熟即可。每次食用1～2个，每日2次。

（5）桃红鳝鱼汤

原料：桃仁12g，红花6g，鳝鱼丝250g。

制法：桃仁、红花加水煎汁去渣。鳝鱼丝油略爆炒后加鲜汤及药对同煮，加生姜、酒、葱、味精少许煮成汤，喝汤吃鳝鱼丝。

（6）红花当归酒

原料：红花100g，当归50g，赤芍50g，桂皮50g，40%食用酒精适量。

制法：将上药干燥粉碎成粗末，以40%食用酒精1000mL浸渍10～15天，过滤，补充一些溶剂续浸药渣3～5天，过滤，添加酒至10L，即得。每日3～4次，每次服10～20mL，亦可外用涂擦跌打扭伤未破之患处。

（7）丹参烤里脊

原料：丹参9g（煎水），猪里脊肉300g，番茄酱25g，葱、姜各2.5g（切末），水发兰片、熟胡萝卜各 5g（切粒），白糖 50g，醋 25g，精盐 1.5g，花椒 10g，绍酒 10g，酱油 25g，豆油 70g。

制法：将猪里脊肉切块（如鸭蛋大），顺着切刀口 1cm 深，拌上酱油，用热油炸成金黄色，放入小盆内。加酱油、丹参水、姜、葱、花椒水、绍酒、清汤，拌匀，上烤炉，烤熟取出，顶刀切成木梳片，摆于盘内。勺内放油，入兰片、胡萝卜煸炒一下，加清汤、番茄酱、白糖、精盐、绍酒、花椒水。开锅后，加明油，浇在里脊片上即成。日常佐餐随量食用，每周 3~5 次。

（8）三七蒸鸡

原料：母鸡 1 只（约 1500g），三七 20g，姜、葱、料酒、盐各适量。

制法：将母鸡宰杀褪毛，剁去头、爪，剖腹去肠杂，冲洗干净；三七一半上笼蒸软，切成薄片；一半磨粉。姜切片，葱切成大段。将鸡剁成长方形小块装盆，放入三七片，葱、姜摆于鸡块上，加适量料酒、盐、清水，上笼蒸 2 小时左右，出笼后拣去葱姜，调入味精，拌入三七粉即成。吃肉喝汤，佐餐随量食用。

（9）玫瑰露酒

原料：鲜玫瑰花 3500g，白酒 15000g，冰糖 2000g。

制法：当玫瑰花花蕾将开放时采摘，将花与冰糖浸入酒中，用瓷坛或玻璃瓶储存，不可加热，密封月余即得。每日 2 次，每次饮服 10~30mL。

（10）坤草童鸡

原料：坤草（益母草）15g，童子鸡 500g，鲜月季花 10 瓣，冬菇 15g，火腿 5g，香菜叶 2g，绍酒 30g，白糖 10g，精盐 5g，味精 1g，香油 3g。

制法：将益母草洗净，放碗内，加入绍酒、白糖上屉，蒸 1 小时后取出，用纱布过滤，留汁备用。童子鸡宰杀去净毛，洗净，从背部剖开，除去内脏，剁去头、爪，入沸水中烫透。捞出放砂锅内，加入鲜汤、绍酒、冬菇、火腿、葱、姜，煮开后，加入精盐，盖上盖，用小火煨至熟烂。然后拣去葱、姜，加入味精、益母草汁、香油、香菜叶和鲜月季花瓣即成。食肉喝汤，随量食用。

七、气郁质的药膳调理

气郁质是由于长期情志不畅、气机郁滞而形成的以性格内向不稳定、忧郁脆弱、敏感多疑为主要表现的体质状态。处于这种体质状态者，多见于中青年，以女性多见，性格多孤僻内向，易多愁善感，气量较狭小。气郁质者的发病以肝为主，兼及心、胃、大肠、小肠。易伤情志及饮食，易产生气机不畅，如郁病、失眠、梅核气、惊恐等。

【体质特征】　形体无特殊，面色晦暗或黄，对精神刺激适应能力差，平时容易忧郁寡欢，喜叹息，易于激动，多烦闷不乐。或有胸胁胀满，或胸腹部走窜疼痛。食量偏少，食后常感胀满不适，多呃逆，睡眠较差，大便多干且无规律，妇女常有月经不调和痛经，经前乳胀，舌质偏暗，苔薄白，脉弦。

【形成原因】

1. 先天遗传。

2. 经常熬夜。

3. 长期压力过大，思虑过度。

4. 突发的精神刺激，比如亲人去世、暴受惊恐等。

【药膳方案】

1. 饮食宜忌　多食用具有理气解郁、调理脾胃功能的食物，杂粮类的如大麦、荞麦、高粱；蔬菜可多吃刀豆、蘑菇、萝卜、洋葱、苦瓜、丝瓜等；调味品可多吃茴香、桂皮、蒜、生姜等，水果适合吃柑橘、柠檬；花类宜丁香、茉莉花、玫瑰花等。

气郁体质者应少吃收敛酸涩的食物，如石榴、乌梅、青梅、杨梅、草莓、杨桃、酸枣、李子、柠檬、南瓜、泡菜等，以免阻滞气机，因气滞而血凝。亦不可多食冰冷食物，如雪糕、冰淇淋、冰冻饮料等。

2. 药膳举例

(1) 胡萝卜陈皮炒肉丝

原料：胡萝卜、陈皮、猪肉。

制法：胡萝卜切细丝，猪肉切丝后加盐和黄酒拌匀，陈皮浸泡至软切丝；先炒胡萝卜至八成熟后出锅，再用油炒肉丝、陈皮丝3分钟，加入胡萝卜丝和少许盐、黄酒同炒至香，添水焖烧几分钟，撒上香葱即成。

(2) 萝卜丝饼

原料：鲜萝卜连皮250g，蘑菇50g。

制法：洗净切丝，加蘑菇丝，生姜丝，或葱和盐少许，拌成馅。然后将面粉和水和成面团，将上述馅填入，制成夹心饼，放入油锅内，烙熟即成。

(3) 山楂内金粥

原料：炒山楂片15g，鸡内金1个，粳米50g。

制法：将山楂片文火炒至棕黄色，然后与粳米同煮至烂；鸡内金1个用温水洗净，并于37℃烘干，研成细末，倒入煮沸的粥中，再煮片刻即成。

(4) 百合捞莲子

原料：水发百合100g，莲子50g，水发黄花菜数根，冰糖适量。

制法：将发好的百合和黄花菜用水洗净，莲子去皮、去心洗净，同放入大汤碗内，汤碗内放入适量清水，上笼用武火蒸熟，放入冰糖再蒸片刻即成。

(5) 柚皮醪糟

原料：柚子皮（去白）、青木香、川芎各等份，醪糟、红糖各适量。

制法：将柚子皮、青木香、川芎制成细末，每煮红糖醪糟一小碗，兑入药末3~6g，趁热食用，1日2次。

(6) 佛手酒

原料：干佛手100g，栀子10g，五加皮20g，高良姜10g，木瓜10g，当归15g，肉桂5g，桂花10g，陈皮10g，紫丁香5g，砂仁5g，冰糖500g，白酒2000mL。

制法：将上述药物研成粗末，放入纱布袋内，再与冰糖、白酒一起置于酒坛内，密封浸泡20天后即成。每日2次，每次10mL。

(7) 橘朴茶

原料：橘络3g，厚朴3g，红茶3g，党参6g。

制法：上四味共制粗末，放入茶杯中用沸水冲泡10分钟即可。不拘时随饮随冲，至味淡为止，1日1剂。

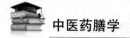

（8）疏肝粥

原料：柴胡6g，白芍、枳壳各12g，香附、川芎、陈皮、甘草各3g，粳米50g，白糖适量。

做法：将以上七位中药水煎，取汁去渣，加入粳米煮粥，待粥将成时加白糖调味。

（9）玫瑰花鸡肝汤

原料：银耳15g，玫瑰花10g，茉莉花24朵，鸡肝100g。

做法：银耳洗净撕成小片，清水浸泡待用；玫瑰花、茉莉花温水洗净；鸡肝洗净切薄片备用。将水烧沸，先入料酒、姜汁、食盐，随即下入银耳及鸡肝，烧沸，撇净浮沫，待鸡肝熟后调味，最后入玫瑰花、茉莉花稍沸即可。

八、特禀质的药膳调理

特禀质是在禀赋遗传基础上形成的一种特异体质，在外在因素的作用下，生理机能和自我调适力低下，反应性增强，其敏感倾向表现为对不同过敏原的亲和性和反应性呈现个体体质的差异性和家族聚集的倾向性。这种体质的人或无特殊，或有畸形，或有先天生理缺陷、遗传性疾病，先天性、家族性特征，易药物过敏，适应能力差，易引发宿疾。

【体质特征】　体质特征常有先天缺陷，或有和遗传相关疾病的表现。如先天性、遗传性的生理缺陷，先天性、遗传性疾病，过敏性疾病，原发性免疫缺陷等。若为过敏体质者，常表现为对季节气候适应能力差，皮肤易出现划痕，易形成风团、隐疹等，易患花粉症、哮喘等，并易引发宿疾及药物过敏。

【形成原因】

1. 先天和遗传因素。

2. 环境因素。环境存在着易过敏的物质如油漆、药物、染料和某些微生物、寄生虫、植物花粉等；

3. 食物、药物因素。部分特禀质者对某些食物、药物过敏。

【药膳方案】

1. **饮食宜忌**　避免食用容易致敏和刺激的食物，包括冰冷、油腻、辛辣刺激的食品和虾、蟹等咸寒食品。过敏原若是食物，应尽量设法确定是哪种食物并严格禁食该种食物。含维生素的食物对于维持血管正常功能有重要作用，故应多进食含维生素丰富的新鲜蔬菜、水果，特别是绿叶蔬菜、青椒、柑、橘、鲜枣、猕猴桃、梨等。适当补充高蛋白膳食如瘦肉、动物肝脏、蛋及豆制品等优质蛋白质。注意鱼、虾、蟹、蛋、奶等动物性食物，以及蚕豆、菠萝、花粉等植物性食物。如果这些食物引起过敏，应逐一加以排除，并调剂食用动物性优质蛋白质和豆制品。

2. **药膳举例**

（1）苁蓉金樱羊肉粥

原料：肉苁蓉15g，金樱子15g，精羊肉100g，粳米100g，细盐少许，葱白2根，生姜3片。

制法：先将肉苁蓉、金樱子水煎去渣取汁，入羊肉、粳米同煮粥，待熟时，入盐、生姜、葱白稍煮即可。

（2）菟丝子细辛粥

原料：菟丝子 15g，细辛 5g，粳米 100g，白糖适量。

制法：将菟丝子洗净后捣碎和细辛水煎去渣取汁，入米煮粥，粥熟时加白糖即可。

（3）神仙粥

原料：生姜 6g，连须葱白 6 根，糯米 60g，米醋 10mL。

制法：先将糯米洗后与生姜同煮，粥将熟时放入葱白，最后入米醋，稍煮即可食。

（4）鳝鱼煲猪腰

原料：黄鳝 250g（切段），猪腰 100g。

制法：同煲熟，调味食用。

（5）四汁饮

原料：鲜马齿苋汁、鲜藕汁、鲜柏叶汁、鲜茅根汁。

制法：适量调服，适宜于过敏性紫癜血热症。

（6）固表粥

原料：乌梅 15g，黄芪 20g，当归 12g，粳米 100g。

制法：乌梅、黄芪、当归放砂锅中加水煎开，再用小火慢煎成浓汁。取出药渣后再加水煮粳米成粥，加冰糖趁热食用，适合过敏体质易发皮肤过敏者。

（7）葱白红枣鸡肉粥

原料：粳米 100g，红枣 10 枚，连骨鸡肉 100g，葱白、香菜各少许。

制法：粳米、红枣（去核）、连骨鸡肉分别洗净；姜切片；香菜、葱切末。锅内加水适量，放入鸡肉、姜片大火煮开。然后放入粳米、红枣熬 45 分钟左右。最后加入葱白、香菜，调味服用。适合过敏体质易发过敏性鼻炎者。

（8）柠檬片炖鹌鹑

原料：柠檬（宜取较熟的，避免过酸）2~3 片，鹌鹑 2 只，生姜 3 片。

制法：鹌鹑宰杀洗净，并置沸水中稍滚片刻，再洗净。与生姜、柠檬一起放入炖盅内，加入冷开水 1250mL（约 5 碗水量），加盖隔水炖 3 小时即成。进服时调入适量食盐。适合过敏体质易发过敏性鼻炎、过敏性哮喘者。

（9）夷花煲鸡蛋

原料：辛夷花 12g，鸡蛋 2 个。

制法：辛夷花用清水稍浸泡，洗净。然后与鸡蛋一起放进瓦煲内，加入清水 750mL（约 3 碗水量），武火煲沸后改为文火煎约 1 小时，然后捞起鸡蛋，放进清水片刻，取出，去蛋壳后再放入瓦煲内煲片刻即成。适合过敏体质易发过敏性鼻炎者。

（10）灵芝黄芪炖猪瘦肉

原料：野生灵芝（无柄赤芝为佳）15g，黄芪 15g，猪瘦肉 100g，食盐、葱、生姜、料酒、味精各适量。

制法：灵芝、黄芪洗净，切片备用。猪瘦肉洗净，切成 2cm 见方的块，放入铝锅内，加灵芝、黄芪、调料、水适量。铝锅置武火上烧沸后，改用文火炖熬至猪瘦肉熟烂即成。适合过敏体质者。

第二节　内科病证的药膳调理

感　冒

　　感冒是感受触冒风邪，出现鼻塞、流涕、喷嚏、咳嗽、头痛、恶寒、发热、全身不适等症状的一种疾病，为常见的外感病之一。包括西医学的上呼吸道多种感染性疾病。感冒是病在肺卫皮毛的表证，常见有风寒表证、风热表证、暑湿表证等证候类型。治疗当使外邪从表而解，故辛散解表是治疗感冒的总则。

【药膳原则】

　　1. 感冒患者多有发热、汗出等症状，易伤津液，故宜多饮水或菜汤、果汁、豆浆、牛奶等饮料。

　　2. 感冒患者常见食欲不振，甚至出现恶心呕吐，故饮食宜清淡，忌食油腻、黏滞、燥热之物，可进稀粥、烂面、蛋羹等食物。

　　3. 感冒以辛散为治疗原则，为更好地发挥辛散药食的祛邪作用，应忌食酸涩食品，如乌梅、杏、柠檬、橙子、柿子、石榴、橄榄等，以免留恋病邪，邪不外达，则缠绵难愈，变生他病。

　　4. 感冒初愈应遵照循序渐进的进食原则，由少渐多，由细软食物到普通饮食。

【辨证施膳】

1. 风寒表证

临床表现：恶寒发热，无汗，头痛，周身酸痛，鼻塞不通，声重，喷嚏，鼻流清涕，咳嗽，有少量清稀痰，舌苔薄白，脉浮或浮紧。

治疗原则：辛温发散。

药膳配方：青椒炒豆豉。

原料：青椒250g，豆豉250g，食油、盐适量。

做法：先分别炒青椒及豉，再将青椒与豆豉拌匀略炒。

2. 风热表证

临床表现：发热，微恶风寒，头痛，鼻塞涕浊，咽喉肿痛，口干欲饮，咳嗽痰黄，舌苔薄白或微黄，脉浮数。

治疗原则：辛凉发散。

药膳配方：白菜根葱白汤。

原料：大白菜根3个，葱白连须2根，芦根10g。

做法：水煎趁热分2次服。

3. 暑湿感冒

临床表现：身热不扬，微恶寒，汗出而热不解，头痛头重，身重困倦，胸闷呕恶，食欲不振，口淡而黏，小便短赤，舌苔黄腻，脉濡数。

治疗原则：清热解表，祛暑利湿。

药膳配方：绿豆粥。

原料：绿豆50g，粳米100g，冰糖适量。

做法：绿豆、粳米洗净煮粥，待熟加入冰糖，搅拌均匀，即可食用。

咳　嗽

　　咳嗽是指肺气上逆作声，咯吐痰液而言，为肺系疾病的主要证候之一。包括西医学的急、慢性支气管炎，支气管扩张等病。咳嗽的病因有外感、内伤两大类。外感咳嗽为六淫外邪侵袭肺系，内伤咳嗽为脏腑功能失调，内邪干肺。不论邪从外入，或邪自内生，均可引起肺失宣肃，肺气上逆而咳嗽。治疗应分清邪正虚实，外感咳嗽当以祛邪利肺为主，按病邪性质分风寒、风热、风燥施治。内伤咳嗽应按病理性质主次兼顾，标实为主者，祛邪止咳；本虚为主者，补肺养正。

　　【药膳原则】

　　1. 饮食宜清谈，不可过食肥甘，及炙烧厚味，以免生痰化火，使咳嗽、咯痰加重。

　　2. 咳嗽痰多者应忌食酸涩之品，如乌梅、石榴等，以免痰液不易咯出。多食橘子、梨、枇杷、荸荠、藕、萝卜、刀豆、马兰头、冬瓜、丝瓜、豆腐等化痰清肺之品。

　　3. 咳嗽气急较重，甚至有喘促者，应忌食海腥，如黄鱼、带鱼、橡皮鱼、虾、蟹之类，以防咳喘加重。

　　【辨证施膳】

　　1. 风寒袭肺证

　　临床表现：咳嗽声重，气急，咽痒，咳痰清稀色白，常伴鼻寒、流清涕、头痛、恶寒、四肢酸楚、发热无汗等表证，舌淡苔白，脉浮或浮紧。

　　治疗原则：疏风散寒，宣肺止咳。

　　药膳配方：紫苏粥。

　　原料：紫苏叶10g，粳米50g，生姜3片，大枣3枚。

　　做法：先用粳米煮粥，临粥煮熟时加入苏叶、生姜、大枣，趁热分服。

　　2. 风热犯肺证

　　临床表现：咳嗽频剧，气粗或咳声沙哑，喉燥咽痛，咯痰不爽，痰黏稠或稠黄，常伴鼻流黄涕、身热恶风、头痛、肢体酸楚、口渴汗出等表证，舌苔薄黄，脉浮数。

　　治疗原则：疏风清热，化痰止咳。

　　药膳配方：牛蒡粥。

　　原料：牛蒡根研滤取汁100mL（或用干牛蒡子10g，加水200mL，煎至100mL，取汁去渣），粳米50g。

　　做法：用牛蒡子汁与淘净粳米煮粥，煮至粥熟为度，趁热频服。

　　3. 风燥伤肺证

　　临床表现：干咳，连声作呛，咽喉干痛，唇鼻口燥，口干。痰少而黏，或黏连成丝，不易咯出，咳而胸痛，痰中带有血丝，初起伴有鼻塞、微热等表证，舌苔薄白或薄黄，舌红少津，脉浮数或细数。

　　治疗原则：疏风清肺，润燥止咳。

　　药膳配方：梨丝拌萝卜。

　　原料：白萝卜250g，梨100g，生姜少许，麻油、精盐、味精适量。

　　做法：萝卜切成丝，用沸水焯2分钟捞起，加上梨丝、姜末少许及调料，拌匀

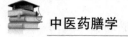

凉食。

4. 痰湿蕴肺证

临床表现：咳嗽，咳声重浊，咯痰量多，痰或稀或黏，色白或灰白，胸闷脘胀，胃纳不振，神疲乏力，大便时溏，舌苔白腻，脉濡滑。

治疗原则：健脾燥湿，化痰止咳。

药膳配方：薏米杏仁粥。

原料：薏苡仁 50g，杏仁（去皮尖）10g。

做法：薏苡仁洗净，入锅加水煮至半熟，放入杏仁，粥成可加入少许白糖，以矫其味。

5. 肝火犯肺证

临床表现：气逆咳嗽，咳时引胁作痛，常感痰滞咽喉，咯之难出，或痰带血丝，面目赤，急躁易怒，舌苔薄黄少津，脉弦数。

治疗原则：清肺平肝，顺气降火。

药膳配方：杏仁饼。

原料：杏仁（去皮尖）40 粒，青黛 3g，柿饼 1 个。

做法：杏仁炒黄，研为泥状，放入青黛拌匀，放入掰开柿饼中摊匀，用湿泥包裹，煨热。分 2 次早晚分服。

6. 痰热郁肺证

临床表现：咳嗽气促，吐痰黏稠或稠黄，或有腥臭味，或吐血痰，胸胁胀痛，咳时引痛，或面赤，或身热，口干欲饮，舌苔薄黄腻，质红，脉滑数。

治疗原则：清热肃肺，化痰止咳。

药膳配方：枇杷叶粥。

原料：枇杷叶 30g，粳米 30g。

做法：枇杷叶去毛，切细，加水 500mL，煎煮去渣取汁 250mL，将米淘净入汁煮粥，煮至粥熟加冰糖少许。分 2 次温服。

7. 肺气虚弱证

临床表现：咳嗽气短，痰清稀薄，面色㿠白，动则汗出，易于外感，舌质淡嫩，苔薄白，脉虚无力。

治疗原则：益气固本，养肺止咳。

药膳配方：黄芪粥。

原料：黄芪 20g，粳米 50g。

做法：黄芪加水 500mL，煮至 200mL，去渣，淘净粳米煮至粥成，温热顿服。

8. 肺肾阴虚证

临床表现：干咳，咳声短促，痰少黏白，或痰中带血丝，或声音逐渐嘶哑，口干咽燥，或午后颧红，手足心热，盗汗，咽红，神疲，腰部酸楚，舌红少苔，脉细数。

治疗原则：清肺降火，滋肾润燥。

药膳配方：天门冬粥。

原料：天门冬 30g，粳米 50g。

做法：将天门冬捣烂煮汁去渣，用汁煮米至米烂粥成。每早起空腹食用。

哮 证

哮证是一种发作性的痰鸣气喘疾患。包括西医学的支气管哮喘、哮喘性支气管炎、嗜酸性细胞增多症及其他急性肺部过敏性疾病。临床以发作时喉中哮鸣有声，呼吸气促困难，甚则喘息不能平卧为特征。其病理因素以痰为主，然痰的产生是在脏腑阴阳失调的基础上，复加外感饮食、病后等因素，影响津液的运行，停积凝聚而成。每因气候、饮食、劳倦、情志等诱发。哮证有发作期和缓解期两个病理阶段。发作期以邪实为主，治在攻邪，法当区分寒热，祛痰利气；缓解期以正虚为主，治在扶正，法当区别脏腑，调整阴阳。

【药膳原则】

1. 哮证发作期当辨明冷哮与热哮。冷哮的形成是由于风寒犯肺，聚液生痰，或平素已有寒痰内伏于肺，遇感而发。此时辨证配餐的原则应该是温肺散寒，豁痰利窍，通畅呼吸道为主。热哮的形成多由于嗜食肥甘厚味，积而成痰；或素体阳盛，久病阴伤；或寒痰内郁，积而生热，致使热痰胶固，痰热内伏于肺，随感而发。辨证配餐的原则是宣肺清热，化痰降气为主，注意少食肥甘厚味，多食清淡化痰之品为宜。

2. 哮证缓解期当辨明脏器损伤。肺、脾、肾三脏是本病受累的主要脏器。辨证配餐的原则是扶正治本，补益肺、脾、肾三脏，可以减轻、减少或控制其发作。

3. 哮喘多在冬季发病，夏季缓解，反复发作。此时辨证配餐要考虑到冬病夏治，在夏季未明显发病时，多食对肺、脾、肾有补益作用的食品，可于冬季减少发病或减轻病情。

【辨证施膳】

1. 冷哮

临床表现：呼吸急促，喉中哮鸣有声，胸膈满闷如塞，咳不甚，痰少咯吐不爽，面色晦暗带青，口不渴，或渴喜热饮，天冷或受寒易发，形寒怕冷，舌苔白滑，脉弦紧或浮紧。

治疗原则：宣肺散寒，化痰平喘。

药膳配方：杏仁薄荷粥。

原料：杏仁30g，（去皮尖），鲜薄荷10g，粳米50g。

做法：将杏仁放入沸水中煮到七分熟，放入粳米同煮，将熟时放入薄荷，煮熟即可。

2. **热哮**

临床表现：气粗息涌，喉中痰鸣如吼，胸高胁胀，咳呛阵咳痰色黄或白，黏浊稠厚，排吐不利，烦闷不安，汗出，面口苦，口渴喜饮，不恶寒，舌苔黄腻，舌质红，脉滑数或弦。

治疗原则：清热宣肺，化痰定喘。

药膳配方：凉拌三鲜。

原料：竹笋30g，荸荠40g，海蜇50g。

做法：先将竹笋切片，以沸水焯后淋干；将荸荠洗净切片；把泡发好的海蜇洗净切丝，用热水焯一下即可。在三物中加佐料凉拌，即可食用。

3. 缓解期

（1）肺虚

临床表现：平时自汗，怕风，易感冒，每因气候变化而诱发，气短声低，咯痰清稀色白，或喉中常有哮鸣声，面色㿠白，舌苔淡白，脉象虚细。

治疗原则：补肺固卫。

药膳配方：黄芪粥。

原料：黄芪30g，粳米50g。

做法：水煮黄芪取汁，再用汁煮米做粥。

（2）脾虚

临床表现：饮食减少，脘痞，大便不实，因饮食不当而诱发，倦怠，气短，语言无力，腻或白腻，质淡，脉象细软。

治疗原则：健脾化痰。

药膳配方：参枣米饭，山药茯苓包子。

①参枣米饭

原料：党参10g，大枣20枚，糯米250g，白糖50g。

做法：党参、大枣洗净泡发，水煮30分钟，捞出党参，枣汤备用。糯米加水适量，蒸熟成饭。置枣于饭上，再把汤液加白糖煎成黏汁，浇于枣饭上。

②山药茯苓包子

原料：山药粉100g，茯苓粉100g，面粉200g，白糖300g。

做法：将山药粉、茯苓粉加水适量调成糊状，蒸0.5小时后，调面粉、白糖，发酵，调碱，以猪油、青丝、红丝少许为馅料，包成包子，蒸熟即可。

（3）肾虚

临床表现：短气喘促，动则为甚，吸气不利，痰吐起沫，或痰少质黏，心慌，脑转耳鸣，腰酸腿软，劳累后易发，或畏寒、肢冷、自汗、面色苍白，舌苔淡白，质胖嫩，脉沉细。或颧红，烦热，汗出粘手，舌质红，少苔，脉细数。

治疗原则：补肾摄纳。

药膳配方：虫草全鸭，海参粥。

①虫草全鸭

原料：冬虫夏草10g，老雄鸭1只，绍酒15g，生姜5g，葱白10g，胡椒粉3g，食盐3g。

做法：鸭去毛及内脏，洗净，劈开鸭头，纳入虫草8~10枚，扎紧，余下虫草与葱姜装入鸭腹内，放入盆中，再注入清汤，加食盐、胡椒、绍酒，上笼蒸1.5小时。出笼后去姜、葱，加味精即可。

②海参粥

原料：海参15~20g，白米30~50g。

做法：海参切成小片，与米同煮成粥。

肺 痨

肺痨是具有传染性的慢性虚弱性疾患。主要以咳嗽、咳血、潮热、盗汗及身体逐渐消瘦等为其特征。类似西医学的肺结核病。其病位主要在肺，病理性质主要在于阴虚，病情严重时，病位可由肺而遍传五脏，病理性质可由阴虚导致火旺、气虚或阴阳两虚。肺痨的治疗原则为补虚培本，抗痨杀虫。临床尤需重视补虚培元的整体疗法，以增强正气，提高抗病能力。

【药膳原则】

1. 肺痨为消耗性疾病，宜进食补益之品，如乌龟、甲鱼、猪肝、猪肺、母鸡、海蜇、母鸭、鸡蛋、燕窝、白木耳、梨、荸荠、山药、百合、果汁、牛奶、豆浆等，均可常食。

2. 肺痨患者，其治首在杀虫，除用抗痨药治疗外，可进食有杀虫作用的食品，如大蒜、白果、獭肝等，抗痨杀虫治其本。

3. 肺痨患者，其本质是阴虚，膳药首重滋阴，甘平、甘凉性味的食品及果蔬为首选，苦寒、寒凉食品，力应避免，以杜绝其损伤中气之虞。

4. 肺痨患者常见食欲不振，饮食物的调配要注意色、香、味、型（形），以悦脾增食。食宜清淡，易于消化，应避免油腻黏滞。

5. 本病忌烟、酒、春笋、菠菜以及辛辣助火之品，否则有使病情加重或引起咳嗽、咳血之虑。

【辨证施膳】

1. 阴虚肺热证

临床表现：干咳少痰，痰质黏色白或痰中带血，形体消瘦，午后潮热，手足心热，面赤颧红，神疲倦怠，口燥咽干，胸闷隐痛，舌尖边红，苔薄少津，脉细数。

治疗原则：杀虫滋阴，润肺清热。

药膳配方：虫草鸡羹汤。

原料：乌骨鸡200g，冬虫夏草10g，怀山药3g，食盐、味精适量。

做法：水4大碗，入乌骨鸡，旺火炖开，即下冬虫夏草、山药片，改用文火，1小时后即可食用，同时加食盐、味精。

2. 肺肾阴虚证

临床表现：骨蒸潮热，盗汗，腰酸耳鸣，心烦失眠，两颧潮红，男子遗精，女子经闭，体瘦骨立，干咳气急，痰黄稠或咳血，量较多，舌质红，脉细数。

治疗原则：补益肺肾，滋阴降火。

药膳配方：燕窝羹。

原料：燕窝4g，川贝母10g，猪瘦肉150g，盐、味精适量。

做法：选择色白而略呈透明的燕窝4g，水发胀大；猪瘦肉剁细，川贝打碎包皮。以上三物共置容器中，入清水三碗，旺火烧开，文火熬炖，30分钟即可，食用时，放盐及味精（亦可用冰糖）。

3. 气阴两虚证

临床表现：潮热盗汗，动则汗出，气喘，神疲，声低言微，倦怠乏力，短气，咳嗽无力，痰清稀色白而多，间有血丝，舌胖苔白，脉细无力。

治疗原则：益气养阴，培土生金。

药膳配方：白果鸡参汤。

原料：老母鸡肉 200g，白果仁 50g，海参 20g，生姜、老葱、味精、食盐适量。

做法：海参水发，白果仁先汆备用。将老母鸡肉用刀背拍松切块，入姜、葱下锅先炖，至六成熟，加入海参、白果仁文火再炖 30 分钟，入盐、味精，即可食用。

4. 阴阳两虚证

临床表现：潮热不除，面色㿠白，手足不温，食少便溏，肌肉清瘦，腰酸耳鸣，气短乏力，面浮肢肿，男子阳痿遗精，女子经少或闭止，兼见咳逆喘息，少气不续，动则更甚，痰白或有暗紫色血块，舌淡或有瘀斑，苔剥落，脉象虚大。

治疗原则：滋养肺阴，温煦肾阳。

药膳配方：霸王别姬。

原料：乌龟 1 个，甲鱼（鳖）1 个，母鸡 1 只，香菇 20g，葱、姜、食盐、味精少许。

做法：乌龟排尿使尽（将乌龟仰卧在高脚酒杯上，头对镜，不久即排尿，或用猪鬃搔刺其鼻孔亦可使其排尿），宰杀，除去甲骨；甲鱼、母鸡宰杀洗净，入姜、葱、香菇清炖，先用旺火后改用文火，2 小时后入盐、味精稍炖停火，即可随意食用。

胃　　痛

胃痛是以胃脘部邻近心窝处发生以疼痛为主症的疾患。常伴有呕吐、泛酸、嗳气等症状。包括西医学中的急、慢性胃炎和胃十二指肠溃疡病以及胃神经官能症等病。胃痛的常见病因有两类：一是由于忧思恼怒，肝气失调，横逆犯胃所引起；二是由于脾胃虚寒，胃失和降所致。故临床可分肝气犯胃、脾胃虚寒两种主要证候类型。以"通则不痛""荣则不痛"为正治之法，亦常从证因不同而变通治法。

【药膳原则】

1. 饮食宜清淡，可进稀粥、烂面、蛋羹等易消化食物。

2. 禁食腐味、不鲜及不洁食物，亦不宜食用粗纤维、刺激性强之食品。

3. 对脾胃虚寒者，宜服用温中散寒食品，在膳食中适量服用生姜、干姜、葱白等具温通的食物。忌进生冷及产气食品，如冷饮、红薯、土豆、芋头等。

【辨证施膳】

1. 肝气犯胃证

临床表现：胃脘胀满，攻痛连胁，按之较舒，嗳气泛酸，每因情志因素而痛作，苔薄白，脉沉弦。

治疗原则：疏肝理气。

药膳配方：胡萝卜炒陈皮瘦肉丝。

原料：胡萝卜 200g，陈皮 10g，猪瘦肉 100g，植物油、细盐、黄酒、香葱适量。

做法：胡萝卜切成细丝，猪肉切丝后加盐、黄酒拌匀，陈皮浸泡至软切丝。先炒胡萝卜至八成熟后出锅，再用油炒肉丝、陈皮丝 3 分钟，加入胡萝卜丝、少许盐、黄酒同炒至香，添水焖烧 7~8 分钟，撒入香葱即成。

2. 脾胃虚寒证

临床表现：胃痛隐隐，泛吐清水，喜暖喜按，神疲乏力，四肢不温，舌淡苔白，脉象虚软。

治疗原则：温脾健胃。

药膳配方：桂花莲子羹。

原料：桂花 3g（糖腌），莲子 50g，红糖 1 匙。

做法：莲子用开水泡胀，剥皮去心。加水适量以小火慢炖约 2 小时，至莲子酥烂，汤糊成羹，再加入桂花、红糖煮约 5 分钟。可做早点或点心吃。

腹 痛

腹痛是泛指胃脘以下、耻骨以上范围内发生的疼痛而言。腹痛的病因为外感时邪、饮食不节、情志失调以及素体阳虚，其病机主要为气机郁滞，络脉痹阻，不通则痛。病理性质有寒、热、虚、实四类。腹痛的治疗多以通为原则。根据"通则不痛"的原理，实证腹痛，重在祛邪疏导；虚寒腹痛，宜温补阳气。

【药膳原则】

1. 膳食原则以细、软、烂、嫩为宜。

2. 寒痛、虚痛患者宜服温中散寒食物，在药膳中适量服用干姜、小茴香、荔枝核等具有"温通"性质的食物，禁忌生冷及产气食品，如冰水、土豆、红薯、芋头等。

3. 禁食腐味变质的食物，也不宜服用粗纤维、刺激性强之食品，忌饮浓茶、酒等饮料。

【辨证施膳】

1. **寒积腹痛**

临床表现：腹痛急暴，得温则减，口不渴，小便清利，大便溏薄，舌苔白腻，脉沉紧。

治疗原则：温中散寒，行气止痛。

药膳配方：木香姜糖羹。

原料：广木香 10g，干姜 10g，藕粉 10g，红糖适量。

做法：广木香与干姜煎水，冲藕粉搅匀，再加入红糖适量，调成羹状，顿服。

2. **热结腹痛**

临床表现：腹痛拒按，胀满不舒，大便秘结，烦渴引饮，自汗，小便短赤，舌质红，苔黄腻，脉洪数。

治疗原则：清热攻下。

药膳配方：蕹菜汤。

原料：蕹菜（空心菜）250g，食盐适量。

做法：蕹菜煮汤，放入食盐即可。佐餐、单食均可。

3. **虚寒腹痛**

临床表现：腹痛绵绵，时作时止，喜热畏冷，痛时喜按，饥饿及劳累后更甚，得食或休息后稍减，大便溏薄，脉象沉细。

治疗原则：温中健脾，理气止痛。

药膳配方：豆蔻馒头。

原料：白豆蔻 15g，面粉 1000g，酵面 50g。

做法：白豆蔻研细末。面粉加水发面，揉匀成团，待发好后，适时加入碱水适量，

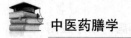

撒入白豆蔻粉末，用力揉面，直至碱、药粉均匀后，做成馒头蒸熟。可做早餐主食。

4. 食积腹痛

临床表现：脘腹胀满疼痛，恶心呕吐，得嗳气则胀闷减，便秘或腹泻，舌苔腻，脉滑。

治疗原则：清食和中，下气止痛。

药膳配方：砂仁鸡金酒。

原料：砂仁30g，鸡内金30g，白酒500g。

做法：将砂仁捣碎，同鸡内金合一处，以干净纱布包，加白酒500g，泡7天，饭后酌量饮。

便　　秘

便秘是指粪便在肠内滞留过久，排便周期延长，或粪质干结，排出艰难，或经常便而不畅的疾患。包括西医学中功能性便秘。便秘的产生，总属大肠传导功能失常，亦与脾、胃、肝、肾密切相关。便秘一病，可概括为虚实两类，实者，多系燥热与气滞（即热秘、气秘）；虚者，有气虚、血虚、阳虚（冷秘）之别。便秘的治疗虽以通下为原则，但决非单纯用泻下药。实秘当以清热润肠、顺气导滞为治，虚秘则当以益气养血、温通开结为法。

【药膳原则】

1. 本病以肠道津亏、传导无力或气机郁滞为病理特点，故宜食清淡滑润之品，如蔬菜、水果、豆浆、麻油等。少食甘腻之品，以防滞中腻膈、助热伤津加重病情。

2. 药膳结构要合理，应适当增加润肠食物，如植物油类、核桃仁、松子仁、芝麻等，以及含粗纤维食物，如粗粮、麦麸食品、豆类、芹菜、韭菜等，以增加肠道的蠕动功能。并可多食产气食品，如土豆、萝卜等，亦可奏利便之效。

3. 排便不畅是本病的主要症状，但切不可单食泻下之品以通为快，应辨证用药。

【辨证施膳】

1. 实热秘

临床表现：大便干结，小便短赤，面赤身热，或兼有腹胀、腹痛、口干口臭，舌红，苔黄，脉滑数。

治疗原则：泄热通便。

药膳配方：番泻鸡蛋汤。

原料：番泻叶5～10g，鸡蛋1个，菠菜少许，食盐、味精适量。

做法：鸡蛋搅入碗中搅散备用。番泻叶水煎，入鸡蛋，加菠菜、食盐、味精，煮沸即成。

2. 气滞秘

临床表现：大便秘结，嗳气频作，胸胁胀满，少纳呆，或腹痛、烦热、口干，舌淡红，苔薄腻，脘腹痞闷，食脉弦。

治疗原则：顺气行滞。

药膳配方：香参炖大肠。

原料：木香1g，降香5g，海参10g，猪大肠1具，盐、青油、葱、姜、味精适量。

做法：将海参泡发，洗净切片，木香装入砂布袋中。锅内加水适量，姜，煮至肠将熟时，放海参、药袋、盐、酱油，稍煮即成。

3. 气虚秘

临床表现：虽有便意，临厕努挣乏力，难于排出，挣则汗出气短，便后乏力尤甚，面色㿠白，神疲气怯，少气懒言，语声低微。舌淡嫩，苔白，脉虚无力。

治疗原则：益气润肠。

药膳配方：黄芪苏麻粥。

原料：黄芪1g，紫苏子50g，火麻仁50g，粳米250g。

做法：将黄芪、苏子、火麻仁洗净，烘干，打成细末，倒入200mL温水，用力搅匀，待粗粒下沉时，取下层药汁备用。洗净粳米，以药汁煮粥。

4. 血虚秘

临床表现：大便干结，面色无华，头晕目眩，心悸健忘，舌淡，脉涩，或舌红少苔，脉细数。

治疗原则：养血，滋阴，润燥。

药膳配方：柏子仁炖猪心。

原料：柏子仁15g，猪心1个，酱油适量。

做法：将柏子仁放入猪心内，隔水炖熟，切片，加酱油少许即可食之。

5. 阳虚秘

临床表现：大便艰涩，便出困难，小便清长，面色青白，四肢不温，喜热畏寒，腹中冷痛，或腰脊冷重。舌淡，苔白润，脉沉迟。

治疗原则：温阳通便。

药膳配方：苁蓉羊肾粥。

原料：肉苁蓉30g，羊肾1对，葱、姜、酱油、味精、香油各少许，淀粉适量。

做法：羊肾切开，剔去筋膜，洗净细切。用酱油、淀粉拌匀备用。锅内加水适量，下苁蓉，药熬20分钟，去渣留汁。再下羊肾入锅同煮至熟，放葱、姜、盐、味精、香油，搅匀即成。

黄　疸

黄疸是以目黄、身黄、小便黄为主症的疾患。其中目黄为确诊本病的重要依据。包括西医学的急性传染性肝炎、胆道疾患、溶血性黄疸、钩端螺旋体病。黄疸病因为外感温热疫毒，内伤饮食劳倦或继发他病之后。病机关键在于"湿"，湿邪外侵，或自内生，壅阻中焦，脾失健运，肝胆失泄，胆汁外溢，则发为黄疸。辨证以阴阳为纲，治疗以化湿邪，利小便，使邪有出路为基本原则，常采用清热化湿、温化寒湿、活血理气诸法。

【药膳原则】

1. 黄疸病虽无特效疗法，但饮食与营养是治疗中不可忽视的一项重要措施。总的原则是食物应新鲜，富于营养，容易消化吸收，少食多餐。

2. 黄疸病的病因多与湿邪有关，为使湿邪有出路，则需通利小便，因此适当补充液体十分重要。一般每天可口服液体1500～2000mL，以便通过小便排泄来加速血胆红素和毒素的排除。

3. 黄疸病的病位主要在肝，而糖、脂肪、蛋白质及维生素的代谢都要通过肝来完成。当发生黄疸时上述物质的代谢均受影响，所以通过膳药摄入适当的糖、脂肪、蛋白质和维生素是必要的。

4. 忌饮酒。酒性温热，味苦、辛、甘，有毒，肝体阴用阳，性喜柔润。嗜饮酒浆则助湿生热，燔灼肝阴。而黄疸患者肝实质已有损害，肝功能已有变化，影响了对乙醇的解毒功能，若再饮酒，必然加重肝脏破坏，恶化病情，故黄疸患者必须忌酒。

【辨证施膳】

1. 湿热蕴结证

临床表现：目黄身黄，黄色鲜明，纳呆厌油，恶心欲呕，口苦或黏，肢体沉重，周身乏力，腹部胀满，大便秘结或大便不爽，小便黄赤，舌苔黄腻，脉象弦缓。

治疗原则：清热化湿，解毒凉血。

药膳配方：荸荠汤。

原料：荸荠500g。

做法：将荸荠洗净，削皮，切片或切块，用水煮熟，吃荸荠，喝汤，可分数次食用。

2. 寒湿阻滞证

临床表现：目黄身黄，黄色晦暗，纳呆食少，口淡不渴，喜热饮食，脘痞腹胀，得热稍缓，四肢不温，畏寒喜暖，四肢困重，大便溏薄，舌苔白腻，脉沉缓。

治疗原则：温化寒湿。

药膳配方：桂苓粥。

原料：桂心3g，茯苓30g，大米50g。

做法：先用水煮桂心、茯苓取汁，去渣，用汁煮米做粥，晨起做早餐用。

3. 气滞血瘀证

临床表现：目黄身黄，面色晦滞，胁肋胀满，走窜疼痛，得嗳气、矢气后稍能缓解，或肝脾肿大，刺痛不移，按之痛甚，面部毛细血管扩张，可见肝掌、蜘蛛痣，舌质紫暗或有瘀点瘀斑，脉沉细涩。

治疗原则：理气活血。

药膳配方：山楂甲鱼汤。

原料：甲鱼一只（约500g，去头、肠，不去甲），生山楂30g。

做法：将甲鱼与生山楂共煮至肉烂熟，去山楂，食用饮汤，每周1次。

胆 石 症

胆石症是指胆道系统（包括胆囊与胆管）的任何部位发生结石的疾病。本病可见于"胆胀""胁痛""黄疸""结胸""癖黄"等病。临床表现为胁痛、胁胀、脘腹拒按、口苦、恶心呕吐、发热恶寒或往来寒热、大便秘结、目黄面黄、小便黄赤等。发作诱因多为情志不畅、饮食失节、劳逸过度、外感寒邪等。此证临床常见肝胆气郁、肝胆郁热、肝胆湿热三大证候。药膳当酌情以相应治法，这有利于防止结石进展，促进排石及防止复发。

【药膳原则】

1. 少食富含胆固醇的食物，如动物的脑、肝、肾、鱼卵、蛋黄等。

2. 少食油腻食物，以免诱发胆绞痛，宜食植物油帮助利胆。

3. 坚持早吃饱、午吃好、晚餐少的三餐原则，绝不可废除早餐，杜绝晚上暴饮暴食。

4. 必须保持大便通畅，养成良好的排便习惯。

【辨证施膳】

1. 肝胆气郁证

临床表现：胁痛胁胀，胃脘胀痛，口苦，善太息，舌红，苔薄白，脉弦。

治疗原则：疏肝理气利胆。

药膳配方：茴香饼。

原料：鲜茴香250g，面粉与花生油适量。

做法：将茴香洗净、切碎，放入花生油另加佐料，烙成馅饼。

2. 肝胆郁热证

临床表现：胁痛胁胀，或胁肋灼热，口苦口臭，心烦易怒，便秘溲赤，口干，舌红苔黄，脉弦数。

治疗原则：疏肝利胆清热。

药膳配方：金钱银花炖瘦肉。

原料：金钱草鲜品200g（或干品80g），金银花鲜品150g（或干品60g），猪瘦肉1kg，黄酒2匙。

做法：肉切块，金钱草、金银花用纱布包，冷水浸没，先用旺火烧开，加黄酒2匙，再用小火慢炖2小时。弃药渣，喝汤吃肉，每日2次，分3日服完，肉可蘸酱油佐膳食。

3. 肝胆湿热证

临床表现：往来寒热或高热，胁痛胁胀，口苦恶心，脘腹胀痛，大便秘结，小便黄赤，面黄目黄，舌红苔黄厚腻，脉弦滑数。

治疗原则：疏肝利胆，清热化湿。

药膳配方：玉米须白茅根汤。

原料：玉米须30g，白茅根30g，红枣8个。

做法：用冷水浸1小时，文火煎煮40分钟，分2次吃枣喝汤。

淋　证

淋证是以小便频数短涩，滴沥刺痛，小腹拘急引痛为主症的疾病。多见于西医学某些泌尿系统的疾病，如泌尿系感染、泌尿系结石、泌尿系肿瘤以及乳糜尿等疾病。其病理因素为湿热，病位在膀胱，病机主要是湿热蕴结下焦，肾和膀胱气化不利。辨证当分虚实，初起湿热邪实，膀胱气化不利，病久由实转虚，脾肾两虚，膀胱气化无权，或见虚实夹杂情况。实证治予清热利湿通淋，虚证宜培补脾肾。

【药膳原则】

1. 大量饮水或进食流质食物，加速水液代谢，以清利毒邪，促进湿热的化解。

2. 多食清淡之瓜果、蔬菜，如西瓜、冬瓜、梨、芹菜、鲜藕等。

3. 禁食生葱、韭、生蒜、辣椒、生姜等辛辣刺激食品，忌烟酒刺激。

【辨证施膳】

1. 湿热蕴结证

临床表现：少腹拘急或胀痛，小便灼热刺痛，尿色深红，或夹有砂石，甚则尿血，或排尿突然中断，腰腹绞痛难忍。并见心烦、口干、口苦，舌红，苔黄腻，脉滑数。

治疗原则：清热利湿通淋。

药膳配方：金石赤豆粥。

原料：金钱草50g，石韦30g，赤小豆30g，粳米50g。

做法：先将前二味水煎取液，后入赤小豆、粳米煮粥。空腹，食用，连服 10 ~ 15 天。

2. 脾肾亏损证

临床表现：小便不甚急痛，但淋涩不已，时作时止，遇劳即发，精神疲惫，腰膝酸软，头晕耳鸣，形体羸瘦，舌淡有齿痕，苔白，脉虚弱，尺脉微。

治疗原则：健脾益肾，利水通淋。

药膳配方：胡桃粥。

原料：胡桃仁120g，粳米100g。

做法：二味加水，煮成稀粥，加糖食用，每日 1 ~ 2 次。

3. 肝郁气滞证

临床表现：少腹或两胁胀痛，小便涩滞，淋沥不畅，遇怒易发，口苦纳差，或频频嗳气。舌质青，脉沉弦。

治疗原则：理气疏肝。

药膳配方：茴香芹菜饺子。

原料：茴香菜100g，芹菜100g，瘦肉30g，香油、食盐适量，面粉250g。

做法：如常法包饺子，可作午餐或晚餐。

遗　精

遗精是指不因性生活而精液遗泄的疾患。包括西医学中的前列腺炎、神经官能症以及某些慢性疾病出现遗精症状的疾病。遗精多因劳心太过、恣情纵欲、饮食不节所致，病位在肾，与心、肝、脾三脏密切相关，主要病机是肾失封藏，精关不固。辨证应分清虚实。初起以实证为多，每见君相火旺，湿热下注，扰动精室，治当清泄；日久以虚证为主，多为肾气不固，封藏失职，治宜补肾固精；阴虚火旺者当予滋阴降火。

【药膳原则】

1. 晚饭宜清淡，不宜过饱。

2. 禁止饮酒、咖啡、可可等具有兴奋作用之饮料。

3. 凡遗精因热扰精室所致者，应忌食辛辣动火助阳之品，如葱、蒜、韭菜、羊肉、雀肉、狗肉等。

【辨证施膳】

1. 湿热下注证

临床表现：遗精频作，茎中涩痛，小便热赤，口苦或渴，舌苔黄腻，脉滑数。

治疗原则：清热利湿。

药膳配方：车前薏米粥。

原料：车前子 12g（布包），薏苡仁 50g。

做法：将车前子加水煮汤，取汤水煮薏苡仁为粥，待温后饮服。连服 10～15 天。

2. 阴虚火旺证

临床表现：有梦遗精，阳事易举，或易早泄。伴两颧潮红，头昏心慌，心烦少寐，神疲乏力。舌质偏红，苔少，脉细数。

治疗原则：滋阴降火。

药膳配方：芡实煲老鸭。

原料：芡实 100～120g，老鸭 1 只（去毛和内脏，洗净）。

做法：将芡实放入鸭腹内，置砂锅中，加清水适量，文火煮 2 小时左右，加食盐少许调味服食。

3. 肾精不固证

临床表现：滑精不禁，精液清冷，精神萎靡，腰腿酸冷，面色苍白，头晕耳鸣，或见囊缩湿冷，舌淡，苔白滑，脉沉弱无力。

治疗原则：温肾固涩。

药膳配方：金樱子煲鲫鱼。

原料：金樱子 30g，鲫鱼约 250g。

做法：鲫鱼去内脏，与金樱子加清水适量煲汤，用油、盐调味。食鱼饮汤。

阳　痿

男子有性的要求，但阴茎不能勃起，或举而不坚，不能完成性交过程的，称阳痿。本病多属于神经衰弱的一种表现。引起的原因颇多，如精神过度紧张、过于忧虑悲伤、误犯手淫、婚后房事过度等。中医临床分为肾气不足、肾阳衰弱、阴虚火旺等证进行辨治。

【药膳原则】

1. 本证的药膳治疗应因势利导，缓以图功。不可因患者治病心切而给予服食大量壮阳助火药物，以免饮鸩止渴，造成更大失误。

2. 平时膳食可选用营养丰富、易于消化的食物，如蛋类、骨头汤、禽畜瘦肉、大枣、山药、莲子、核桃、新鲜蔬菜等。

3. 服用补气类药膳时，应忌食破气消积的药物或食物，如萝卜、莱菔子、青皮、三棱、莪术等。

【辨证施膳】

1. 肾气不足证

临床表现：以举而不坚为特点，伴有气短、乏力、腰酸、腿软，舌淡润，苔薄白，脉细。

治疗原则：益气补肾。

药膳配方：杜仲猪腰汤。

原料：杜仲 30g，猪腰 1 只。

做法：猪腰洗净剖开，加杜仲熬汤服用。

2. 肾阳虚弱证

临床表现：以阴茎萎而不起为特点，伴有腰酸腿软、头昏耳鸣、四肢少温、滑精不固，舌淡，脉沉弱。

治疗原则：温肾壮阳。

药膳配方：杞子炖牛鞭。

原料：杞子 20～40g，牛鞭 1 具，生姜 250g，绍酒 500g。

做法：牛鞭洗净，剖开，去其尿管，切小块，用绍兴黄酒小火煨煮至烂，再放入生姜、枸杞子隔水炖熟，食肉饮汁。

3. 阴虚火旺证

临床表现：以性欲冲动时触而即泄为特点，伴有多思少寐、颧红、目涩、头昏、耳鸣、小便黄赤，舌红，苔少，脉细数。

治疗原则：益肾养阴，清心泻火。

药膳配方：冬虫夏草炖鸭子。

原料：雄鸭 1 只，冬虫夏草 10 枚，佐料少许。

做法：雄鸭去毛及内脏洗净，放砂锅内加冬虫夏草、食盐、葱、姜调料少许，加水以小火煨炖，熟烂即可。

腰　痛

腰痛是指以腰部疼痛为主要症状的一类病证。腰痛作为患者的一种自觉症状，是临床常见证候之一，它可能出现在多种疾病的病变过程中。可见于西医学所称之肾脏疾病、风湿病、类风湿病、腰肌劳损、脊椎和脊髓疾病以及外、伤、妇科疾患等。腰痛与肾密切相关，病机有虚实不同，实者多为外感寒湿、湿热或瘀血阻滞腰部，经脉不利；虚者则为肾之精气亏虚，腰部经脉失于濡养。临床辨证治疗应掌握本虚标实主次，初起多以祛邪为主，病久则宜补肾培本。

【药膳原则】

1. 外感腰痛须用行散祛邪法，而行散之品易伤津，故宜多饮汤汁稀粥之类。

2. 湿热腰痛，忌食辛甘腻涩之品，如乌梅、石榴、蜂蜜、柠檬、枣、柿子、桂皮、姜，以免助湿增热，缠绵不愈。

3. 瘀血阻络致痛者，宜服辛散温通之品，如酒、花椒、桂片、姜、葱、茴香等。

4. 肾虚劳伤者，当用味厚滋补之品，为防其腻滞碍胃之弊，膳中应配消导、健运、通理之物，如莱菔子、白菜、红小豆、山楂、麦芽等。

5. 久病多虚，应适当加些益气养血补肾之品，如山药、薏苡仁、大枣、蜂蜜等。

【辨证施膳】

1. 风寒湿腰痛

临床表现：腰部冷痛酸重拘急，得热则舒，阴雨天则增重，夜剧昼轻，舌苔白腻，脉沉紧或浮弦而缓。

治疗原则：祛风逐寒，除湿通络。

药膳配方：胡椒树根炖蛇肉。

原料：胡椒树根 100g，乌蛇肉 250g，黄酒、葱、姜、花椒、盐各适量。

做法：将胡椒树根洗净，切成 3cm 的段。将蛇剖腹，除去内脏洗净，切成 2cm 长的段。将蛇肉、胡椒树根放入锅内，加葱、姜、盐、黄酒、清水适量，文火熬至蛇肉熟透即成。

2. 湿热腰痛

临床表现：腰部热痛，或连髋部，得温加重，热天和雨天甚，或见烦热，口干苦，不多饮，小便短赤，舌苔黄腻，脉濡数或滑数。

治疗原则：清热祛湿，通络止痛。

药膳配方：竹叶苡仁糊。

原料：淡竹叶 10g，薏苡仁 5g，滑石 15g，山药粉 8g，白糖、清水适量。

做法：将前三味文火煮沸 30 分钟后去药渣，然后将山药粉冷水浸湿，放入砂锅内与药汁同煮沸后成糊状，入白糖适量即可。令温顿服，日 2 次，5 天为 1 疗程。

3. 痰湿腰痛

临床表现：腰部沉痛，疼痛面积局限，缠绵日久不愈，也可兼见胸闷泛恶、纳呆，苔白腻，脉沉滑。

治疗原则：化痰散结，理气止痛。

药膳配方：蘑菇导痰汤。

原料：蘑菇 10g，陈皮 10g，云苓 10g，枳实 6g，羊肾 250g，酱油、葱、姜、盐、植物油各适量。

做法：先将陈皮、云苓、枳实放入砂锅内加清水适量，煮 40 分钟，去渣，再加热，浓缩成稠药汁，再将羊肾洗净，去筋膜、臊腺，切成腰花，放入碗内，同药汁拌匀备用。蘑菇温水浸泡，洗净备用。烧热锅，放植物油，将腰花下锅，爆炒至嫩熟。烹酱油加水适量煮沸，放蘑菇、葱、生姜，煮几沸出锅即可。

4. 瘀血腰痛

临床表现：腰部刺痛，痛有定处，拒按，昼轻夜重，或有外伤史，低热，大便色黑或秘结，舌质紫暗或有瘀斑，脉弦涩。

治疗原则：活血化瘀，理气止痛。

药膳配方：当归牛肉汤。

原料：当归 1g，川芎 15g，生山楂 15g，鲜牛肉 50g。

做法：先将当归、川芎入砂锅文火煮 20 分钟，取药汁，加水至 600mL，再将牛肉切成丁，山楂切片，用文火煮至牛肉熟烂后，入姜、葱、盐少许，趁热食肉喝汤。10 天为 1 疗程。

5. 肾虚腰痛

临床表现：腰部绵绵作痛，伴有酸软无力，息轻劳甚，脉细弱或虚微。偏阳虚者则少腹拘挛，面色㿠白，手足不温，舌淡，脉沉细。偏阴虚者，则心烦失眠，口燥咽干，面色潮红，手足心热，舌红，脉细数。

治疗原则：补肾强腰，偏阳虚者温补肾阳，偏阴虚者滋补肾阴。

药膳配方：偏阳虚者选用肉苁蓉粥。偏阴虚者选用枸杞子粥。

①肉苁蓉粥

原料：肉苁蓉 15g，精羊肉 100g，粳米 50g，葱、萝适量。

做法：将肉苁蓉加水 100mL，煮烂去渣，精羊肉切片入砂锅内，加水 200mL，先煎数沸，待肉烂后，再加水 300mL，加粳米，煮至米开汤稠，加入少许葱、姜，再煮片刻停火，焖 5 分钟，即可。每日早晚服食。

②枸杞子粥

原料：枸杞子 20g，糯米 50g，白糖适量，水 500mL。

做法：将以上原料加水置砂锅内，用文火烧至汤稠有油出现，即停火焖 5 分钟即可，每日早晚服食。

肾　炎

肾炎是西医的病名，为临床常见病之一，它包括急性肾炎和慢性肾炎。急性肾炎起病急，每有蛋白尿、血尿、管型尿，常有水肿、高血压或短暂的氮质血症，B 超检查肾脏缩小；慢性肾炎起病缓慢，病情迁延，时轻时重，肾功能逐渐减退，后期可出现贫血、视网膜病变及尿毒症，可有不同程度的蛋白尿、血尿、水肿及高血压等。根据其临床表现，可在历代中医文献的水肿、尿血、尿浊、眩晕、虚劳等病的记载中找到相关内容。由于肾炎常以水肿为其主要症状，故常按水肿辨证治疗。急性肾炎多因素体肾虚，伤风、寒、湿、热、毒，每由外感六淫或疮疡外证而诱发。慢性肾炎病程长，其发病多因素体脾肾两虚，肺失治节，以致肺、脾、肾三脏及三焦的水液代谢功能失调，肺失通调，脾失健运，肾虚不能化气，三焦壅滞，决渎无权，水道不通则水肿。肾炎常见证候类型有：风水泛滥、水湿困脾、浊毒浸淫、湿热蕴结、湿郁停滞、气阴两虚、脾肾气（阳）虚、肝肾阴虚、气血两虚、阴阳两虚等，前五型多见于急性肾炎，后六型多见于慢性肾炎。肾炎常用的治法有：宣肺利水、清热利湿、清热解毒、清热气利水、渗利水湿、攻泻逐水、活血化瘀、健脾利水、温肾利水、滋养肝肾、益气养阴、补气养血、健脾益肾、阴阳双补等。

【药膳原则】

1. 肾炎是一种与饮食关系非常密切的疾病，尤其是水肿、大量蛋白尿、贫血及肾功能减退者。因此要根据辨证分型，结合临床化验制定科学的、切实可行的食疗方案。

2. 有水肿、高血压及心功能衰竭者，应限制食盐摄入量。

3. 水肿者应限制水的摄入。一般每日摄入量按前 24 小时的尿量加 500mL 为宜。

4. 掌握好蛋白质的摄入量，以减轻肾脏负担，防治肾功能减退。

5. 注意饮食营养，保证足够热量。可多吃含碳水化合物多而蛋白质少的食物，如藕粉、粉丝、粉皮、土豆、红薯、麦淀粉及糖等。

6. 饮食宜清淡、易消化而营养丰富，忌辛辣刺激、生冷油腻及烟酒。

7. 急性肾炎的膳药以祛邪利湿清热为主，辅以补虚健脾益肾；慢性肾炎的膳药宜正邪兼顾，扶正主要调补肺、脾、肾三脏之阴阳气血，祛邪重在除湿利水、化瘀泻浊。

【辨证施膳】

1. 风热证

临床表现：发热，微恶风寒，眼睑肿，咽喉肿痛，口干咽燥，咳嗽咽痒，肢体酸痛，小便短赤，舌尖边红，苔薄黄，脉浮数。

治疗原则：清热解表，发汗利尿。

药膳配方：浮萍姜皮冬瓜汤。

原料：浮萍 10g，生姜皮 10g，带皮冬瓜（或冬瓜 500g）。

做法：将冬瓜洗净切片、浮萍布包与生姜皮同煮至瓜熟，调味后温服，吃瓜喝汤。

2. 风寒表实证

临床表现：面目浮肿，恶寒重发热轻，无汗，咳嗽，气喘，小便不利，舌如常或淡白，苔薄白，脉浮紧。

治疗原则：辛温解表，利水消肿。

药膳配方：鲤鱼生姜桂枝汤。

原料：鲤鱼 1 条，生姜 30g，桂枝 3g，葱 3 根。

做法：将鲤鱼去鳞及肠杂，和生姜、桂枝、葱加调料清炖，吃鱼喝汤。

3. 湿邪困脾证

临床表现：肢体水肿，皮薄光亮，按之没指，凹陷不起，身体困重，胸脘满闷，口干不欲饮，小便短少，舌苔白腻或白滑，脉象沉弦。

治疗原则：温阳化气，健脾化湿。

药膳配方：乌鸡豆蔻。

原料：乌骨母鸡 1 只（要 1000g 以上者），草豆蔻 30g，草果 2 枚。

做法：将乌骨母鸡宰杀后，去毛及肠杂，洗净，将豆蔻、草果烧存性，掺入鸡腹内，扎定煮熟，空腹食之。

4. 湿热袭表证

临床表现：恶寒发热或退热后浮肿，胸痞或咳嗽，口苦烦闷，尿短赤，多汗不止，四肢倦怠，舌苔白或腻，脉濡或滑数。

治疗原则：清热利湿。

药膳配方：瓜皮荸荠粥。

原料：西瓜皮、荸荠适量。

做法：西瓜皮切成块，去翠衣及瓤后，取白色层切丝加荸荠丝拌匀调味。浮肿明显者不加盐。

5. 肺脾湿热证

临床表现：眼睑或全身浮肿，退而复发，脘闷腹胀，便溏，皮肤湿热疮毒或发病前皮肤脓疱；湿疮浸淫，或发热恶寒，口渴不思饮，身重，胸痞，口疮赤糜，舌苔薄黄而腻，脉濡或滑。

治疗原则：宣肺解毒，利湿消肿。

药膳配方：加味赤豆薏米粥。

原料：麻黄 3~5g，连翘 30g，石韦 30g，赤小豆 30g，生薏苡仁 30g。

做法：将麻黄、连翘、石韦三味水煎，取汁去渣，用药汁煮赤小豆和薏苡仁成粥。或用布包麻黄、连翘、石韦三味，与赤小豆、薏苡仁用水同煮，粥成后拿掉药包，温服药粥。

6. 脾气虚证

临床表现：肢体浮肿，食后脘腹作胀，或水肿消退后大便时溏，肢倦乏力，面色萎黄，精神疲倦，脘腹痞闷，舌淡胖，苔白，脉缓弱。

治疗原则：健脾利水。

药膳配方：母鸡黄芪汤。

原料：黄芪120g，母鸡1只。

做法：母鸡宰后去内脏洗净，和黄芪炖烂，撇去浮油，喝汤吃肉，每月3~4次。

7. 肺肾气虚证

临床表现：面白无华，动则气短，自汗怕冷，眩晕耳鸣，腰膝酸软，气短自汗，倦怠乏力，尿少浮肿，舌淡胖，边有齿印，苔薄腻，脉弱或濡。

治疗原则：补肺益肾，利水消肿。

药膳配方：黄芪杜仲羊肾汤。

原料：黄芪50g，杜仲30g，羊肾1只，葱白2茎。

做法：将新鲜羊肾剖洗干净，去内膜，细切。用杜仲和黄芪加水适量，煎1小时后取汁，同羊肾、葱白煮，加入调料，稍煮即可。

8. 气阴两虚证

临床表现：倦怠乏力，腰膝酸软，手足心热，口干思饮，食少纳差，下肢肿胀，小便短小，大便溏薄，舌质略红，舌边有齿痕，舌苔薄，脉沉弱或沉细数。

治疗原则：健脾益气，补肾滋阴。

药膳配方：参芪黄精炖鲜胎盘。

原料：鲜胎盘一个，黄芪60g，党参60g，黄精30g，生姜、葱白适量。

做法：将鲜胎盘割开血管，用清水洗漂干净，置沸水中煮2~3分钟捞出，放入锅内；再将洗净的黄芪、党参、黄精一并加入，加水适量，置武火上烧至欲沸时，打去浮沫，加入姜、葱，改用文火炖至胎盘烂熟，趁热食用胎盘，并喝汤，可分数次服完，每日2~3次。

9. 肝肾阴虚证

临床表现：腰膝酸痛，头晕耳鸣，眼目干涩，口干咽燥，渴欲饮冷，手足心热，小便赤黄，大便干结，舌红少津，脉象沉细或细数。

治疗原则：滋养肝肾。

药膳配方：枸杞芝麻粥。

原料：枸杞子30g，黑芝麻15g，红枣10枚，粳米60g。

做法：上四法用水常法煮粥。早晚餐服食，可以常服。

10. 脾肾阳虚证

临床表现：腰膝或少腹冷痛，大便溏泻，完谷不化或五更泄泻，形寒肢冷，面浮肢肿，甚至腹满鼓胀；尿少，舌淡，苔白，脉沉细。

治疗原则：温补脾肾。

药膳配方：姜附烧狗肉。

原料：熟附子30g，干姜100g，狗肉1000g，大蒜、葱各适量。

做法：将狗肉洗净切为小块，与姜、葱、附子、蒜等一起放入锅内，加水适量，炖至狗肉熟烂即成。

尿　结　石

尿结石又名尿石症或泌尿系结石，包括肾结石、输尿管结石、膀胱与尿道结石。本病属中医学淋证范畴，临床多表现为石淋、血淋或热淋，病理因素为湿热，病位在膀胱，病机主要是湿热蕴结下焦，肾和膀胱气化不利。治当清热利湿通淋，同时根据各淋特点，参以止血、排石、行气、泄浊等法。本病复发率高，然药膳食疗在防止结石增长，促进排石和复发方面，均有重要作用。

【药膳原则】

1. 保证充分饮水，以每日排尿量超过 2500mL 为宜。

2. 宜减少蛋白和动物脂肪的摄入，多用高纤维素食品，如甘蔗、绿茶、荸荠等。

【辨证施膳】

1. 砂石淋

临床表现：尿中有时夹有砂石，小便难，色黄赤而混浊，时或突然阻塞，排尿中断，或尿道刺痛窘迫难忍，或觉腰腹疼痛难忍，甚或尿中带血。舌色如常或舌红，脉多滑数。

治疗原则：化石通淋。

药膳配方：金钱草鸡肫汤，补肾化石胡桃肉。

①金钱草鸡肫汤

原料：金钱草 50g，鸡肫 2 只。

做法：金钱草洗净，冷水浸 70 分钟，鸡肫除去食渣，留肫内皮，两者共用小火炖 1 小时，分两次喝汤，鸡肫切片蘸酱油佐膳食。

②补肾化石胡桃肉

原料：胡桃仁 1000g，黄芪 60g，石韦 30g，鸡内金 30g，金钱草 250g，蜂蜜 250g。

做法：用细盐或砂将胡桃仁炒熟，除去胡桃衣。黄芪、石韦、鸡内金、金钱草四药用冷水浸泡 70 分钟，文火煎 1 小时，换水再煎，收取两煎药汁。将药汁、胡桃仁与糖蜜混匀，用旺火隔水蒸 3 小时，以后每隔 3 天蒸一次。每日服药汁 1 匙，胡桃肉 1 匙，嚼细，温开水送服。

2. 血淋、热淋

临床表现：尿血红紫，或如丝如条，疼痛满急，小便有热涩刺痛感，舌红苔薄黄，脉数有力，X 线或 B 超显示尿路结石。

治疗原则：清热凉血化石。

药膳配方：海金沙茶、花生莲肉汤。

①海金沙茶

原料：海金沙 15g，绿茶 2g。

做法：冲泡代茶饮之。

②花生莲肉汤

原料：花生仁连衣 30g，莲子肉连衣 30g，白糖适量。

做法：莲子用温水浸 30 分钟，剥开，去莲心，加花生炖至酥软，加白糖适量，当点心服食。

尿 毒 症

尿毒症不是独立疾病，而是各种晚期肾实质损害共有的临床综合征（包括急、慢性肾衰竭）。由于肾衰竭可引起机体的代谢紊乱，如氮质血症、代谢性酸中毒、水电解质紊乱（高钾血症等）和内分泌功能障碍等，故主要临床表现有：头痛，面色晦暗，口气秽浊，浮肿，高血压，纳呆，泛恶呕吐，溲溺闭阻，或见肤痒，贫血，出血倾向，神昏和抽搐，舌苔薄黄或黄腻，质偏红，脉象濡数或细弦。根据其临床表现，颇与中医学的"关格""小便不通""癃闭"等病症相似。本病的发生多由肾病变过程中，内蕴之湿邪积久，渐从热化，无形之邪热和有形之湿邪结合，致湿热蕴阻三焦，损伤脾肾气阴，升降开阖失常，致使精微不摄而漏出，水浊反而滞留；更由于肾损及肝，热灼伤阴，可出现一系列虚阳上扰的症状，如高血压和血尿等。病情进一步发展，致气损及阳，阴损及血，正气大为耗伤，形成本虚标实、虚实夹杂的病理状态。治疗原则应以清化湿热、补益气阴、补益脾肾、标本同治为主。

【药膳原则】

1. 低蛋白质饮食。豆类食品及谷类食物（大米、面粉）不宜多食，宜选用生物价高的动物性蛋白质，如鸡蛋、牛奶、鱼和少量瘦肉。多选食含热能高的低蛋白食物，如土豆、白薯、山药、芋头、藕、荸荠、南瓜、粉丝、藕粉、菱角粉、团粉等。

2. 一般不用忌盐，血钾升高时应限制钾的摄入。适当地增加含钙食物，如田螺、海带、芝麻、藕粉、白菜、芹菜、菠菜、西红柿、苹果等。

3. 给予富含维生素的食物，如肝、瘦肉、奶、禽、鱼、豆类、谷类外皮和胚芽等。

【辨证施膳】

1. 秽浊中阻、湿浊化热上逆证

临床表现：胃脘胀满，恶心，呕吐，大便秘，口臭并有氨味，小便清白。二氧化碳结合力低，血压高，贫血，尿素氮高。舌胖色淡，质灰少津，苔厚腻，脉虚弦。

治疗原则：芳香化浊，泄热解毒。

药膳配方：槟榔粥。

原料：槟榔片10g，粳米50g。

做法：取槟榔片10g，加水200mL，煎煮10分钟，去渣留汁，入粳米50g，再加水400mL左右，煮成稀粥。

2. 邪热入血、血瘀络阻证

临床表现：恶心呕吐，心烦，头痛，身热，头昏，疲乏，皮肤瘙痒，口干，唇紫，舌质紫有瘀斑，脉弦滑。尿素氮高，二氧化碳结合力低，血压高，贫血。

治疗原则：清热凉血，活血通络。

药膳配方：桃仁墨鱼。

原料：墨鱼50g，桃仁15g，葱、姜、盐适量。

做法：将墨鱼水泡后，去骨、皮，洗净。将墨鱼、桃仁放入砂锅内，加葱、姜、盐、清水（适量），用武火烧沸后，转用文火炖，至墨鱼熟透即成。

3. 脾肾两虚、脾不统血证

临床表现：面色㿠白，四肢乏力，食欲不振，纳少，皮肤干燥，便溏，尿清，舌淡少苔，脉弱。

治疗原则：温肾补脾，益气养血。

药膳配方：白术猪肚粥。

原料：白术10g，槟榔10g，猪肚1只，生姜适量，粳米100g。

做法：先将猪肚洗净，切成小块，同白术、槟榔、生姜煎煮，去渣取汁，用汁同米煮粥，猪肚可取出蘸麻油、酱油佐餐。

4. 脾肾两虚、精微不化证

临床表现：面白无华，乏力气短，指甲淡，脘闷呕吐纳少，便溏，皮肤憔悴，肌肤甲错，眼睑浮肿，口干咽干，心烦，腰酸，舌淡少津，脉弱。血红蛋白低，尿素氮、肌酐高，二氧化碳结合力低。

治疗原则：益气健脾，佐以补肾养血。

药膳配方：枸杞子粥。

原料：枸杞子15g，糯米50g，白糖适量。

做法：三品共收入砂锅，加水500mL，用文火烧至微滚，待粥烂汤稠，停火焖5分钟即可。

心　悸

心悸包括惊悸、怔忡，是指患者自感心中急剧跳动，惊慌不安，不能自主的疾患。包括西医各种心脏病所引起的心律失常、阵发性心动过速，以及甲状腺功能亢进、贫血、神经衰弱、自主神经功能紊乱、部分神经官能症等。本病的发生与体质虚弱、精神刺激及外邪入侵有关。病理变化有虚实两个方面。虚者为气血阴阳亏耗，实者有痰、火、瘀的不同。辨治应分虚实。虚者益气、养血、滋阴、温阳，实者化痰清热、活血化瘀。无论治虚治实，均可酌情配入镇心安神之品。

【药膳原则】

1. 饮食以少食多餐为宜，不宜吃得过饱。发病期间以流食或半流食为好。

2. 平时宜食清淡而富有营养的食物，尤其是富含各种必需氨基酸的优良蛋白质、维生素B族和维生素C。

3. 忌一切刺激性食物，如浓茶、浓咖啡、辣椒、胡椒粉及烟、酒等。

【辨证施膳】

1. 心神不宁证

临床表现：心悸胆怯，善惊易恐，甚至坐卧不安，多梦易醒舌淡红，脉小数或虚弦。

治疗原则：镇静安神，补心养血。

药膳配方：朱砂煮猪心。

原料：猪心1个，朱砂0.5g，味精、小葱、盐适量。

做法：取猪心剖开洗净，将朱砂放入心腔内，外用细线扎好，放至足量的清水中煮熬，直到猪心熟透为止。最后，适当加点盐与味精、小葱，以去腥味，但不宜放入八角茴香、桂皮类温燥之品。抛去药物，食猪心，喝汤汁，连服3~5天。

2. 心血不足证

临床表现：心悸不安，面色不华，头晕目眩，四肢无力，舌质淡红，脉象细数。

治疗原则：健脾养心，补血安神。

药膳配方：桂圆肉粥。

原料：龙眼肉 15g，红枣 10g，粳米 60g。

做法：将龙眼肉、红枣用清水洗净，与大米同煮成稀粥，若喜好甜食，可加少许白糖。早晚温服，连服 10～15 天。

3. 阴虚火旺证

临床表现：心悸不宁，心烦口干，少寐多梦，头晕目眩，耳鸣腰酸，舌淡红，脉细数或细弦。

治疗原则：滋阴降火，镇心安神。

药膳配方：玉竹卤猪心。

原料：玉竹 50g，猪心 500g，生姜、葱、食盐、花椒、白糖、香油、卤汁各适量。

做法：将玉竹拣去杂质，加水适量，用文火煎煮 40 分钟，取药汁；将猪心剖开，去血水，置锅中，倒入药液，加入生姜、葱、花椒，用文火煮至六成熟时捞出；锅中倒入卤汁，下入猪心，再用文火煮熟，捞出揩净浮沫，再在锅内加卤汁适量，放入食盐、白糖、味精和香油适量，加热成浓汁，将其均匀地涂在猪心里外即成。可分 2 次服，每日 1～2 次，连服 7～10 天。

4. 心阳衰弱证

临床表现：心悸头晕，动则更甚，气短胸闷，畏寒肢冷，面色苍白，舌淡苔白，脉沉细无力。

治疗原则：温阳益气，宁心安神。

药膳配方：附片蒸牛鞭。

原料：黄牛鞭 2 根（约 1000g），党参 15g，枸杞子 15g，制附片 15g，怀山药 15g，荔枝 15g，龙眼肉 15g，红枣 10 枚，猪油、料酒、盐、冰糖、鸡汤、醋、姜及葱适量。

做法：荔枝去壳取肉；红枣蒸熟去皮，葱、姜拍破；牛鞭用温水洗净后放入锅中煮 2 小时，捞出剖去尿道中白膜、杂质，切成条，用盐 3g，醋 2g 揉搓；置清水中洗净后，再放冷水锅中煮至水沸，取出洗去膻味，放绿釉钵内，加荔枝、龙眼肉、料酒、葱、姜、鸡汤、盐和冰糖，上笼蒸至八成烂时取出，去掉葱、姜，加上制附片等药材，配以大油，上笼蒸至酥烂即可食用。酌量分次食用，每日 1～2 次，连服 3～4 周。

5. 痰湿阻滞证

临床表现：心悸气短，心胸痞闷胀满，痰多食少，腹胀，或有恶心，舌苔白腻或滑腻，脉弦滑。

治疗原则：理气化痰，宁心安神。

药膳配方：茯苓包子。

原料：茯苓 30g，面粉 1000g，猪肉 500g，生姜、胡椒、香油、料酒、盐、酱油、大葱、大骨汤等各适量。

做法：将茯苓块放入锅内，每次加水约 250mL，煎煮三次取汁，调入发酵面团中，猪肉剁馅，加酱油等调料拌匀，按常规制成包子，上笼蒸熟。酌量分次食用，每日 1～2 次，连服 10～15 天。

6. 瘀血阻络证

临床表现：心悸不安，短气喘急，胸中闷胀或刺痛，或面唇紫暗，舌质紫或瘀斑，脉细涩或结代。

治疗原则：活血通瘀，行气和络。

药膳配方：鹌鹑蒸三七。

原料：鹌鹑 1 只，三七粉 1～2g，食盐、味精少许。

做法：将鹌鹑去毛及肠杂，洗净切块，用三七粉同置瓷碗中，加入食盐少许，上锅隔水蒸熟，调入味精即成。食肉饮汁。每日 1 剂，连服 7～10 天。

胸　痹

胸痹是以胸膺满闷不舒，疼痛时作为主症的疾病。甚则左胸疼痛如绞，彻背引臂。相当于西医的冠心病、心绞痛。过劳或情绪激动易诱发。本病多由年迈体弱、饮食不节、情志不畅、劳逸不当所致，其发病基础为胸阳不振，病理因素是阴寒、痰浊、瘀血痹阻胸阳。辨证当掌握虚实，分清标本。标实有阴寒、痰浊、血瘀的不同；本虚则为阳气不足、心脾肝肾亏虚。治标予以祛寒、豁痰、活血，治本着重温阳、益气、养阴。

【药膳原则】

1. 控制总热量，维持标准体重。方法是注意适当的体育锻炼，每半月测量体重一次，根据体重调节膳食。

2. 蛋白质的量要适宜。蛋白质是维持生理功能最主要的营养素。老年人需要一定量的优质蛋白，在每天的膳食中，动物、植物蛋白搭配要适中。含胆固醇低的食物如海产品和豆制品，有较好的降血脂及胆固醇的作用，可常选择食用。

3. 严格限制脂肪总量及饱和脂肪酸摄入量。高血脂是冠心病的主要危险因素之一，故要注意防止过量摄入含脂肪高的食物，如肥肉、大量猪瘦肉、蛋黄、奶油等，烹调时也应尽量用植物油，少用动物油。

4. 碳水化合物比例要适宜，少吃纯糖食物。

5. 多吃新鲜蔬菜和水果，以降低胆固醇，防止血小板凝集，防止血管硬化的作用，同时也有助消化、通大便的作用。

6. 少量多餐。冠心患者切忌吃得过饱，特别是晚餐，应以清淡食品为宜。

7. 忌烟酒、浓茶及辛辣食品，不要吃得过咸。

【辨证施膳】

1. 寒凝气滞证

临床表现：常因天气卒然寒冷而发病，心痛如绞，彻背走肩，胸闷憋气，气短，手足不温，舌质淡红或暗红，苔薄白，脉紧。

治疗原则：祛寒宣痹，行气止痛。

药膳配方：辣子鸡丁。

原料：鸡胸脯肉 150g，冬笋 50g，泡辣椒 30g，清油 250g，调料适量。

做法：鸡肉切丁，用盐适量，并上好粉浆，冬笋切成小段、锅内入清油烧至七成熟后入鸡丁，炒成八成熟后起锅滗去油。再煎油至七成热加调料及泡辣椒丝、冬笋段，翻炒入鸡丁，再炒加清汤少许，勾芡收汁即成。酌量食用，连服 7～10 天。

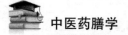

2. 痰瘀闭阻证

临床表现：胸闷窒痛，或轻或重，如刺如绞，痛有定处，遇阴天或暴怒而易发，日久不愈，或体胖气粗，心烦易怒，或咳唾痰涎。舌质有瘀点而暗红，苔白腻或厚腻，舌下血脉青紫而宽大，脉涩或弦滑。

治疗原则：活血化瘀，祛痰养心。

药膳配方：紫皮蛋。

原料：丹参 15g，红花 15g，桃仁 10g，鸡蛋 4 个。

做法：先将诸药熬 30 分钟，离火冷却后再上火，入鸡蛋同煮，蛋熟后打破蛋皮，文火煮至蛋清变成紫红色即可取出，去黄食蛋白，每日 2~4 枚。

3. 心气虚证

临床表现：心胸满闷，隐痛阵阵，痛无定处，倦怠乏力，多汗气短，时太息，多思善感，情怀不畅时心痛易发或加重，舌质淡红，舌边有齿痕，苔薄白，脉虚或细或结代。

治疗原则：补益心脾，强心健身。

药膳配方：人参汤。

原料：人参叶 3~5g。

做法：洗净切成薄片，每次 1~1.5g，用开水沏当茶饮，一日沏两次，连服 7~10 天。

4. 心阴虚证

临床表现：心胸闷痛或灼痛，时作时休，心烦不寐，头晕头痛，健忘口干，大便不爽，舌质红而少津，苔薄干或剥脱，脉细弦或细数或结代。

治疗原则：滋阴清热。

药膳配方：茯苓莲子糕。

原料：白茯苓 15g，莲子（去心）5g，麦冬（去心）15g，粳米 250g，桂花 5g，红糖 10~30g。

做法：将粳米浸泡磨浆放置发酵，将白茯苓、莲子、麦冬三药打粉掺入，再入桂花及红糖，上笼蒸熟切成方块即可。酌量分次食用，每日 1~2 次，连服 7~10 天。

健　忘

健忘是指记忆力减退，遇事善忘的一种疾患。亦称"喜忘""善忘"。此证多见于西医的大脑皮质功能弱化、神经衰弱、脑动脉硬化、脑软化等病。本证多与心、脾、肾虚损，气血不足有关，也有因气血逆乱、痰浊阻滞经脉者。治当补益脏腑，调和气血。

【药膳原则】

1. 健忘与神经系统、脑血管病及中医之心、脾、肾有关，故治疗要根据辩病与辨证相结合的原则，制定药膳方案。

2. 健忘多为思虑伤神，积久成疾，故应长期调养，同时避免劳伤心神和精神抑郁，保持精神愉快，生活规律。

【辨证施膳】

1. 心脾两虚证

临床表现：健忘，伴头晕眼花，心悸怔忡，失眠多梦、倦怠乏力，羸瘦少气，纳少，腹胀，大便溏稀，月经不调或崩漏下血，舌淡苔白，脉细。

治疗原则：健脾益气，养心安神。

药膳配方：桂圆枣粥。

原料：龙眼肉 15g，红枣 3～5 枚，粳米 100g。

做法：将原料置砂锅中加入清水，如常法煮粥，喜甜食者可加红糖少许调味。每日食 1 次，连食 15 天，也可间断食用。

2. 血瘀痰阻证

临床表现：健忘失眠，头晕头痛，耳鸣，乏力，手足麻木，舌暗红，有瘀点，苔厚，脉弦滑。

治疗原则：活血化瘀，化痰醒神。

药膳配方：丝瓜豆腐瘦肉汤。

原料：丝瓜 250g，猪瘦肉 60g，嫩豆腐 1 块，细盐、黄酒、淀粉、香葱适量。

做法：将丝瓜去皮，洗净，切成厚片；猪瘦肉洗净，切成薄片，加细盐、黄酒、淀粉勾芡拌匀；嫩豆腐切成小块。起锅加水一大碗，中火烧沸后，先下肉片，后倒入豆腐，加细盐少许。再烧开后，倒入丝瓜，沸 3 分钟，至丝瓜刚熟，加葱花即成。佐餐食用，连服 2 周左右。

3. 肾虚神衰证

临床表现：健忘失眠，头晕脑鸣，精神恍惚，心悸怔忡，腰酸腿软，眼花，遗尿，舌淡胖或淡暗，苔薄白，脉沉细弦。

治疗原则：补肾益脑，通脉祛瘀。

药膳配方：枸杞核桃炖羊肉。

原料：羊肉 125g，枸杞子 10g，核桃仁 15g，生姜 2～3 片，葱花、盐、味精适量。

做法：将原料放入炖锅，加水至淹没之。用文火炖 2～3 小时即可食用。每周 2～3 次，以冬天进食为佳，连服 3～4 周。

头　痛

头痛是指以头痛为主症的疾病。包括西医学的鼻窦炎、三叉神经痛、枕神经痛、高血压病、动脉硬化、贫血、神经官能症、血管神经性头痛以及脑震荡后遗症等。引起头痛的病因较多，六淫之邪外袭、痰浊瘀血痹阻经脉、气血阴阳亏损或情志怫郁、郁而化火均可导致头痛的发生。其治则为外感头痛以祛邪为主，内伤头痛以虚者扶正、实者攻邪为治。

【药膳原则】

1. 外感头痛者饮食宜清淡，慎用补虚之品。

2. 内伤头痛虚证，以补虚为主，同时具体辨明病因和兼证等不同情况，选用性味适当的食疗方剂，配合针对病情需要的富于营养的食物，如肉类、蛋类、海味类，以及山药、龙眼肉、木耳、胡桃、芝麻、莲子等。

3. 内伤头痛的实证，治以攻邪。属痰湿、瘀血者，宜食有健脾除湿或活血化瘀作用的食物，如山药、薏苡仁、橘子、山楂、红糖等，慎食滋腻生湿之食物。

【辨证施膳】

1. 风寒头痛

临床表现：头痛连及项背，恶风畏寒，遇风痛增，常喜裹头，呈发作性，舌淡红，

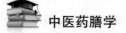

苔薄白，脉浮。

治疗原则：疏风散寒。

药膳配方：川芎白芷炖鱼头。

原料：鳙鱼（大头鳙）头1个，川芎3～9g，白芷6～9g。

做法：将川芎、白芷用砂布包，与鱼头共煮汤，缓火炖至鱼头熟透，饮汤。

2. 风热头痛

临床表现：头痛而胀，甚则痛如裂，发热，恶风、面红目赤，口渴喜饮，大便不畅或便秘，溲赤，舌质红，苔黄，脉浮数。

治疗原则：疏风清热。

药膳配方：薄荷糖。

原料：白糖50g，薄荷粉100g，菜油30mL。

做法：将白糖放入锅内，加水少许，以文火炼稠后，加入薄荷粉，调匀，再继续炼至不粘手时，倒入涂有熟菜油的瓷盘内，候冷，切成小块。随时吞咽。

3. 肝阳头痛

临床表现：头痛而眩，时作筋掣，两侧为重，常偏于一侧，心烦易怒，失眠多梦，面红口苦，或见胁痛，舌红，苔薄黄，脉弦或弦细数。

治疗原则：平肝潜阳。

药膳配方：天麻鱼头。

原料：天麻25g，川芎10g，茯苓10g，鲜鲤鱼1尾（1000g左右）。

做法：将川芎、茯苓切片，与天麻一同放入二次米泔水中，浸泡4～6小时，捞出天麻，置米饭上蒸透，切片；再将天麻片放入去鳞、腮、内脏之鱼腹中，置盆内，加少量姜、葱、清水，蒸30分钟；再按常规方法制作调味羹汤，浇于鱼上即成。佐餐服用。

4. 血虚头痛

临床表现：头痛而晕，面色少华，心悸气短，神疲乏力，遇劳加重，食欲不振，舌淡，苔白，脉细涩。

治疗原则：补养阴血。

药膳配方：杞菊地黄粥。

原料：熟地黄15～30g，枸杞子20～30g，菊花5～10g，粳米100g，冰糖适量。

做法：先将熟地黄、枸杞子煎取浓汁，分2份与粳米煮粥。日服粥2次。

5. 肾虚头痛

临床表现：头痛且空，每兼眩晕，耳鸣，腰膝酸软，遗精带下，舌质淡，苔薄，脉沉细无力。

治疗原则：补肾填精。

药膳配方：枸杞羊肾粥。

原料：枸杞叶250g，羊肉60g，羊肾1个，粳米60～100g，葱白2茎，盐适量。

做法：将羊肾剖开，去筋膜，洗净，切碎，羊肉洗净切碎，先煮枸杞叶，去渣取汁；用枸杞叶同羊肾、羊肉、粳米、葱白煮粥。粥成入盐调匀，稍煮即可。

6. 瘀血头痛

临床表现：头痛经久不愈，痛处固定不移，如锥如刺，舌有瘀斑，脉细涩。

治疗原则：活血化瘀。

药膳配方：芎归炖山甲。

原料：穿山甲 50～100g，川芎 6～9g，当归 9～15g。

做法：同放锅内隔水炖 2～3 小时。饮汁吃肉，连服 5～6 天。

眩　晕

眩晕是指以头晕眼花为主的一种疾患。轻者闭目休息片刻即可缓解；重者如坐舟车之中，旋转不定，或伴恶心呕吐，汗出，甚则昏晕欲倒。相当西医的内耳迷路病（眩晕综合征、迷路炎等）、脑动脉硬化以及高血压、低血压、神经官能症和其他某些脑部疾患眩晕症状明显者。其病因多为内伤所致，病理有风、火、痰、虚之别。本病治疗有从标从本之异。证急者多实，宜先治其标，可选用息风、潜阳、清火、化痰等法；证缓者多虚，宜治其本，当补气血，养肝肾，培脾气。

【药膳原则】

1. 痰浊中阻型眩晕病者，饮食宜清淡易消化，忌食油腻、黏滞、燥热等助湿生痰生热之品。

2. 脑动脑硬化及老年人眩晕，应避免食用高胆固醇食物及过多的动物脂肪，而应多服富含维生素 C 及植物蛋白食物。

3. 肥胖患者，应节制饮食，采用低热能饮食。

4. 忌烟酒。

【辨证施膳】

1. 肝阳上亢证

临床表现：眩晕，耳鸣，头胀痛，烦躁易怒，面时潮红，失眠多梦，口苦口干，舌质红，苔黄，脉弦。

治疗原则：平肝潜阳，育阴息风。

药膳配方：夏枯草煲猪肉。

原料：夏枯草 20g，猪瘦肉 50g，酱油、糖、醋适量。

做法：将猪肉切薄片，与夏枯草同入锅中，加水适量，用文火煲汤。将熟，加入酱油、糖、醋等调料。可作为中晚餐菜肴食用。

2. 肾精不足证

临床表现：眩晕，耳鸣，精神萎靡，腰膝酸软，或有遗精、滑泄、脱发、齿摇等症，舌淡嫩，脉沉细。

治疗原则：补肾填精。

药膳配方：天麻猪脑羹。

原料：猪脑 1 个，天麻 10g，食盐少许。

做法：将猪脑、天麻加水用文火共炖 1 小时，熬成稠厚羹汤，除去药渣，加入食盐调匀，一日内分多次服食。

3. 气血亏虚证

临床表现：眩晕，倦怠，少气懒言，动则益甚，面色萎黄，或㿠白无华，或有心悸、失眠、纳差、腹胀，舌质淡，舌体胖嫩，边有齿痕，苔薄白，脉细弱。

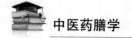

治疗原则：开胃健脾，益气养血。

药膳配方：当归羊肉羹。

原料：山羊肉250g（切块），黄芪、党参、当归各25g，生姜及食盐适量。

做法：将党参、黄芪、当归用砂布包裹，与羊肉同放砂锅内，加水煎煮，至肉烂时放入生姜及食盐。随意食肉喝汤。

4. 痰浊中阻证

临床表现：眩晕，头重而昏，周身倦怠，肢体酸胀，胸闷或时吐痰涎，纳差，泛恶，舌体胖，苔浊腻，脉弦滑。

治疗原则：燥湿祛痰，和胃健脾。

药膳配方：天麻橘皮茶。

原料：天麻10g，鲜橘皮20g。

做法：二味水煎，代茶饮。

中　风

中风以猝然昏仆，不省人事，半身不遂，口眼㖞斜为主症，病轻者可无昏仆而仅见口眼㖞斜及半身不遂等症状。包括西医学的脑卒中、脑血栓形成、脑栓塞、蛛网膜下腔出血、脑血管痉挛等脑血管疾病，以及周围性神经麻痹等。中风的形成，有原始病因和诱发因素。原始病因以情志失调、久病体虚、饮食不节、素体阳亢为主。诱发因素主要是烦劳、恼怒、醉饱无常等。病位在脑，涉及心。病理基础为肝肾阴虚，病理因素为肝风、痰火和血瘀。病机主要为阴阳失调，气血逆乱，上冲于脑。轻者中经络，重者中脏腑。中脏腑又有闭脱之分，闭证邪势盛，多见痰火内闭；脱证正气虚，可致阴竭阳亡。中经络治疗以息风通络为大法，中脏腑治疗以收脱、开闭为治疗大法。本病多致不同程度的后遗症，当区别不同病机，分别应用滋阴潜阳、平肝息风、益气活血、化痰通络等法予以治疗。

【药膳原则】

1. 中风患者宜节制饮食，防止肥胖；忌食肥甘厚味，以免助湿生痰；多吃清淡食物。

2. 重症昏迷患者，应以鼻饲流质饮食为主。有内热者，可适当加入菜汁、菜汤，或绿豆汤、果汁等甘寒清热之品；有湿热痰浊者，可用薏苡仁、山药、赤小豆等煮汤，加糖适量鼻饲，以清热化湿。

3. 急性期过后，患者肢体痿废，气血双亏，可适量增加一些动物性食品，如猪、鸭瘦肉及鸡蛋，但不宜食用鸡肉、羊肉、牛肉等肉类。

4. 中风患者不宜吸烟饮酒，急性期尚应忌食一切刺激性饮食，如浓茶、浓咖啡、辣椒、胡椒面等。

【辨证施膳】

1. 中脏腑

临床表现：以突然昏倒、不省人事、半身瘫痪为主要症状。属闭证者，尚有牙关紧闭，口噤不开，两手握固，肢体强痉，二便不通等症。属脱证者，尚有目合口开，鼻鼾息微等症。

治疗原则：属闭证者宜化痰开窍，属脱证者宜益气回阳固脱。

药膳配方：竹沥生姜汁，菖蒲郁金赤豆饮，参附回阳煎。

①竹沥生姜汁

原料：竹沥汁 20mL，生姜汁 10mL，牛黄 0.2g，鲜橘汁 100mL

做法：将三汁混合，调入牛黄，鼻饲。

②菖蒲郁金赤豆饮

原料：石菖蒲 10g，郁金 10g，麝香 0.1g，赤小豆 30g，白糖适量。

做法：先煎菖蒲、郁金、赤小豆，取汁约 100mL，调入麝香与白糖，适温后鼻饲。

③参附回阳煎

原料：人参 10g，制附片 9g，龙骨、牡蛎各 30g，黑豆 50g。

做法：将龙、牡、附片水煎取汁，纳入黑豆再煎，至黑豆极烂，滤取上清液，另将人参单煎取汁。二汁兑匀，适温后鼻饲。

2. 中经络

临床表现：多见于形体肥胖或素有头目眩晕之人。突然肢体麻木，活动不利，或半身不遂，口眼㖞斜，舌根强硬，语言不利，口多痰涎，苔白或腻，脉弦滑或弦细。

治疗原则：育阴潜阳，息风通络。

药膳配方：鹌蛋葵花汤，芹菜粥。

①鹌蛋葵花汤

原料：鹌鹑蛋 2 个，向日葵花盘半个。

做法：先煎向日葵花盘 20 分钟，取汁，煮沸，将鹌鹑蛋打入。每早空腹食用。

②芹菜粥

原料：芹菜 100g，白米 50g。

做法：先将白米淘净，入水作粥；再将芹菜洗净切段，放入半熟的粥中，熬至极烂。早餐食之。

3. 中风后遗症

临床表现：中风后气血亏虚，偏枯不用，肢体痿软无力。或语言蹇涩，舌体偏斜；或渐而痴呆，神志失常，舌质紫暗，舌苔白腻，脉弦细而涩。

治疗原则：益气活血或除痰开窍。

药膳配方：人参薤白粥，青果白金膏。

①人参薤白粥

原料：人参 10g，薤白 12g，鸡蛋（去黄）1 枚，小米 50g。

做法：先将人参打碎，加水用文火煎汤，然后入小米煮粥，将熟，下鸡蛋清及薤白，煮熟。早晚分两次服。

②青果白金膏

原料：鲜青果（打碎）500g，郁金 250g，明矾粉 100g，白僵蚕（研末）100g，蜂蜜适量。

做法：将青果与郁金放砂锅内，加水 1000mL，煮 1 小时后滤出药汁；再加水 500mL，煎如前。将两次药汁混合，文火浓缩至 500mL，加明矾粉、僵蚕粉及蜂蜜收膏。每日早晚各服 10mL，开水送下。

痹　证

痹证是指由于风、寒、湿、热等外邪侵袭人体，闭阻经络，气血运行不畅，引起肢体关节、肌肉的疼痛、肿胀、重着、麻木，甚或活动不利的一类疾患。相当于西医学中的风湿性关节炎、类风湿性关节炎、骨关节炎、坐骨神经痛、肩关节周围炎、痛风等疾病。其发病因素以正气不足为内因，而风、寒、湿、热为外因，其中尤以风、寒、湿三者杂至而致病者为多。病初以邪实为主，病位在肌表经络；病久则以虚实兼夹证偏多，并可内及脏腑，表现为肝肾气血亏虚。治疗实证以祛邪为主，分别采用祛风散寒、除湿通络，或疏风清热、祛湿通络、化痰行瘀、活血通络法；虚证以培本为主，补养气血或培补肝肾。

【药膳原则】

1. 痹证多因风、寒、湿邪阻痹气血经络而致，故食疗多选用祛风、散寒、化湿、温通之品，如韭菜、香菜、香葱、芹菜、油菜、辣椒、薏苡仁、木瓜等。

2. 痹证急性发作期，表现关节红、肿、热、痛，是湿热之邪为患，故与寒湿痹治法迥异，饮食宜选清凉之品，忌刺激、油腻、辛辣之品，以防助火之弊。

3. 正气内虚是痹证之本，故补气血、益肝肾与祛风湿之功为一体之食品为治痹药膳所常用，如鳝鱼、蛇肉、羊肉、牛肉、狗肉等。

4. 痹证多迁延难愈，反复发作，故药膳食疗宜长期坚持，不可求旦夕之功，所选药膳亦应性味平和，不伤正，不碍胃，以利长期服用。

【辨证施膳】

1. 风邪偏胜证

临床表现：全身多关节的游走窜痛，屈伸不利，恶风发热，苔白脉浮。

治疗原则：祛风通络，散寒除湿。

药膳配方：防风薏米煎，三蛇酒。

①防风薏苡仁煎

原料：薏苡仁 30g，防风 10g。

做法：薏苡仁洗净，与防风共煎，取药液约 200mL，一次服，每日 1 剂，连用 1 周。

②三蛇酒

原料：乌梢蛇 1.5kg，大白花蛇 20g，蝮蛇 10g，生地黄 500g，冰糖 5kg，白酒 100kg。

做法：将三蛇剁去头，用酒洗润，切成短节干燥。生地黄洗净泥沙切碎待用。冰糖置锅中，加适量水加热溶化，待糖汁成黄色时，趁热用一层砂布过滤去渣，待用。将白酒装入酒坛，三蛇、生地黄直接倒入酒中，加盖密闭，每天搅拌一次，10～15 天后开坛过滤，加入冰糖，充分拌匀，再滤一次即可。

2. 寒湿偏胜证

临床表现：肢体关节疼痛较剧，痛有定处，得热则缓，遇寒则剧，局部不红，触之不热，痛难屈伸，活动受限，舌苔薄白，脉弦紧。

治疗原则：温经散寒，祛风除湿。

药膳配方：附片蒸羊肉。

原料：制附片 30g，鲜羊肉腿 1000g，肉清汤 250g，料酒 15g，葱节 6g，姜片 6g，胡椒粉 0.6g，味精 0.6g，盐 1.5g，熟猪油 30g。

做法：将羊肉煮熟，捞出，切成 2.5cm 见方的肉块，附片洗净，与羊肉同放入大碗中，并放料酒、熟猪油、葱节、姜片、肉清汤，隔水蒸 3 小时。吃时撒上葱花、味精、胡椒粉。

3. 湿邪偏胜证

临床表现：肢体关节疼痛，重着，肌肤麻木，手足沉重，活动不便，苔白腻，脉濡缓。

治疗原则：除湿通络，祛风散寒。

药膳配方：薏苡仁醪。

原料：生薏苡仁 100g，糯米 500g，酒曲适量。

做法：生薏苡仁加水适量，煮成稠米粥；糯米烧煮成干米饭。将二者拌匀，待冷加酒曲适量，发酵成酒酿。每日随量佐餐。

4. 湿热痹阻证

临床表现：关节疼痛，灼热红肿，发热，口渴，烦闷不安，汗出，恶风，舌红，苔黄燥，脉滑数。

治疗原则：清热通络，祛风除湿。

药膳配方：桑枝鸡。

原料：老桑枝 60g，绿豆 30g，鸡肉 250g。

做法：鸡肉洗净，加水适量，放入洗净切段的桑枝及绿豆，清炖至肉烂。以盐、姜等调味，饮汤食肉，量自酌。

5. 肝肾亏虚证

临床表现：肢节疼痛，迁延不愈，或关节不得屈伸；或关节变形，或手足筋挛拘急，兼见腰酸腿软，头晕耳鸣，心悸气短，舌淡少苔，脉沉细或细弱。

治疗原则：补益肝肾，通络蠲痹。

药膳配方：壮阳狗肉汤，猪肉鳝鱼羹。

①壮阳狗肉汤

原料：狗肉 2kg，菟丝子 30g，附片 15g，食盐 5g，味精 2g，葱 20g，姜 20g。

做法：狗肉洗净，整块下水焯透，捞出，切成 2cm 见方的小块，下锅用姜片煸炒，烹入绍酒，然后与包好的菟丝子、附片同入大砂锅中，以食盐、味精、葱调味，武火烧沸后，文火炖约 2 小时至肉熟烂，以上为 10 人份。

②猪肉鳝鱼羹

原料：黄鳝 250g，猪肉 100g，杜仲 15g，葱、姜、料酒、醋、胡椒粉适量。

做法：杜仲水煎去渣取汁备用，将黄鳝宰杀，去肠肚洗净，用开水略烫，刮去外皮上的黏物，切段。将猪肉剁成末，放油锅内煸炒，加水及杜仲汁，放入鳝鱼段、葱、姜、料酒，烧沸后改文火煮至鱼酥，加醋、胡椒粉，起锅，撒上香菜，配餐用。

痿　证

痿证是以筋骨萎软无力，甚则肌肉萎缩，不能随意运动为特征的一种疾患。可见于神经系统和肌肉损害引起的肢体弛缓性瘫痪，如多发性神经炎、急性脊髓炎、进行性肌萎缩、重症肌无力、周期性瘫痪、肌营养不良、癔症性瘫痪和表现为软瘫的中枢神经系统感染后遗症等。本病的发生多由于外感温热之邪，或久居潮湿之地，或饮食不当，或久病劳欲所致，病在肢体肌肉、筋脉，病变脏器关系到肺、脾、肝、肾，尤以肝、肾为主。病机主要为津液、气血、精髓不足，筋脉失养。临床辨证应分清虚实。凡发病急，发展快，因湿热薰灼肺胃或湿热流注，浸淫筋脉者，多属实证；起病与发展较慢，或久病之后，则以脾胃虚弱、肝肾亏虚者多。治疗原则，实者祛邪通络，治予清热润燥或清热利湿；虚者以补养为主，治以健脾益气或补益肝肾。

【药膳原则】

1. 饮食宜清淡稀软易于消化，以利脾胃运化及清利湿热的作用；忌食油腻生冷黏滞食品，以免壅滞胃肠。

2. 痿证由肺热伤津、脾虚气血生化不足及肝肾精血亏损所致，故分别宜食清热生津、补益气血津液及益精养血的食物，如西瓜、豆腐、粳米、核桃等食品。如由湿热浸淫所致者，宜食清热利湿的食品，如黄豆芽、黄瓜等。

【辨证施膳】

1. 肺热伤津证

临床表现：初起可有发热，咳嗽，头痛，有汗，全身肌肉疼痛。数天后热退，疼痛渐缓，而局部肢体痿软无力，皮肤干燥，心烦口渴，呛咳咽燥，小便黄少，大便干，舌质红，苔黄，脉细数。

治疗原则：清热润燥，养肺生津。

药膳配方：秋梨白藕汁。

原料：秋梨、白藕各适量。

做法：秋梨去皮核，白藕去节。切碎，以洁净的纱布绞挤取汁。不拘量，频饮代茶。

2. 湿热浸淫证

临床表现：肢体逐渐出现痿软无力，尤以下肢多见，或麻木、微肿，扪之微热，喜凉，或有发热，胸脘痞闷，小便短赤灼热，舌苔黄腻，脉细数。

治疗原则：清热利湿，疏通筋脉。

药膳配方：泥鳅炖豆腐。

原料：泥鳅500g，豆腐250g，食盐少许。

做法：泥鳅去鳃、内脏，洗净，放锅中，加食盐少许，水适量，清炖至五成熟，加入豆腐，再炖至熟烂即可。吃鱼和豆腐，喝汤，分顿用之。

3. 脾胃虚弱证

临床表现：肢体萎软无力，逐渐加重，肌肉渐见萎瘦，神倦气短，食少，便溏，面浮不华，苔薄白，脉细。

治疗原则：健脾益气。

药膳配方：猪肚粥。

原料：猪肚500g，大米100g，葱、姜、五味调料。

做法：猪肚洗净，加水适量，煮七成熟，捞出，改刀切成细条备用。再以大米100g，猪肚丝100g，猪肚汤适量，煮成粥。加葱、姜、五味调料。经常食用。

4. 肝肾亏虚证

临床表现：起病缓慢，肢体软弱无力，或下肢不用，肌肉瘦削，腰脊两膝酸软，伴有眩晕，耳鸣，遗精，遗尿。妇女月经不调等，舌红少苔，脉细数。

治疗原则：补益肝肾，滋阴清热。

药膳配方：杜仲爆羊腰。

原料：杜仲15g，五味子6g，羊腰500g，油及调料适量。

做法：杜仲、五味子加水适量，煎煮40分钟，去渣加热浓缩成稠糊状液，备用。羊腰洗净，去筋膜臊腺，切成小块腰花，先以芡汁裹匀，再以热素油爆炸，至嫩熟，调以酱油、葱、姜等调料即可。长期食用。

虚　劳

虚劳是多种慢性虚弱性疾病发展到严重阶段的总称，涉及范围广。多为先天不足，后天失调，因虚致病或久病致虚，导致阴阳气血虚弱，五脏虚损，因而成劳。辨证以阴阳气血为纲，五脏诸虚为目，并掌握其相互关系及主次。治疗以补虚为基本原则，分别就气血阴阳亏虚及病损脏器进行补益。

【药膳原则】

1. 虚劳患者的膳食应以滋补性食物为主。但此类患者多脾胃虚弱，食欲不振，因此，饮食又不可过于滋腻，忌醇酒、油腻、黏滞之物。

2. 脾胃为后天之本，是虚劳康复的关键之一。暴饮暴食则损伤脾胃，故应饮食有节，少量多餐。

3. 虚劳属气虚、阳虚者，可适量食用辛温通阳、甘温补气的食物，忌寒凉败胃之品。阴虚血虚者，可适量食用甘寒养阴、养血生血的食物，忌辛辣燥热食物。

4. 虚劳患者，易招外邪，平素可选用一些补气药膳，以资预防。在患有外感疾病时，应停用补益膳食，以免闭门留寇，使疾病缠绵不去。

5. 在进食补益元气膳食时，不宜食用萝卜、莱菔子等散气之品。

【辨证施膳】

1. 气虚证

（1）肺气虚

临床表现：短气自汗，声音低怯，时寒时热，平素易感冒，舌苔白，质淡，脉弱。

治疗原则：益气固表。

药膳配方：黄芪粥。

原料：黄芪30g，粳米50g。

做法：水煮黄芪取汁，再用汁煮米做粥，晨起空腹服之。

（2）脾气虚

临床表现：饮食减少，食后胃脘不适，倦怠乏力，大便溏薄，面色萎黄，舌淡苔薄，脉弱。

治疗原则：健脾益气。

药膳配方：人参莲肉汤。

原料：白人参10g，莲子（去心）10枚，冰糖30g。

做法：人参、莲子加水泡发，再加冰糖，放于蒸锅内，隔水蒸炖1小时，出锅，汤药皆服。

2. 血虚证

（1）心血虚

临床表现：心悸怔忡，失眠多梦，面色不华，舌质淡，脉细或结代。

治疗原则：养血安神。

药膳配方：莲子粉粥。

原料：莲子肉50g（去皮心），龙眼肉30g，冰糖适量。

做法：莲子磨粉，用水调成糊状，放入沸水中，同时放入龙眼肉，煮成粥，加入冰糖，睡前服。

（2）肝血虚

临床表现：头晕目眩，胁痛，肢体麻木，妇女月经不调，甚或闭经，面色不华，舌质淡，脉弦细或细涩。

治疗原则：补血养肝。

药膳配方：黄芪猪肝汤。

原料：猪肝500g，黄芪60g，盐少许。

做法：以水煮猪肝及黄芪，肝熟后去黄芪，食肝饮汤，食时可加少许盐。

3. 阴虚证

（1）肺阴虚

临床表现：干咳咽燥，咳血，潮热盗汗，舌红少津，脉细数。

治疗原则：养阴润肺。

药膳配方：百合杏仁粥。

原料：鲜百合30~50g，白米50g，杏仁10g，白糖适量。

做法：百合去皮，杏仁去皮尖，加水与米煮成粥，食时加糖适量。

（2）心阴虚

临床表现：心悸，失眠，潮热盗汗，面色潮红，舌红少津，脉细数。

治疗原则：滋阴养心。

药膳配方：莲子粥。

原料：莲子肉50g（去皮心），糯米50~100g，冰糖适量。

做法：用水同煮莲子糯米成粥，加入冰糖。

（3）肾阴虚

临床表现：腰酸遗精，两足痿弱，眩晕耳鸣，甚则耳聋，口干，咽痛，颧红，舌红少津，脉沉细。

治疗原则：滋补肾阴。

药膳配方：海参粥。

原料：海参 15 ~ 20g，白术 30 ~ 50g，大米 100g。

做法：海参切成小块，与大米同煮成粥。

4. 阳虚证

（1）心阳虚

临床表现：心悸自汗，神疲嗜卧，心胸闷痛，形寒肢冷，面色苍白，舌淡或紫暗，脉细弱或沉迟。

治疗原则：益气温阳。

药膳配方：桂心生姜粥。

原料：桂心 2g，生姜 10g，粳米 50g。

做法：先煮桂心、生姜取汁去渣，用汁煮米成粥。

（2）脾阳虚

临床表现：面色萎黄，食少形寒，神疲乏力，少气懒言，大便溏泻，肠鸣腹痛，每因受寒或饮食不慎而加剧，舌质淡，苔白，脉弱。

治疗原则：温中健脾。

药膳配方：乌鸡汤。

原料：雄乌鸡 1 只，陈皮 3g，良姜 3g，胡椒 6g，草果 2 个，葱、豉、酱适量。

做法：鸡去毛及内脏，洗净切块；陈皮、良姜、胡椒、草果用纱布包扎，与鸡块共炖，放入葱、豉、酱熬成汤，分数次食之。

（3）肾阳虚

临床表现：腰背酸痛，遗精阳痿，多尿或尿不禁，面色苍白，畏寒肢冷，下利清谷或五更泄泻，舌质胖淡有齿印，苔白，脉沉迟。

治疗原则：温肾助阳，填补精血。

药膳配方：附子羊肉汤。

原料：炮附子 15 ~ 30g，羊肉 100g。

做法：先将炮附子用开水煮 2 ~ 3 小时，再加羊肉同炖至烂熟，食汤及肉。

内 伤 发 热

内伤发热是指脏腑功能失调，气血阴阳亏虚所引起的发热。临床表现一般起病较缓，病程较长，热势轻重不一，但以低热为多。有的患者仅自觉发热或五心烦热而体温并不升高。此病相当于西医学中的功能性低热、肿瘤、血液病、结缔组织病、内分泌疾病、结核病或其他慢性感染性疾病，以及某些原因不明的发热等疾病。内伤发热的病因以内伤为主、病机为气血阴阳亏虚，脏腑功能失调。病理性质有虚实之分。虚者为气血阴阳亏虚，实者多属郁热瘀血。治疗原则是针对不同病机辨证论治。实证应疏肝解郁，化瘀清热；虚证应补益气血阴阳以退虚热。

【药膳原则】

1. 内伤发热，多见于慢性消耗性疾病中。患者多有长期低热、盗汗、自汗，食欲不振等。因此饮食应以清淡富于营养而又易于消化为原则，一般以流质、半流质饮食为宜。忌食油腻厚味。

2. 治疗内伤发热，前人有"退热而不苦泄，理阴而不升腾"之说。因苦寒败胃，

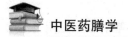

升散伤津，皆所不宜。因此，姜、葱、蒜、辣椒、酒等辛热香燥之物以及生冷寒凉食物皆不宜食用，更不可过量食用。

【辨证施膳】

1. 肝郁发热

临床表现：身热，热势常随情绪波动而起伏，精神抑郁，或烦躁易怒，胸胁胀闷，口苦而干，夜卧不安，妇女常兼月经不调和痛经，舌红，苔黄，脉弦数。

治疗原则：疏肝泻热。

药膳配方：柴芍丹皮炖瘦肉。

原料：柴胡6g，丹皮6g，白芍10g，猪瘦肉30g，佐料适量。

做法：柴胡、丹皮、白芍洗净与猪瘦肉共炖，至肉烂熟，加佐料适量。饮汤食肉。

2. 瘀血发热

临床表现：午后或夜晚发热，或自觉身体某些局部发热，口干咽燥而不欲饮，躯干或四肢有固定痛处，或有肿块，或见肌肤甲错，面色萎黄或暗黑，舌质紫暗或有瘀点、瘀斑，脉涩。

治疗原则：活血化瘀。

药膳配方：丹桃墨鱼抄手。

原料：墨鱼1条，桃仁10g，丹皮15g，鸡肉500g，猪瘦肉500g～1000g，猪皮、杂骨适量，生姜、胡椒、盐、味精适量。

做法：桃仁、丹皮装入纱布口袋，扎口，与墨鱼、鸡肉、杂骨、猪皮共入锅内加水炖，至鸡烂熟为原汤。捞去药袋，墨鱼、鸡肉切丝，加味精、盐、胡椒共拌匀，备用。猪瘦肉剁茸，加盐、胡椒搅匀为馅。面粉加水做成抄手皮，包馅成抄手，沸水煮熟，捞出加入药汁原汤及鸡肉丝、墨鱼丝即可。

3. 气虚发热

临床表现：低热或高热，每因劳累后发生或加剧，头晕乏力，气短懒言，自汗，易于感冒，食少便溏，舌质淡，苔薄白，脉细弱。

治疗原则：益气健脾，甘温除热。

药膳配方：人参蒸鸡。

原料：小公鸡1只（约750g），人参30g，盐、味精、料酒、清汤、胡椒粉适量。

做法：鸡去毛、内脏、头、翅，洗净，与人参共放入盘中，加入盐、酒、胡椒、清汤，入蒸笼中蒸1小时。

4. 血虚发热

临床表现：多为低热，头晕眼花，倦怠乏力，心悸不宁，面白少华，唇甲色淡，脉细弱。

治疗原则：益气养血。

药膳配方：生地黄鸡。

原料：雌乌鸡1只，生地黄250g（切丝），饴糖150g。

做法：先将鸡去毛及内脏，洗净，将生地黄丝、饴糖和匀，放入鸡腹内，缝固，置盆中入蒸锅内蒸熟，不入五味佐料，食鸡肉。

5. 阴虚发热

临床表现：午后或夜间发热，手足心热或骨蒸潮热，心烦少寐，颧红，盗汗，口干咽燥，大便干结，尿少色黄，舌质干红或有裂纹，无苔或少苔，脉细数。

治疗原则：滋阴清热。

药膳配方：二母银胡甲鱼。

原料：甲鱼（鳖）1 只，贝母、知母、前胡、银柴胡、杏仁各 5g，黄酒适量，盐少许。

做法：甲鱼去头、内脏，切块，放入碗中，加各药及黄酒与盐，加水浸没肉块，置蒸锅内蒸 1 小时，趁热分顿食用。

6. 阳虚发热

临床表现：发热，形寒怯冷，四肢不温，面色㿠白，头晕嗜寐，腰膝酸痛，舌质胖润，或有齿痕，苔白润，脉沉细而弱，或浮大无力。

治疗原则：温补肾阳。

药膳配方：姜附烧狗肉。

原料：熟附片 30g，狗肉 1kg，生姜 150g，葱 30g，菜油、大蒜适量。

做法：狗肉洗净，切块，与姜煨熟备用。附子先用开水煮 2 ~ 3 小时，再入狗肉、姜、葱、蒜。加开水适量炖煮，至狗肉熟烂即可。

消 渴

消渴是以多饮、多食、多尿，身体消瘦，或尿浊，尿有甜味为特征的疾患，相当于西医的糖尿病。病位主要在肾，而与肺、胃（脾）密切相关。病机重点为阴虚燥热，并可导致血瘀形成。阴虚与燥热两者互为因果，而以燥热为标，阴虚为本。病久阴伤及气，气虚及阳，而为阴阳两虚或肾阳虚衰。临床辨证应区别上、中、下三消的主次，阴虚与燥热的孰轻孰重，治疗原则以养阴生津、润燥清热为主，结合润肺、清胃、滋肾等法。

【药膳原则】

1. 消渴病者应当节制每日谷麦食量，既减轻脾胃之累，又可间接调养脾气。善饥难忍者，可用豆类、蔬菜充饥，尤以南瓜、苦瓜为佳。

2. 忌食肥甘厚味，以防助湿生热。宜选用清淡易消化之物，而辛辣炙煿之品可助热伤阴，加重病情，故亦属忌食之列。

3. 消渴而尿甜者，除忌食白、红、冰糖外，也不宜再食甘甜之物，如水果、甜点心、甜饮料等。薯芋等物亦应控制其用量。

【辨证施膳】

1. 上消

临床表现：烦渴多饮，口干舌燥，尿频量多，舌边尖红，苔薄乏津，脉洪数。

治疗原则：生津止渴，清热润肺。

药膳配方：菠菜银耳汤。

原料：菠菜根 100g，银耳 10g。

做法：菠菜根洗净，银耳发泡，共煎汤服食。每日 1 ~ 2 次，连服 3 ~ 4 周。

2. 中消

临床表现：多食善饥，形体消瘦，喜饮尿频，大便干燥，舌红，苔黄少津，脉滑而

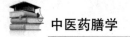

有力。

治疗原则：清胃泻火，养阴生津。

药膳配方：香菇烧豆腐。

原料：嫩豆腐250g，香菇100g，盐、酱油、味精、香油各适量。

做法：豆腐洗净切成小块。在砂锅内放入豆腐、香菇、盐和清水。中火煮沸改文火炖15分钟，加入酱油、味精，淋上香油即可食用。适量服食，不宜过热。

3. 下消

（1）肾阴亏虚证

临床表现：尿频量多，混浊如脂膏，或尿甜，口干唇燥，舌红少苔，脉沉细数。

治疗原则：滋阴固肾。

药膳配方：芡实煮老鸭。

原料：芡实200g，老鸭一只，葱、姜、盐、黄酒、味精各适量。

做法：将鸭宰杀，去毛和内脏，洗净后把芡实放入鸭腹内。置于砂锅内加葱、姜、盐、黄酒及清水适量，用武火烧沸后，转用文火煮2小时，至鸭肉酥烂，再加味精搅匀即成。适量服食。连用3~4周。

（2）阴阳两亏证

临床表现：小便频数，混浊如膏，甚者饮一溲一，手足心热，咽干舌燥，面容憔悴，耳轮干枯，面色黧黑，腰膝酸软，肢倦乏力，形寒畏冷，或阳痿不举，舌淡苔白，脉沉细无力。

治疗原则：温阳滋肾，补脾固摄。

药膳配方：韭菜煮蛤蜊肉。

原料：韭菜（韭黄更好）250g，蛤蜊肉300g，盐、姜、黄酒、味精各适量。

做法：韭菜洗净，切成3cm长段。蛤蜊肉洗净，切成片。二者一起放入锅内，加姜、黄酒、盐及适量清水用武火烧沸，改文火炖至肉熟，加味精搅拌即成，可分两次服，每日2次，连服3~4周。

高脂血症

高脂血症，指体内血脂代谢异常，血中胆固醇、甘油三酯、β-脂蛋白等血脂成分含量高于正常，而引起机体内一系列的病理改变，表现出以头晕、胸闷、心悸、纳呆、神疲乏力、失眠健忘、肢体麻木等为主要表现的疾患。类似中医的"眩晕""中风""痰证""胸痹""心悸"等病。目前，中医药治疗高血脂的研究进展很快，辨证分型方法很多。根据临床常见，大体可分为脾胃失调、痰湿壅盛证；肝肾不足、虚阳上亢证；五志过极、气滞血瘀证。治则应从健脾消导、豁痰利湿、补益肝肾、养阴潜阳、解郁安神、理气活血为大法。

【药膳原则】

1. 调理饮食，控制食量，避免形体过于肥胖。

2. 饮食宜清淡，忌食肥甘厚味及辛辣、酒类诸物。

3. 食用油脂，应首选植物油，少用或不用动物油，忌食肥肉和动物内脏。

4. 山楂及其制品有活血化瘀，消脂通脉之功，乌龙茶、天花粉、草决明、荷叶、金银花均有降脂作用，可作饮料长期饮用。

【辨证施膳】

1. 脾胃失调，痰湿内壅证

临床表现：形体丰满，头昏胸闷，胸脘胀满，恶心呕吐，食少纳呆，肢体倦怠乏力，甚则肢麻沉重，大便溏薄。舌体肥大，多有齿痕，苔腻，脉弦滑。

治疗原则：健脾消食，化湿豁痰。

药膳配方：健脾饮。

原料：橘皮10g，荷叶15g，炒山楂3g，生麦芽15g，白糖适量。

做法：橘皮、荷叶切丝和山楂、麦芽一起，加水500mL，煎煮30分钟，去渣留汁，加白糖代茶饮。

2. 肝肾不足，虚阳上亢证

临床表现：头晕目眩，口苦耳鸣，腰酸肢软，足膝无力，失眠健忘，须发早白，形神萎靡，行动迟钝。舌质淡红，少苔，脉沉细而弱。

治疗原则：滋养肝肾，敛阴潜阳。

药膳配方：芹菜黑枣汤。

原料：水芹菜500g，黑枣250g。

做法：将黑枣洗净去核，与择洗干净的芹菜段共同煮食。

3. 五志过极，气滞血瘀证

临床表现：面色晦暗，心烦胸闷，失眠健忘，善太息，胸胁胀满，肌肤甲错，痛有定处，肢端麻木。舌质紫暗，舌尖边多有瘀点或瘀斑，脉细涩或沉涩而缓。

治疗原则：理气解郁，活血化瘀。

药膳配方：山楂合欢粥。

原料：生山楂15g，合欢花30g（鲜品50g），粳米60g，白糖适量。

做法：将山楂、合欢花一同煎煮，留汁去渣，放入淘洗的粳米煮粥，粥熟加糖，稍煮片刻粥熟即可。每日早晚两次，温热服食。

单纯性肥胖症

单纯性肥胖是指进食热量多于人体消耗量而以脂肪形式储存体内，超过标准体重的20%，并除外内分泌一些代谢疾病原因者。超重20%~30%为轻度肥胖；超重30%~50%为中度肥胖；超重50%以上为重度肥胖，并随肥胖程度不同而伴有气短、易觉疲乏、嗜睡、头晕、头痛、痰多、胃纳亢进、便秘、胸胁满闷、腹胀、汗多、畏热、口干渴、多饮、口臭、性功能减退等症状。单纯性肥胖的病因多为先天禀赋或后天膏粱之疾等，一般为本虚标实两端，本虚以气虚为主，标实以痰湿壅盛、气滞血瘀、脾胃热盛多见。所涉及脏腑以肝、脾为主，亦可及肾。脾虚失运，肝失条达，逐至痰湿内生，气滞血瘀，治疗大法多为祛湿化痰，理气活血化瘀，清热泻实。

【药膳原则】

1. 控制饮食，遵循低热量、低糖、低脂肪的饮食原则。

2. 对饮食成分的摄入需注意，蛋白质摄入量不宜少于每天1000g，所食脂肪选不饱和脂肪酸为主和胆固醇含量低的；忌用猪油、牛油、肥肉等。减少食盐的摄入以减轻心

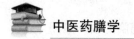

脏负担和减少肥胖者常伴有的水钠潴留。

3. **提倡戒烟、戒啤酒，少饮白酒与果酒。限制零食，规律用餐** 早餐吃好，午餐稍饱，晚餐吃少。

4. 饮食以清淡为主，不宜吃甜、咸、辛、酸等刺激食欲之品。

5. 增加运动量，促进食物消化和热量消耗，配合饮食共达热量输出大于输入之负平衡，以减少体内储存的脂肪，达到减肥目的。

【辨证施膳】

1. **痰湿困脾证**

临床表现：体质肥胖，气短，神疲，痰多而黏稠，胸脘痞闷，纳呆，倦怠乏力，身重嗜睡，舌胖大，苔白而厚腻，脉濡缓。

治疗原则：健脾行气，祛湿化痰。

药膳配方：鸡丝冬瓜汤。

原料：鸡脯肉200g，（切丝），冬瓜片200g，党参3g。

做法：同放在砂锅内，加水500g，以小火炖豆八成熟，余入冬瓜片，调和盐、黄酒、味精适量，冬瓜熟透即可。

2. **气滞血瘀证**

临床表现：身体胖大，头晕头痛，胸痛胸闷，两胁胀满，走窜疼痛，舌紫暗，或有瘀斑，脉细弦涩。

治疗原则：活血散瘀，顺气利水。

药膳配方：降脂饮。

原料：枸杞子10g，首乌15g，草决明15g，山楂15g，丹参20g。

做法：文火水煎，取汁约1.5L，储于保温瓶中，作茶频饮。

3. **脾胃热盛证**

临床表现：身体胖大，面赤或见粉刺痤疮，烦渴引饮不止，食纳超常，口舌干燥，或痰黄黏稠，或见口舌易生疮，舌质红，苔黄厚，脉洪实有力。

治疗原则：清泄胃火。

药膳配方：雪梨兔肉羹。

原料：兔肉500g，雪梨400g，车前叶15g。

做法：雪梨榨汁，车前叶煎取汁100mL，兔肉煮熟后，加梨汁、车前药汁及琼脂同煮，成羹后入冰箱，吃时装盘淋汁即可。

紫　斑

紫斑是指凡不因外伤而血液溢出于皮下或黏膜下，以红、紫色斑点或斑块为主要症状的一种疾患。相当于西医学的原发性血小板减少性紫癜及各种原因引起的继发性血小板减少性紫癜。本病病机有虚实之分，实者或为风热伤络，或误服药物、鱼虾等物，风热与毒邪相搏，壅塞肺卫，损伤血络；或热毒侵扰，伤络迫血；或气滞血瘀，血不循经而发斑。虚者多因气不摄血，血失裹约；或阴虚火旺，灼伤血络而致血溢脉外所成。本病临床可分为风热发斑、实热发斑、虚热发斑、气郁发斑、气虚发斑五种常见证型。治火、治气、治血是本病治疗的基本原则。其中又有疏散风热、清热泻火、滋阴降火之分，清气、降气、补气、行气之别，以及凉血止血、收敛止血、活血止血之不同。

【药膳原则】

1. 膳食应以清淡、甘凉、易于消化为佳，忌食辛热、肥腻之品。

2. 外感风热者，以清凉解表膳食为主。内兼里热，可佐食清里泻热之品。此外，属于误食药物、鱼虾等所致者，应避免再食有关食品。

【辨证施膳】

1. 风热发斑

临床表现：发病急骤，皮下瘀斑发无定处，但以头面四肢为多见。斑形稍隆出皮面，有轻度瘙痒。或伴有发热，或微恶风寒，或兼见风疹块、腹痛，舌尖红，苔薄白或微黄，脉浮数。

治疗原则：疏散风热，清热解毒。

药膳配方：薄荷白藕汁。

原料：薄荷5g，生藕汁100mL。

做法：水煎薄荷，沸后5分钟即去渣留汁约100mL，与藕汁相兑，分2次饮之。

2. 实热发斑

临床表现：皮肤出现红赤或青紫斑点、斑块，发热，口渴，烦躁不安，或伴有鼻衄等，便干，尿黄，舌红，苔黄，脉弦数。

治疗原则：清热解毒，凉血止血。

药膳配方：青黛炖茄子。

原料：青黛1g，茄子150g，食盐、味精适量。

做法：将青黛与茄子以水炖煮，至熟加入适量食盐及味精即成。可分2次服食。

3. 虚热发斑

临床表现：皮肤青紫斑点或斑块时发时止，五心烦热，颧红，口干，潮热，盗汗，便干，尿黄或鼻衄，或男子遗精，女子月经量多。舌红，苔少，脉细数。

治疗原则：滋阴降火，宁络止血。

药膳配方：茜草炖甲鱼。

原料：茜草10g，甲鱼1只，盐适量。

做法：茜草、甲鱼加水适量同炖。至甲鱼熟透为止，去药，少加食盐即成。饮汤食肉。

4. 气郁发斑

临床表现：发斑以面部口唇为多见。多伴有心烦易怒、胸闷善太息、两胁胀满，或五心烦热，或食少纳呆，妇女可见月经不调。舌淡红或暗，边尖有瘀斑、瘀点，脉弦，或弦缓、弦细，或涩。

治疗原则：疏肝理气，活血化瘀。

药膳配方：逍遥粥。

原料：柴胡10g，白芍10g，川芎10g，粳米10g，冰糖适量。

做法：水煎柴胡、白芍、川芎，去渣留汁，入粳米煮粥，将熟冰糖适量，稍煎待溶即成，可分2次服食。

5. 气虚发斑

临床表现：久病不愈，紫斑复见，神疲乏力，头晕目眩，面色苍白或萎黄，食欲不振。舌质淡，苔薄白或腻，脉虚弱。

治疗原则：益气健脾，收敛止血。

药膳配方：桂圆花生藕节汤。

原料：龙眼肉30g，花生米15g，藕节30g。

做法：三味水煎至熟即成，适量服食。

肺　癌

原发性支气管肺癌（简称肺癌），原发于支气管黏膜上皮，是最常见的恶性肿瘤之一。临床表现取决于肺癌发生的部位和有无并发症。一般早期常无表现，中、晚期才出现咳嗽、胸痛、痰中带血等呼吸系统症状，消瘦乏力，甚至表现恶病质。X线检查可发现肺部肿块。中医学依据肺癌的常见症状，多将之归入"肺积""息贲""咳嗽""咳血""胸痛"等疾病范畴。本病之发生，多由正气不足，复感邪毒侵肺，或痰湿蕴肺，久则化毒成瘀，痰瘀毒热互结而成肿块，晚期多损伤肺阴，甚至导致肺肾两虚。故本病可分肺毒血热、痰热蕴肺、毒热伤阴、肺肾两虚等证型。

【药膳原则】

1. 肺癌早期，对消化系统功能影响较少，应及时地补充各种营养素。使机体能够耐受手术及放、化疗等治疗手段的副作用。在患者能接受的前提下，尽可能多地给予蛋白质、糖和脂肪等高能量物质及维生素、无机盐等。

2. 肺癌患者手术后，多损伤肺气，故饮食宜以补气养血食品为主，可进食山药粉、大枣、鸡蛋、瘦肉、鳙鱼、蛤蚧、藕、大白菜、龙眼肉、松子、苹果等。

3. 肺癌放疗时，主要伤及肺阴，故宜吃滋阴养血食品，并以新鲜蔬菜和多汁水果为主。

4. 肺癌化疗时，多因药物毒性较大，导致气血大伤，甚至出现骨髓抑制，白细胞数减少。此时应予大补气血；除用药物治疗外，饮食上可选用鲤鱼汤、香菜鲫鱼汤、黄芪炖鸡等。

5. 晚期肺癌患者，消化吸收功能差，并出现明显的营养不良。饮食则应给予清淡易消化的高营养食品，少食多餐。

【辨证施膳】

1. 肺毒血热证

临床表现：咳嗽痰少，色黄难咯，痰中带血，胸背疼痛，心烦口渴，尿赤便干，舌红或绛，或见瘀点、瘀斑，苔黄，脉数。

治疗原则：清热解毒，化瘀凉血。

药膳配方：凉拌蕺菜。

原料：鲜蕺菜100g，鲜藕200g，大蒜15g，葱、姜、盐、酱油、醋、味精、香油各适量。

做法：蕺菜择洗干净，开水略焯，捞出后加盐少许，略腌后切丝。鲜藕洗净切片，加盐略腌后，沥水备用。葱、姜、蒜切末。诸料共置盘中，调味拌匀后即可食用。每日1次，连服10～15天。

2. 痰热蕴肺证

临床表现：咳嗽痰盛，黏稠难咯，胸闷气短，纳差便秘，或恶心呕吐，或见颈部痰核瘰疬，舌暗红，苔黄厚腻，脉弦滑。

治疗原则：健脾祛湿，清化痰热。

药膳配方：萝卜粥。

原料：大萝卜150g，胡萝卜60g，粳米60g，猪肉末30g，盐、香油、味精各适量。

做法：萝卜及胡萝卜洗净切丝，与米、肉同入锅内，加清水上火煮成粥后，加油、盐、味精、香油调味。每日分3次服食，连服3～4周。

3. 毒热伤阴证

临床表现：干咳少痰，口干渴饮，形体消瘦，周身乏力，五心烦热，低热盗汗，胸闷气短，便干溲赤，舌暗红少津，苔薄黄或光剥苔，脉细数或沉细数。

治疗原则：甘凉清淡，润肺解毒。

药膳配方：杏仁银耳小豆粥。

原料：苦杏仁6g，甜杏仁15g，银耳30g，赤小豆25g，粳米50g，冰糖60g，清水2000g。

做法：杏仁用开水烫泡15分钟，去皮切碎，与赤小豆、粳米同煮成稀粥。银耳用温水发开，洗净去根，另炖1小时后，与冰糖同入粥中，再煮15分钟即可。每日分2次服食，连服15～20天为一疗程。其中苦杏仁有毒，赤小豆伤阴，均应控制用量。

4. 肺肾两虚证

临床表现：咳嗽气短，动则喘促，咳痰无力，面色不华，倦怠懒言，腰膝酸软，舌淡苔白，脉沉无力。

治疗原则：补益肺肾。

药膳配方：虫草煨猪肺，银杏蒸鸭。

①虫草煨猪肺

原料：冬虫夏草15g，苦杏仁10g，猪肺250g，葱、姜各15g，盐、糖、料酒、味精、胡椒粉、上汤、香油各适量。

做法：洗净猪肺切小块。苦杏仁开水泡15分钟，捞出去皮。将猪肺、冬虫夏草、杏仁、葱、姜、盐、料酒、上汤入砂锅扣盖，上武火烧开，改文火煨至熟烂，去葱、姜，加味精，出锅装盆，撒胡椒粉淋香油即成。每日分两次服食，连服7～10天。

②银杏蒸鸭

原料：银杏200g，白鸭1只（约1000g）。

做法：银杏去壳煮熟，撕去皮膜，切去两头，捅去芯，再用开水焯一下，混入杀好去骨的鸭肉中，注入清汤，调味后上笼蒸约2小时，至鸭肉熟烂后食用。本品宜做菜肴酌量服食，因白果有毒，切勿过量，可连服10～15天。

胃　癌

胃癌是临床上最常见的恶性肿瘤之一。胃癌初期常无明显症状，随病情发展逐渐出现上腹饱胀、脘腹隐痛、恶心呕吐、食纳不振、嗳气反酸、胃中灼热、腹部肿块及呕血、便血等症状。胃癌在中医学多属于"反胃""噎膈""胃脘痛""癥瘕""积聚"和"血证"等病的范畴。其发生多由长期饮食失宜，情志失和引起。肝气郁结则气滞血瘀，饮食不调，邪毒入口，加以肝气横逆，损伤脾胃则痰湿内生，日久结毒于内而成胃癌。病情迁延，气血耗伤，久则阳气亦衰，而见脾胃虚寒之证。其病变在胃，而和肝脾两脏有密切关系，故治疗多以疏肝理气、化瘀解毒、祛湿化痰、温中健脾、补益气血为法。

【药膳原则】

1. 胃癌患者多有胃脘部饱胀、疼痛等食积不消的症状，故应多食酸甜类食物，如酸梅汤、鲜橘汁、山楂汁、果汁、菠萝汁、姜糖水、面条汤、新鲜小米粥、生苡米粥等，以助消化而止痛，忌辣椒、烟、酒等辛辣及土豆、红薯等含淀粉多的食物，并注意进食切勿过凉、过热、过饱。

2. 胃癌患者常见恶心、呕吐、食欲不振，故宜食开胃降逆的清淡食物，如蔗汁、杏仁露、藕粉、玉米糊、金橘饼、山楂糕、小米糊、大枣、莲子糊等易于消化的食物。忌油腻、辣椒、烟酒等。

3. 胃癌手术，多伤气血，应以益气养血为主，可食用鲫鱼、母鸡汤、人参茶、龙眼肉、银耳、甲鱼，忌食坚硬生冷、肥甘滋腻食物。

4. 胃癌术后一般还采用放疗、化疗，这时患者可食用牛奶、咖啡、蛋羹、鸡汤面、鱼汤面、西红柿、无花果、橘子、蔗汁、生姜、话梅、人参茶，食勿过热。

5. 胃癌晚期，患者全身多处衰竭状态，进食较困难，中医主要以扶正为主，除增加营养外，常用适量西洋参或白人参泡茶饮，或饮咖啡、牛奶，以增强其各脏器功能。

【辨证施膳】

1. 气滞血瘀证

临床表现：胃脘胀痛或痛有定处，或有肿块，按之坚硬，或见呕吐如赤豆汁，或黑便如柏油状，心烦纳差，舌质红或暗，有瘀点或瘀斑，脉弦细或细涩。

治疗原则：理气活血解毒。

药膳配方：斑蝥烤鸡蛋。

原料：鸡蛋1个，斑蝥1~2只（去头足）。

做法：将鸡蛋打一小洞，把斑蝥用竹签送入蛋中心，用纸封口，放草木灰中烤熟，去皮，去斑蝥，吃蛋。每日1个或隔日1个，饭后吃。连吃5次，休息5天再服。3个月为1疗程。

2. 痰湿内结证

临床表现：胸胁及胃脘胀痛，进食减少，吞咽困难，口苦，呃逆嗳气或呕吐宿食，气味酸腐，舌苔白腻，脉弦细或弦滑。

治疗原则：理气化痰消食。

药膳配方：慈姑芦笋羹。

原料：山慈菇30g，芦笋300g。

做法：将山慈菇去皮切片，芦笋切片，加水及冰糖煮30分钟即可。

3. 脾胃虚寒证

临床表现：胃脘部隐痛，呃逆呕吐，朝食暮吐，暮食朝吐，口泛清水，食后胀痛，痛时喜按，得温则减，面白肢冷，乏力便溏，舌暗淡，苔白腻，脉沉细。

治疗原则：温中健脾。

药膳配方：独蒜猪肚。

原料：猪肚 1 个，独头蒜 100g，陈皮 10g，花生 20g，胡椒 10g，油、盐、料酒、葱、姜等。

做法：猪肚去脂膜切丝，入沸水焯透，油热后，下诸料略炒，入肉汤，炖至熟烂即可。

4. 气血双亏证

临床表现：形体消瘦，面色㿠白，肢倦乏力，胃脘隐痛，食后腹胀，呃逆呕吐，口泛清水，舌质淡，苔薄白，脉细弱。

治疗原则：补气养血。

药膳配方：黄芪猴头汤。

原料：猴头菌 150g，黄芪 30g，嫩鸡肉 250g，小白菜心 100g，葱、姜、绍酒、胡椒粉、油、盐等，调味料各适量。

做法：温水发猴头菌，削去底部，洗净，切厚片，猴头菌浸出液沉淀，滤渣备用。鸡肉切片。先将鸡肉、黄芪、葱、姜入油锅煸炒后，入盐、酒、汤及猴头菌片，共武火烧沸，文火烧 1 小时后，入小白菜心及胡椒粉，即可出锅，每日分 2 次服用。

肝　癌

原发性肝癌是指发生于肝细胞或肝内胆管细胞的恶性肿瘤。死亡率最高，自然生存期最短。临床上以肝脏进行性肿大与疼痛、黄疸、腹水等为主要表现。经理化检查可发现肝脏肿块或甲胎蛋白阳性。中医学根据肝癌发展过程中出现的症状、体征将之归入"肝积""癥积""肥气""膨胀""黄疸"等疾病范畴。

本病的发生，多由于正气不足，复因饮食失宜，情志所伤而致脏腑功能失调；或为肝气郁滞，脾失健运；或为瘀毒内阻，肝络不通；或为湿热结毒，日久渐积而成。终至气血亏耗，正不胜邪。故本病可分脾虚肝郁、瘀毒内阻、湿热结毒、气血亏损等型。

【药膳原则】

1. 肝癌患者多有食欲不振，饮食上应先从调节口味，增进食欲入手，在患者平素喜好的饮食基础上美化食品的色香味。可适当加食山楂、柠檬水等。采用少食多餐的进餐方式。

2. 肝癌患者胆汁分泌和排泄发生障碍时，高脂肪饮食不易消化吸收，常出现腹胀、恶心、厌油腻等症状，故应适当减少脂肪入量。

3. 肝癌患者手术后，常因损伤脾胃之气，而出现纳差乏力、面色不华、恶心呕吐等症状，故宜健脾理气，进食牛奶、鸡蛋、猪肝、鸡内金等食品。

4. 肝癌患者放疗时，常因脾胃气阴两虚引起纳呆不饥、口干舌燥等症状。故饮食以营养丰富而又滋润生津的食品为宜。同时还应辅以健脾开胃之品。

5. 肝癌患者化疗时，由于疾病本身的作用和化疗药物对肝脏的毒害，常导致患者脾胃虚损，气血不足，出现食少纳呆、呕哕厌油以及骨髓抑制等。故应选用益气健脾、养血解毒之品。还要注意既营养丰富又清淡爽口为好。

【辨证施膳】

1. 脾虚肝郁证

临床表现：肝区隐隐胀痛，食欲不振，腹胀便溏，嗳气频频，舌淡略暗，苔白，脉弦。

治疗原则：健脾理气。

药膳配方：刀豆香菇粥。

原料：刀豆子30g，猪肝60g，香菇30g，籼米60g，葱、姜末、料酒、香油、精盐各适量，味精、胡椒粉各少许。

做法：温水发香菇，与肝分别切小丁。香菇浸出液沉淀，过滤备用。香油下锅烧热，放入刀豆、猪肝、香菇，煸炒后，再加料酒、盐、葱、姜、味精炒拌入味，撒胡椒粉，装入碗内备用。籼米淘净，下锅加水，煮成稀粥后拌入刀豆、猪肝等原料，再稍煮片刻即成。每日1次，连服3~4周。

2. 瘀毒内阻证

临床表现：上腹积块明显，质硬刺痛，固定不移，压痛明显，面色黧黑，或见发热，舌暗青紫，有瘀点或瘀斑，苔白厚，脉弦或沉细。

治疗原则：化瘀解毒。

药膳配方：斑蝥煮鸡蛋。

原料：斑蝥1~2只（去头、足、翅），鲜鸡蛋1个。

做法：将鸡蛋顶端开一小孔，塞入斑蝥，用纸封口，隔水蒸熟，去斑蝥，吃蛋。宜饭后服，每日1个，或隔日1个。连服5次，休息5天再服，3个月为1疗程。

3. 湿热结毒证

临床表现：肝区疼痛，腹胀纳呆，肝脾肿大，面色萎黄，低热不退，偶见高热，烦热不宁，胸闷痞满，时有恶心呕吐，口苦咽干，溲赤便秘，舌红苔黄腻，脉弦滑数。

治疗原则：清热利湿，化痰解毒。

药膳配方：香菇薏米饭。

原料：粳米250g，生薏苡仁30~60g，香菇50g，油豆腐3块，青豆半小碗，油、盐各少许。

做法：生薏苡仁洗净浸透心。热水发香菇，香菇浸出液沉淀滤清备用。香菇、油豆腐切小块。将粳米、薏苡仁、香菇、油豆腐、香菇浸出液等同置盛器中混匀，油盐调味，青豆撒其上，上笼蒸熟即可。每日分两次做主食用，连服10~15天。

4. 气血亏损证

临床表现：肝癌晚期，肝大腹胀，疲乏无力，少食懒言，面色晦暗，形体憔悴，尿少便溏，或有浮肿，舌暗苔少，脉沉细而弱。

治疗原则：益气养血，扶正抗癌。

药膳配方：绞股蓝茶。

原料：绞股蓝30~45g。

做法：煎汤代茶饮，或用开水冲泡饮服。连用数月。

白 血 病

白血病是一类以发热、出血、贫血、肝脾淋巴结肿大为特点的血液系统的恶性肿瘤。占全部癌瘤的4%，居第7位，属常见病。中医认为正气内虚、邪热瘟毒内侵、入血伤髓、瘀血内结是白血病的基本病因病机。邪热盛则发热汗出，血热甚则妄行而出，瘀血结则肝脾淋巴结肿大，伤髓、出血和瘀血则致贫血，病久则气血阴阳俱损而诸虚证候见矣。其急性者发病急暴，高热汗出，出血，甚则昏谵暴脱，进展快，死亡率高，属中医"温病""血证""热劳"诸病范畴；其慢性者起病缓，疲乏消瘦，低热虚汗，出血血虚，癥积痰核明显，病程迁延，属中医"虚劳""骨蒸""癥积""痰核"诸病范畴。本病中医辨证多见毒热炽盛、气血两燔、邪毒隐伏、阴虚内热、血瘀痰结、气血双亏诸证。治疗以清热解毒、凉血滋阴、软坚散结、化瘀止血、益气养血为大法，辨证辨病综合施用。

【药膳原则】

1. 白血病是一类恶性度极高的血液系统肿瘤，对人体消耗极大。因此及时补充足够的营养，是减缓病情保证治疗的根本措施之一。要保证充足的蛋白质、糖类、维生素、水分和矿物质，做到及时和完备。

2. 发热为白血病的主症之一，伤阴耗气。做膳药方面宜忌辛热香燥之葱、姜、辣椒、醇酒，少食虾、蟹、羊肉、狗肉及煎炸过度食品，多用含水多津、清淡甘凉的汁、乳、粥、羹、汤类饮食。

3. 晚期患者多为气血大伤，阴阳俱虚，脏腑失和，胃气衰败，治之虽以补为常理，然当此之时不宜峻补，宜以开胃进食，益气健运为主。

【辨证施膳】

1. 毒热炽盛证

临床表现：发病急骤，高热不退，汗出不解，口渴思饮，烦躁不宁，斑疹瘀片，唇绀齿污，鼻衄不止，尿血便黑，大便秘结，小便短赤，舌质红绛，苔黄厚腻，脉洪而数。

治疗原则：寒凉甘润，护阴开胃，凉血解毒。

药膳配方：凉拌丝瓜。

原料：鲜嫩丝瓜1~2条，调料适量。

做法：丝瓜洗净，入沸水焯过，切片或丝，入麻油、精盐、味素拌匀即成，佐餐食服。

2. 痰瘀结聚证

临床表现：此证多见于慢性白血病，肝脾肿大，颈腋痰核流注，面色萎黄，气短乏力，低热盗汗，时有齿龈、鼻腔、皮下出血或呕血、尿血、便血，舌淡暗有瘀斑，脉弦滑或细涩。

治疗原则：化痰软坚。

药膳配方：雪羹汤。

原料：海蜇皮100g，荸荠150g，调料适量。

做法：海蜇充分漂洗后切碎，文火煎煮30分钟。荸荠洗净去皮切碎入煎，沸后10分钟离火，加糖或调味品。

3. 阴虚血热证

临床表现：疲乏无力，面色无华，五心烦热，腰膝酸软，低热盗汗，心悸失眠，或有吐衄便血，或兼痰核结块，舌红少苔，脉细数。

治疗原则：甘润养阴，凉血止血。

药膳配方：二冬银耳羹。

原料：天门冬 100g，麦门冬 100g，银耳 50g，蜂蜜 50g。

做法：天麦冬洗净加水 1500g，文火煎煮 1 小时，取汁入银耳，文火隔水炖 1~2 小时，至银耳烂熟入蜜，熬稠后冷藏。每服 2 匙，日 3 次。

4. 气血双亏证

临床表现：面色苍白，唇甲无华，乏力气短，萎靡嗜卧，心悸头眩，面目虚浮，足胫浮肿，低热心烦，自汗盗汗，厌食纳减，或有出血瘀斑，舌质胖淡，舌苔少，脉濡细数。

治疗原则：滋补气血，益肾填精。

药膳配方：黄芪当归炖羊肉。

原料：黄芪 30g，当归 15g，新鲜羊肉 250g，调料适量。

做法：归、芪洗净入布包，羊肉切 1.5cm 块，加水入调料，文火炖至羊肉熟烂，去归、芪，食肉喝汤。

第三节　妇科病证的药膳调理

月 经 先 期

月经先期临床以月经周期提前 7 天以上，或一个月两至，经量较多为主要症状，多因妇人血热，热迫血妄行，或气虚不能固摄冲任等原因所致。其病有虚实之分，实者多属素体阳盛血热，或肝郁化热；虚者多属阴血亏虚，或脾虚气衰。故其施治常以清热、滋阴、益气为法。

【药膳原则】

1. 月经先期属热者居多，故药膳方面应以清热凉血为主，如荸荠、萝卜、淡菜、藕汁和苹果、雪梨等滋阴清热之品。

2. 月经先期患者，不宜服用辣椒、胡椒、酒、姜等辛燥之品，以免温燥生热加重出血而致经量更多。

3. 月经先期患者经净后，应调以诸如阿胶牛肉汤、鳖甲虫草汤、鳖甲虫草鸡等滋阴养血之品，以此既能固血海之盈，又能清冲任之虚热。

4. 月经先期患者，每多出现胃纳不佳或消化不良，故应尽量少食过于肥腻之品，予适当调服诸如牛肚粥、酸菜炒牛肉、西红柿煮鸡蛋等开胃健脾药膳。

【辨证施膳】

1. 阳盛血热证

临床表现：月经提前，量多质稠，经色深红或紫红，胸中烦热，面色红赤，口干饮冷，便结尿黄，舌红苔黄，脉滑数或洪数。

治疗原则：清热凉血止血。

药膳配方：鲜地藕节饮。

原料：鲜生地黄 50g，鲜藕节 100g，红糖 20g。

做法：将生地黄、藕节加水 3 碗煎至 1 碗，放入红糖后，即可去渣饮用。

2. 肝郁血热证

临床表现：月经先期，经量或多或少，经色红或紫，或夹瘀块，经行不畅，胸胁、乳房、少腹胀痛，心烦易怒，口苦咽干，舌红苔黄，脉数或弦数。

治疗原则：疏肝解郁，清热凉血。

药膳配方：香附生地黄饮。

原料：香附10g（打碎），鲜生地黄30g，红糖15g。

做法：将香附、生地黄加水2碗，煎至1碗，加入红糖，搅匀溶解后即可饮服。

3. 阴虚血热证

临床表现：月经提前，经量少，色红质稠，两颧潮红，手足心热，舌质红少苔，脉细而数。

治疗原则：滋阴清热，凉血止血。

药膳配方：生地黄鳖甲汤。

原料：鲜生地50g，鳖甲1只（约300~500g）。

做法：将鳖甲剖腹去头及内脏，洗净切块，与生地黄一起放入砂锅内，加水适量炖熟，放入食盐、味精等调料，即可分次服用。

4. 气不摄血证

临床表现：月经先期，经量多，色淡，质清稀，神疲乏力，心悸气短，纳少便溏，或少腹空痛，舌质淡，舌苔白，脉虚弱。

治疗原则：益气摄血补血。

药膳配方：归芪鸡。

原料：鸡肉250g，黄芪30g，当归20g。

做法：将鸡肉切块，与黄芪、当归一起放入砂锅内，加水适量，用文火炖熟，放入食盐、味精等调料，即可分次食饮。

月 经 后 期

月经后期临床以月经推迟7天以上，甚或四五十天一至，经量较少为主要见症。其病有虚实之分，虚者，多由妇人久病而致血海不充；实者，多因肝郁、寒凝、气滞血瘀等导致冲任不畅，引起月经延期。故其施治，临床以温经散寒、扶阳补血、理气化瘀为常用之法。

【药膳原则】

1. 月经后期患者属寒者居多，寒易伤阳，故配膳应以温补散寒为主，如当归生姜羊肉汤、当归胡椒牛肚汤之类，勿食寒凉之品。

2. 月经后期而属血虚者，在日常生活中应多食当归、黄芪、阿胶、首乌、鲤鱼、牛肉、羊肉等补血益气富有营养之品。

3. 月经后期属肝郁气滞者，应多服食疏肝解郁之品，如香菜、香芹、鲜萝卜及水果之类。禁食或少食生姜、辣椒等辛辣之品及油炸食品。同时应保持乐观情绪。

【辨证施膳】

1. 寒实证

临床表现：经期延后，经量少，经色暗，常夹小血块，小腹冷痛较剧，遇寒则重，得温痛缓，畏冷肢凉，舌质淡，舌苔白，脉沉紧或弦紧。

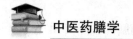

治疗原则：温阳补肾，散寒调经。

药膳配方：附子生姜狗肉汤。

原料：附子20g，狗肉500g，生姜15g。

做法：将狗肉洗净切块，用油炒至半熟，装入砂锅，然后放入附子、生姜，加水适量，用文火焖炖至熟，再加适量调味品，分次服食。

2. 虚寒证

临床表现：经期延后，经量少，经色淡，质清稀，小腹冷痛，喜温喜按，腰酸乏力，小便清长，大便稀溏，舌质淡，苔薄白，脉沉迟无力。

治疗原则：温中补虚，养血调经。

药膳配方：当归黄鳝汤。

原料：当归20g，黄鳝250g，生姜5g，米酒20mL。

做法：将黄鳝洗净剖腹，除去内脏，切段，加油炒至半熟，与当归、生姜、米酒一起放入砂锅内，加水适量，煮20分钟左右，再加入食盐、味精调味品，即可饮汤食膳。

3. 血虚证

临床表现：月经延后，经量少，色淡红，无血块，经后小腹空痛，头晕眼花，心悸少寐，面色萎黄，舌质淡，舌苔薄白，脉细弱。

治疗原则：温中养血调经。

药膳配方：当归鲤鱼汤。

原料：当归20g，鲤鱼1条（约250～500g），生姜5g，米酒15mL。

做法：将鲤鱼剖除内脏，去掉鳃（不必清洗腹中余血），与当归一起放入砂锅内，加水适量，再放入生姜、米酒，文火焖炖至熟，佐以食盐、味精调料，即可服用。

4. 气滞证

临床表现：月经延后，经色暗，常夹小血块，胸胁、乳房、少腹胀痛，舌淡红，苔薄白，脉弦。

治疗原则：疏肝理气，补血调经。

药膳配方：香附牛肉汤。

原料：香附15g，牛肉100g。

做法：将牛肉洗净切块，与香附（打碎）一起放入砂锅内，加水适量，用文火煎约20分钟，加入少量食盐，即可食用。

崩　漏

临床以妇人经血非时暴下不止，或淋漓不尽为主要表现。常因血热、血瘀、肾虚、脾虚引起冲任损伤所致。西医学的功能性子宫出血、子宫炎、宫内肿瘤常可表现为崩漏。治疗上遵循"急则治其标，缓则治其本"的原则，以塞流、澄源、复旧为主要治法。

【药膳原则】

1. 崩漏属血热者居多，膳食应以清热、凉血、止血之品为主，尽量不食姜、酒、辣椒等辛燥之品。

2. 血瘀引起崩漏者，初期宜饮服红糖及云南白药之类活血而又能止血之品。

3. 崩漏之疾，由于失血量过多，往往引起血容量不足，在膳食方面应配以鱼、肉、鸡、鸭等血肉有情之品。

4. 崩漏愈后，由于失血伤精，肾元大亏，故应配食乌鸡阿胶汤、黄芪杞子鸡之类，充其血，补先天，养后天，以固其本。

【辨证施膳】

1. 虚热证

临床表现：经血非时突然而下，量多势急，或淋漓不尽，血色鲜红，质地较稠，心烦潮热，尿黄便结，舌苔少，脉细数。

治疗原则：滋阴凉血止血。

药膳配方：黑木耳煲红枣。

原料：黑木耳 30g，红枣 30 枚。

做法：将木耳、红枣洗干净放入锅内，加水适量，用文火煎炖 30 分钟，即可服用。每日 1~2 次，连服 7 天。

2. 实热证

临床表现：月经非时暴下，或淋漓不尽，经血鲜红，质地较稠，口渴饮冷，心烦发热，小便短黄，大便干结，舌质红苔黄，脉洪数。

治疗原则：清热凉血止血。

药膳配方：生地黄藕节饮。

原料：鲜生地黄 50g，鲜藕节 100g，牡丹皮 30g，红糖 20g。

做法：先将生地黄、藕节、丹皮放入砂锅内，加水适量，煎约 0.5 小时，然后放入红糖搅匀，去渣取汁服饮。

3. 肾阴虚证

临床表现：经乱无期，出血淋漓不尽或量多，色鲜红，质稍稠，腰膝酸软，头晕耳鸣，或心烦不宁，舌质红少苔，脉细而数。

治疗原则：滋阴清热，养血止崩。

药膳配方：牡蛎肉汤。

原料：鲜牡蛎肉 250g，猪瘦肉 100g。

做法：将猪瘦肉洗净切片，与牡蛎肉一起放入锅内，加水适量，煮沸待熟，加入食盐、味精等调料后，饮汤吃肉。

4. 肾阳虚证

临床表现：经来无定期，出血量多，或淋漓不尽，色淡质清，面色晦暗，畏冷肢凉，腰膝酸冷，小便清长，舌质淡胖，舌苔薄白，脉沉而细。

治疗原则：温肾固冲，止血调经。

药膳配方：归地烧羊肉。

原料：羊肉 500g，当归 15g，生地黄 15g，干姜 10g，酱油、米酒、红糖各适量。

做法：将羊肉洗净切块，放入砂锅内，加入当归、生地黄、干姜、酱油、糖、酒，以文火红烧熟透，分次服食。

5. 脾气亏虚证

临床表现：经血非时而至，崩中继而淋漓，颜色淡，质地稀，面色淡白或萎黄，神疲气短，食欲不振，或面浮肢肿，舌质淡，舌苔薄白，脉弱无力。

治疗原则：健脾益气摄血。

药膳配方：参芪鸽汤。

原料：西洋参 10g，黄芪 15g，乳鸽 1 只。

做法：将乳鸽宰杀去毛，剖除内脏（不必清洗腹内余血），加入西洋参、黄芪，加水适量，隔水蒸炖约 1 小时，调入食盐少许，即可食用。

6. 血瘀证

临床表现：经血非时而下，时下时止，或淋漓不尽，或停闭日久，又突然崩中下血，血色紫暗，或夹有血块，小腹刺痛，舌质紫暗，舌苔薄白，脉细涩。

治疗原则：活血化瘀，止血固崩。

药膳配方：田七鸡。

原料：田七 10g，鸡肉 200g。

做法：先将田七打碎，与鸡肉放在一起，加水适量，隔水蒸炖约一小时，加入少许食盐调味，即可饮汤食肉。

闭　　经

女子年过 18 岁，仍未有月经来潮者，称为原发性闭经；既往曾有月经来潮，但又闭止中断 3 个月以上者，称为继发性闭经。

经闭不行原因十分复杂，但总的来说不外虚实两端。虚者多因先天不足或后天损伤，以致肝肾不足，或气血亏虚，使血海空虚；或阴虚血燥，致血海干涸。实者多因邪气阻隔，气滞血瘀，或痰湿阻滞，脉道不通，经血不行。治疗上，虚证以养精补血调经为主，实证以活血行瘀、调气通经为主。

【药膳原则】

1. 经闭属阴血亏虚者，要以滋阴养血之膳为主，以促其血海充盈，月事以时下。

2. 经闭属气滞血瘀者，虽然应予活血行瘀，但要注意不能攻伐太过，攻后又当补虚。

3. 忌食生冷。生冷饮食容易伤脾胃，又易使血凝致瘀，而加重病情。

4. 因经闭患者常有消化不良、食欲不振等现象，因此饮食方面应注意选择容易消化吸收的食物，合理配膳。

【辨证施膳】

1. 肝肾不足证

临床表现：年逾 18 岁尚无月经来潮，或初潮来迟，经量少而色淡，渐至闭经，面色晦暗，腰膝酸软，头晕耳鸣，乳房平坦，舌质淡红，脉沉弱。

治疗原则：滋肾益精养血。

药膳配方：阿胶粥。

原料：阿胶 30g，粳米 50g。

做法：先将阿胶捣烂炒令黄燥，研末。再取粳米煮粥，粥熟后下阿胶末搅匀即可食。

2. 气血两虚证

临床表现：月经期逐渐延后，经量少，经色淡，继而停闭不行，面色萎黄，头晕眼花，心悸不宁，倦怠乏力，舌质淡，舌苔薄，脉细而弱。

治疗原则：补气益血。

药膳配方：当归红枣粥。

原料：当归 15g，粳米 50g，红枣 5 枚，红糖适量。

做法：先将当归用温水浸泡片刻，加水 200mL，煎取浓药汁约 100mL，去渣取汁，加入粳米、红枣，再加水 300mL 左右，煮至米开汤稠为度，再调入红糖搅匀，早晚空腹温热服食，10 天为 1 疗程。

3. 阴虚血燥证

临床表现：经闭不行，形体消瘦，两颧潮红，五心烦热，口干盗汗，或骨蒸劳热，舌质红少苔，脉细数。

治疗原则：滋阴养血润燥。

药膳配方：龟鱼子鸡汤。

原料：乌龟 1 只，甲鱼 1 只，童子鸡（未啼小公鸡）1 只，龟膏、阿胶各适量。

做法：将乌龟、甲鱼、童子鸡洗净宰杀取肉，与阿胶、龟膏同放锅中加水，文火煨汤，酌加调味品，即食肉饮汤。

4. 气滞血瘀证

临床表现：月经数月不行，小腹胀痛拒按，精神抑郁，烦躁易怒，或胸胁、乳房胀痛，舌有瘀点，脉弦。

治疗原则：活血通经，祛瘀生新。

药膳配方：香附桃仁粥。

原料：桃仁 15g，香附 30g，粳米 50g，红糖 30g。

做法：香附水煎取汁，将桃仁捣烂，加水浸泡，研汁去渣，与粳米、香附药液、红糖同入砂锅，加水适量，用文火煮成稀粥，温热食之，每日 2 次，连服数日。

5. 痰湿阻滞证

临床表现：月经停闭，躯体逐渐肥胖，胸脘满闷，呕恶多痰，带下量多，舌质淡，苔白腻，脉细滑。

治疗原则：燥湿祛痰，活血通经。

药膳配方：薏米扁豆粥。

原料：薏苡仁 30g，炒扁豆 15g，山楂 15g，红糖适量。

做法：将薏苡仁、扁豆、山楂洗净，放入砂锅内加水煮粥，粥熟后放入红糖搅匀温服。每日 1 次，连服 7 天。

痛　经

痛经，又称经行腹痛，是指妇女正值经期或经行前后出现的周期性小腹疼痛。其疼痛可引及全腹或腰骶部，甚则剧痛难忍。本病多因经期或经期前后情志所伤、起居不慎、六淫侵袭、饮食失节、素体不足或多产房劳等致使冲任、胞宫受累，气血运行不畅，不通则痛，或失去濡养，不荣而痛。故治当调理冲任气血为主。

【药膳原则】

1. 痛经的病机各异，应本着平时辨证求因治本，经期调血止痛治标而施膳。

2. 痛经患者宜食清淡、易于消化、寒温适中的食物，以利气机调畅和气血流行。

3. 痛经大体可分为虚实两端，补虚应滋养适宜，过食滋腻则滞中伤脾，阻遏气机；泻实不可过于辛热、寒凉，以防伤阴、损阳之弊。

【辨证施膳】

1. 气滞血瘀证

临床表现：经前或经期小腹胀痛，疼痛拒按，经量少，或经行不畅，经色紫暗有块，血块排出后疼痛减轻，多伴有心烦易怒，胸闷不舒，乳房作胀，舌质紫暗，或有瘀点、瘀斑，脉弦滑或涩。

治疗原则：理气活血止痛。

药膳配方：化瘀止痛粥。

原料：薤白15g，丹参20g，桃仁20g，粳米100g，冰糖适量。

做法：先将薤白、丹参、桃仁煎沸20分钟，去渣留汁，放入粳米煮粥，将熟时加入冰糖，成粥后在痛前服食。

2. 寒湿凝滞证

临床表现：经前或经期小腹冷痛，喜暖，经量少，色暗有块，或如黑豆汁，畏寒便溏，舌质暗红，舌苔白腻，脉沉紧或沉涩。

治疗原则：温经散寒活血。

药膳配方：红糖姜汤。

原料：红糖50g，生姜20g，大枣10枚。

做法：将红糖、大枣煎沸20分钟后放入生姜，再煎5分钟即成。空腹服用，每日2次或代茶饮。

3. 湿热郁结证

临床表现：经前小腹疼痛拒按，有灼热感，或伴腰骶胀痛，经来疼痛加剧，低热起伏，经色暗红，质稠有块，带下黄稠，小便短黄，舌质红，苔黄而腻，脉弦数或濡数。

治疗原则：清热化湿止痛。

药膳配方：清化湿热止痛粥。

原料：川楝子10g，薏苡仁50g，益母草30g，粳米100g，冰糖适量。

做法：先将川楝子、薏苡仁、益母草煎沸30分钟，去渣取汁，放入粥米煮粥，临熟，加入适量冰糖搅匀，待溶后即可食用。

4. 气血虚弱证

临床表现：经期或经后小腹隐痛，或小腹有空坠感，喜揉按，月经量少，色淡质稀，面色不华，神疲乏力，食少便溏，舌质淡，脉细弱。

治疗原则：益气养血止痛。

药膳配方：养血止痛粥。

原料：黄芪20g，当归20g，白芍15g，泽兰10g，粳米100g，红糖适量。

做法：先将黄芪、当归、白芍、泽兰煎煮15分钟，去渣取汁，放入粳米煮粥，熟后加入适量红糖即成。

5. 肝肾亏损证

临床表现：经后小腹绵绵作痛，腰部酸胀，经色暗淡，经量少，质稀薄，或潮热，耳鸣，苔薄，脉细弱。

治疗原则：补肝肾，养阴血。

药膳配方：复方桑椹膏。

原料：新鲜熟透桑椹 250g，玉竹 50g，黄精 50g，天花粉 100g，熟地黄 50g，淀粉 100g。

做法：先将熟地黄、玉竹、黄精用水浸泡，文火煎取浓汁 500mL，入桑椹汁，再入天花粉，慢火收膏。每次服 30mL，每日 3 次。

带　下

带下病临床以带下量明显增多，色、质异常，或伴有臭味为特征。主要由于脾气受伤，运化失职，湿邪下注；或肾元亏损，带脉失约，任脉不固；或湿毒之邪趁产后、经行之时入侵，损伤任带二脉所致。故健脾燥湿，益肾固带，补中升阳，或清热解毒祛湿为其治疗的常用之法。

【药膳原则】

1. 带下病属脾肾阳虚者，施膳应以健脾补肾为主，如黄芪粥、怀山粥之类。

2. 带下病出现色黄、质稠、味臭者，则多属湿毒下注，施膳应尽量避免油炸及辛燥之品。

3. 白带清稀如水，四肢不温者，多属命门火衰，阳气不足。施膳应多用参附鸡、附子狗肉汤等壮阳之品，尽量少食生冷、寒凉食物，如冰冻饮料、冰冻水果等。

4. 带下病往往与气郁有很大关系，因而施膳时应适当添加芳香理气调料，如葱、陈皮、茴香等。

【辨证施膳】

1. **脾虚湿注证**

临床表现：带下量多，色白或淡黄，绵绵不断，面色萎黄，四肢乏力，神倦食少，或足跗时肿，舌质淡，苔白或腻，脉缓而弱。

治疗原则：益气健脾止带。

药膳配方：白果黄芪乌鸡汤。

原料：黄芪 50g，白果 30g，乌鸡 1 只（500g），米酒 50mL。

做法：将乌鸡去毛剖腹除去内脏，去头足，把白果放入鸡腹内，用线缝合其口，与黄芪一起放入砂锅内，加酒及水适量，用文火炖熟，加入调味品，分次饮汤食肉，连服 10～15 天。

2. **肾阳亏虚证**

临床表现：带下清稀，量多色白，常有腥味，腰膝酸软，少腹冷凉，夜尿频多，大便溏泻，舌淡苔白，脉沉迟。

治疗原则：温肾培元止带。

药膳配方：附子鹿茸鸡。

原料：附子 15g，鹿茸 5g，鸡肉 100g。

做法：将附子、鹿茸、鸡肉一起加水适量，隔水蒸炖 1 小时，加盐少许，即可饮汤

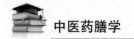

食肉。每日1次，连服3～4周。

3. 湿毒下注证

临床表现：带下量多，色黄绿如脓，时夹血液，或浑浊如米泔，有秽臭气。阴中瘙痒，小便黄，口干咽干，胸闷纳差，舌质红，苔黄腻，脉滑数。

治疗原则：消热解毒，利湿止带。

药膳配方：鸡冠花冰糖饮。

原料：鸡冠花30g，金樱子20g，白果20g，冰糖20g。

做法：将鸡冠花、金樱子、白果加水3碗，煎至1碗，去渣加入冰糖，待溶解后，微温饮服。每日1次，连服3～5天。

妊 娠 恶 阻

妊娠期间出现恶心呕吐，头晕厌食，或食入即吐，中医称为"恶阻"。其主要原因是脾胃虚弱，或素体肝旺，或郁怒伤肝而致冲脉之气上逆，胃失和降。临床上常见脾胃虚弱、肝胃不和及气阴两虚三种证型，治疗以调气和中、降逆止呕为主，并应注意饮食和精神情志的调节。

【药膳原则】

1. 药膳以清淡爽口，容易消化为原则，减少油腻，供给足够的糖类以及丰富的维生素，如面食、牛奶、藕粉、豆浆、果汁、蜂蜜及各类水果和新鲜蔬菜等。

2. 顺应患者的饮食爱好，少食多餐。吞酸时少食汤饮，以减少对胃的刺激。

3. 忌食刺激性太大的食物。

【辨证施膳】

1. 脾胃虚弱证

临床表现：妊娠以后，恶心呕吐，口淡不食，神疲思睡，舌质淡，苔白而润，脉滑无力。

治疗原则：健脾和胃，降逆止呕。

药膳配方：山药炒肉片。

原料：鲜山药100g，猪瘦肉50g，生姜丝5g。

做法：将山药切片，与瘦肉片一起炒至将熟，然后加入姜丝，熟后即可服食。

2. 肝胃不和证

临床表现：妊娠初期，呕吐酸水或苦水，胸闷胁痛，嗳气叹息，头胀头晕，烦渴口苦，舌淡红，苔薄黄，脉弦滑。

治疗原则：抑肝和胃，降逆止呕。

药膳配方：紫苏姜橘饮。

原料：苏梗5g，生姜6g，陈皮10g，大枣10枚，红糖15g。

做法：上诸药煎水取汁，当茶饮。

3. 气阴两虚证

临床表现：呕吐剧烈，甚则呕吐带血样物，发热口渴，精神萎靡，唇舌干燥，尿少便秘，舌红苔黄，脉细数无力。

治疗原则：益气生津，清热止呕。

药膳配方：洋参西瓜汁。

原料：西洋参 3g，西瓜汁 50mL。

做法：西洋参切片，加水适量，隔水蒸炖，去渣加入西瓜汁，即可服食。

妊娠水肿

妊娠水肿又名子肿，常发于妊娠中晚期，临床表现为孕妇肢体面目水胀，小便短少，或水肿不明显而体重增加迅速的隐性水肿。中医按水肿的范围，将妊娠水肿分为三大类：自足至膝肿，小便馨者，属湿气为病，名曰子气；头面遍身浮肿，小便短少者，属水气为病，名曰子肿；遍身浮肿，腹胀而喘，名曰子满。水肿之病机，主要与肺、脾、肾、膀胱等脏腑失调密切相关，然而就妊娠水肿而言，其中尤重于脾，故治疗当健脾利湿，温肾行水，使水邪外出，以确保孕妇胎儿平安为准则。

【药膳原则】

1. 妊娠水肿多系脾肾亏虚，故施膳应选择健脾益肾之品。

2. 饮食不要过咸，以低盐食物为宜，水肿严重者应限用食盐，以减轻水钠潴留，若长期限盐须注意发生低钠血症。

3. 妊娠水肿勿过施用滑利。峻下、逐水耗散之品，免伤胎元。

【辨证施膳】

1. **脾虚湿滞证**

临床表现：妊娠数月，面目四肢浮肿，甚或遍及全身，肤色淡黄，皮薄而光亮，按之凹陷难起。精神疲乏，气短懒言，脘腹膨胀，食少便溏，小便短少，舌质淡胖，舌苔白腻，脉缓滑无力。

治疗原则：健脾渗湿，利水消肿。

药膳配方：鲤鱼汤。

原料：鲤鱼 500g，白术 15g，白芍 10g，当归 10g，茯苓 12g，橘皮 6g，生姜 6g。

做法：将以上五味药布包煎煮，取药汁加生姜等佐料煮已洗净的鲤鱼至熟，食鱼饮汤。

2. **肾阳亏虚证**

临床表现：妊娠中晚期，面浮肢肿，甚则阴户及下腹部均见浮肿，尤以下肢为重，肿处皮薄色白而亮，按之凹陷即时难起。面色晦暗，头晕耳鸣，心悸气短，腰酸无力，肢冷畏寒，小便短少，舌质淡嫩或有齿痕，舌苔自润，脉沉迟无力。

治疗原则：温阳补肾，强腰利水。

药膳配方：川断羊肾粥。

原料：川断 15g，羊肾 2 对，羊肉 250g，薏苡仁 20g，粳米 50g，食盐、味精等调味品适量。

做法：先煮川断、羊肾、羊肉，并调入佐料，汤成后下粳米和薏苡仁熬成粥，晨起作早餐服食。

3. **气滞湿阻证**

临床表现：妊娠四五个月后，双足先肿渐及于腿，皮色不变，按之不凹陷，或随按即起，自觉身重足胀，脘闷纳呆，胸胁闷胀，小便不利，舌质淡，苔薄腻，脉弦滑。

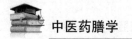

治疗原则：行气除湿，利水安胎。

药膳配方：鲤鱼萝卜饮。

原料：鲤鱼1条（约500g），萝卜120g。

做法：将鲤鱼洗净去鳞及内脏，萝卜洗净切块，加佐料及清水适量煮熟，取汁代茶饮，吃萝卜和鱼。

妊娠贫血

妊娠贫血是妊娠期的常见病，临床主要表现为面色无华，唇甲色淡，头晕目眩，心悸气短，腰酸腿软等。若不及时治疗可引起胎漏，胎动不安，甚至小产。其治疗以补益为主，兼顾安胎。

【药膳原则】

1. 妊娠贫血多因妊娠恶阻引起脾胃运化功能失调，故施膳应选择健脾和胃，易于消化且有安胎作用之品。

2. 妊娠贫血多因气血不足所致，故应多食血肉有情之品，如动物内脏、鸡汤等，但要注意荤素结合，同时多吃新鲜蔬菜、水果，以免过食油腻之物，损伤脾胃。

3. 多食高蛋白、含铁量较多的食物，如牛奶、鱼、蛋类、豆类等。

4. 尽量少食刺激性食物，如辛辣之品、酒类及浓茶，以免影响胎儿正常发育。

【辨证施膳】

1. **血虚证**

临床表现：面色萎黄，唇甲淡白，倦怠乏力，头晕目眩，心悸失眠，舌质淡，脉细而滑。

治疗原则：养血益气安胎。

药膳配方：糯米阿胶粥。

原料：阿胶30g，糯米50g。

做法：先将糯米煮粥，将熟时下入阿胶搅匀，烊化，晨起或临睡前食之。

2. **气虚证**

临床表现：神疲肢倦，懒言声低，心悸气短，自汗出，食少便溏，舌质淡，苔薄白，脉细滑。

治疗原则：益气补血。

药膳配方：人参荔枝大枣汤。

原料：人参2g，荔枝干7枚，大枣7枚。

做法：用水煎煮，代茶饮服。

3. **阴虚证**

临床表现：两颧潮红，五心烦热，烦躁不宁，口干咽燥，常伴头晕耳鸣，舌质红，少苔，脉细数。

治疗原则：滋阴补肾，益气养血。

药膳配方：地黄粥。

原料：熟地黄30g，粳米60g。

做法：将熟地黄用纱布包好，加水500mL，放入砂锅内浸泡片刻，用文火先煮，至药汁呈棕黄色，药香扑鼻，放入粳米，煮成药粥。每日空腹趁热服食。

4. 阳虚证

临床表现：形寒肢冷，倦怠嗜卧，少气懒言，心悸自汗，腰背酸痛，小便清长，大便溏泻，或五更泄泻，舌质淡，舌苔白，脉虚弱。

治疗原则：温阳补肾益血。

药膳配方：山药羊肉汤。

原料：羊肉500g，山药50g，生姜15g，葱白30g，胡椒6g，绍酒20g，食盐3g。

做法：将羊肉剔去筋膜，略划几刀，再入沸水锅汆去血水。怀山药用清水闷透后，切成厚0.2cm的片，与羊肉一起放入锅中，加入清水适量，投入生姜、葱白、胡椒、绍酒，先用武火烧沸后，打去浮沫，用小火炖至酥烂，捞出羊肉晾凉，将羊肉切片，装入碗中，再将原汤中生姜、葱白除去，稍加调味，连怀山药一起倒入羊肉碗内即成。

胎漏、胎动不安

妊娠期阴道少量出血，时下时止而无腰酸腹痛者，称为胎漏。若妊娠期间仅有腰酸腹痛，或下腹坠胀，或伴有少量阴道出血者，称为胎动不安。胎漏与胎动不安往往引起堕胎、小产。本病多因肾气虚弱，或孕后房事不节，耗损肾精；或因气血不足，导致冲任不调，胎元不固；或因感受邪热，干扰胎气，以致胎动不安。故其治疗以补肾固摄、调气养血、清热安胎为常用之法。

【药膳原则】

1. 饮食应富有营养，易于消化，如牛奶、豆浆、水果、肉汤、鸡汤之类。

2. 脾胃素弱者，应多服一些党参、黄芪、山药等健脾补气之类。

3. 忌食薏苡仁、肉桂、干姜、桃仁、螃蟹、姜、蒜、韭菜之品。

【辨证施膳】

1. 脾肾亏虚证

临床表现：妊娠期阴道少量下血，色淡暗，腰酸腹坠痛，或伴头痛耳鸣，小便频数，夜尿多，舌质淡，舌苔薄白，脉沉滑尺弱。

治疗原则：健脾补肾，安胎止血。

药膳配方：莲子萸肉糯米粥。

原料：莲子肉60g，山萸肉45g，糯米适量。

做法：三味洗净后同入锅中，加水适量，用文火煮熟后即可食用。

2. 气血虚弱证

临床表现：妊娠期阴道少量出血，色淡红，质稀薄，腰腹胀痛，或坠胀，伴神疲肢倦，面色无华，心悸气短，舌质淡，苔薄白，脉细数。

治疗原则：益气养血，安胎宁神。

药膳配方：乌鱼鸡米粥。

原料：母鸡1只，乌贼鱼干1条，糯米90~150g。

做法：将母鸡退毛剖去内脏，与乌贼鱼干一起加水同炖至烂，取浓汤，再加糯米、煮至米熟为度，加适量细盐，调味后即可分次食用。

3. 阴虚内热证

临床表现：妊娠期阴道出血，色鲜红，腰腹坠胀作痛，伴心烦不安，手足心低热，口干咽燥，或有午后潮热，大便秘结，小便短黄，舌质红，少苔或无苔，脉滑数。

治疗原则：滋阴清热，养血安胎。

药膳配方：地黄麻根粥。

原料：生地黄 30g，苎麻根 30g，（鲜用 60~90g），糯米适量。

做法：将以上三味同入砂锅，加水适量同煮成粥，加入少许食盐调味服食。

第四节　儿科病证的药膳调理

小儿发热

小儿为稚阴稚阳之体，脏腑娇嫩，气血未盛，抗病能力弱，且阳常有余，阴常不足，故很多急、慢性疾病均可出现不同程度的发热，而且易耗伤阴津，甚至引动肝风，扰乱心神，出现高热烦渴、四肢抽搐、颈项强直、角弓反张、神志昏迷等症状。故施治应急则治其标，以消其热，免生他患。

【药膳原则】

1. 发热时伤津耗液，或因服用退热药而汗，使水分大量消耗，故应及时补充水分，宜多饮水或流质饮食，如绿豆汤、西瓜汁、果汁等。

2. 发热病儿，脾胃受损，食欲减退，消化功能紊乱，宜予营养丰富又易于消化的流质或半流质，如牛奶、藕粉、稀粥、蛋羹等，忌食膏粱厚味等不易消化的食物。

3. 小儿发热易引动肝风，发生抽搐，故应忌食易引动肝风的食品，如雄鸡肉、猪头肉、羊肉、鱼、虾、蟹等。

4. 外感发热病儿，食酸涩食品则不利于驱邪外出，故应忌食乌梅、杏、柠檬、柿子、石榴、橄榄等味酸而具有收敛作用的食物，以免恋邪之弊。

5. 小儿发热初退，食欲渐复，但脾胃功能尚弱，若暴饮暴食，可致病情反复，故应遵照循序渐进的原则，由清淡细软易消化的饮食开始，逐步恢复正常饮食。

【辨证施膳】

1. **风寒表证**

临床表现：恶寒发热，无汗，头身疼痛，鼻塞流清涕，咳嗽声重，舌苔薄白，脉浮紧，指纹浮露色红。

治疗原则：辛温解表。

药膳配方：葱豉粥。

原料：葱白 10g（切碎），淡豆豉 10g，粳米 50g。

做法：共同煮粥，粥成后趁热服用。服后避风取暖，以微汗出为宜。

2. **风热表证**

临床表现：发热，微恶寒，汗出，头痛，咳嗽，咽喉肿痛，口渴喜饮，舌尖红，脉浮数，指纹浮露色紫。

治疗原则：辛凉解表。

药膳配方：薄荷粥。

原料：鲜薄荷 15g（或干品 5g），粳米 50g，冰糖适量。

做法：先将薄荷用水煮沸 5 分钟，去渣留汁备用，再将粳米煮粥，待粥熟后，兑入薄荷汁，再煮片刻，加入冰糖适量，即可食用。

3. 食滞发热

临床表现：身热不扬，午后较著，脘腹胀满，嗳腐吞酸，不思饮食，大便臭秽，舌苔腐浊而厚，脉滑数，指纹紫滞。

治疗原则：清热导滞消积。

药膳配方：消食散。

原料：山楂 120g，鸡内金 30g，锅巴 1.5kg，莲子（不去蕊）120g，陈皮 30g，怀山粉、白糖各适量。

做法：将以上诸品焙干共研为细末，加入怀山粉、白糖和匀，开水冲服，每次 1 勺，每日 3 次。

4. 疳积发热

临床表现：低热不退，形体消瘦，面色无华，毛发稀疏，肚腹膨胀，精神萎靡，或烦躁不安；厌食纳差，舌质淡，舌苔薄，脉细弱，食纹浮露，色淡滞涩。

治疗原则：健脾消积。

药膳配方：砂仁粥。

原料：砂仁 5g（研末），粳米 50g。

做法：先将粳米用水煮粥，待粥熟后，再加入砂仁末，稍煮片刻即成，趁热服食。

5. 气虚发热

临床表现：低热多汗，活动后尤甚，倦怠乏力，少气懒言，面色萎黄，食欲不振，脉浮大无力。

治疗原则：益气健脾，甘温除热。

药膳配方：鸡蛋红枣羹。

原料：鸡蛋 1 个，红枣 10 枚，蜂蜜适量。

做法：将鸡蛋打入碗中，加入蜂蜜搅匀，红枣去核，加水适量煮沸约 20 分钟，趁热冲鸡蛋、蜂蜜食用。每日早上服 1 次。

6. 阴虚发热

临床表现：午后身热，或骨蒸劳热，五心烦热，盗汗颧红，口燥咽干，口渴欲饮，大便干结，舌质红少苔，脉细数，指纹红紫。

治疗原则：养阴清热。

药膳配方：银耳粥。

原料：银耳 5g，粳米 50g。

做法：先将银耳洗净浸泡数小时，再与粳米同煮成粥，趁热服食。

7. 小儿夏季热

临床表现：进入夏天，小儿即发低热，午后较高，清晨较低，烦躁不宁，口渴多饮，汗闭多尿，秋凉自愈。

治疗原则：清暑益气退热。

药膳配方：荷叶红枣汤。

原料：鲜荷叶 20g（切碎），红枣 5 枚。

做法：水煎，代茶频饮。

小 儿 惊 风

惊风可由多种疾病引起，凡临床上出现频繁的抽搐和意识不清，都属惊风范围，是小儿常见病。由于发病有缓有急，证候有虚有实，故临床分急惊风与慢惊风两大类。急惊风主要为外感邪毒，化热化火，以致热极生风，属实证、热证；慢惊风主要为急惊风久治不愈，或久吐久泻，脾胃受伤，津液亏损，筋失濡养，以致肝风内动，属虚证、寒证。西医所称的急性热性传染病，如麻疹、小儿肺炎、流行性乙型脑炎、脑脊髓膜炎等都可能出现急惊风证候；结核性脑膜炎、脑积水、中毒性消化不良，以及脑膜炎后遗症等则多可出现慢惊风证候。

【药膳原则】

1. 惊风患儿多有发热，发热和汗出均能损伤津液，尤其在高热的情况下，更应及时补充水分，故宜多饮水及果汁，以补充津液，以达退热之目的。

2. 痰热积滞是急惊风的主要致病因素之一，故施膳中当配合应用清热化痰之品，如白萝卜汁、雪梨浆、鲜藕汁、荸荠汁等。

3. 惊风患儿常见食欲不振，故饮食宜清淡，忌食油腻、燥热等。病情好转后，适当增加容易消化、吸收并富有营养的食品，如豆浆、牛奶、鸡蛋羹等。

【辨证施膳】

1. 急惊风

（1）风温惊风

临床表现：四肢抽搐拘急，目睛上视，牙关紧闭，神志昏迷，发热，头项强痛，咳嗽，咽喉肿痛，鼻塞流涕，舌质红，苔薄黄，脉浮数。

治疗原则：辛凉发散，开窍镇惊。

药膳配方：桑菊薄藤饮。

原料：桑叶 5g，菊花 5g，竹叶 30g，薄荷 3g，钩藤 30g。

做法：将以上诸药用沸水浸泡 10 分钟，以液代茶频频饮之。

（2）暑热惊风

临床表现：抽搐项强，神志不清，伴有高热，无汗或有汗，头痛，恶心呕吐，嗜睡，烦躁口渴，舌苔黄腻，脉滑数。

治疗原则：祛暑清热止惊。

药膳配方：清络饮。

原料：鲜荷叶边 6g，鲜银花 6g，西瓜翠衣 6g，鲜扁豆花 6g，丝瓜皮 6g，鲜竹叶心 6g。

做法：将以上诸味用水 200mL，文火煎至 100mL，分 2 次饮服。

（3）痰食惊风

临床表现：初起神志呆钝，继则抽搐痉厥，神志不清，食少纳呆，腹胀腹痛，喉间痰鸣，呼吸气粗，舌苔黄厚而腻，脉弦滑数。

治疗原则：健胃消食止惊。

药膳配方：槟榔陈皮饮。

原料：焦槟榔 10g，炒莱菔子 10g，橘皮 5g，白糖适量。

做法：将以上三味加水适量，用文火煎煮 30 分钟，去渣放入白糖搅匀，代茶饮服。

2. 慢惊风

（1）脾阳亏虚证

临床表现：神疲嗜睡，面色萎黄，睡时露睛，时或抽搐，四肢不温，或有浮肿，腹胀肠鸣，大便稀溏，舌质淡，舌苔白，脉沉弱。

治疗原则：健脾温中。

药膳配方：益脾饼。

原料：白术 20g，干姜 6g，鸡内金 10g，熟红枣肉 50g。

做法：先将白术切片后，与鸡内金、干姜共烘脆，研成细末，再将红枣肉蒸约 20 分钟，捣成枣泥，与上药末和匀。将平锅置文火上烧热，加油少许，然后将和匀的枣泥做成饼，于锅上反复烘干即成。

（2）脾肾阳虚证

临床表现：面色㿠白，沉睡昏迷，手足蠕动震颤，精神萎靡，四肢冰凉，大便溏泻，口鼻气凉，舌质淡，苔白滑。

治疗原则：温补脾肾。

药膳配方：山药羊肉汤。

原料：羊肉 500g，怀山药 150g，生姜、葱白、黄酒、胡椒、食盐各适量。

做法：先将羊肉洗净切块，再将山药去皮切块，共放入锅内，加水适量及生姜、葱白、黄酒、胡椒等调料，用文火炖至熟烂即成，调入食盐调味服食。

（3）脾胃阴虚证

临床表现：沉睡昏迷，抽搐时轻时重，皮肤干燥，目眶凹陷，啼哭无泪，唇红，烦躁口渴，舌质红，少苔或无苔，脉细而数。

治疗原则：滋阴清热。

药膳配方：益胃汤。

原料：生地黄 10g，沙参 10g，麦冬 10g，冰糖 25g。

做法：将沙参、生地黄、麦冬同入砂锅内，加水适量，煮沸约 20 分钟后，去渣取清液加入冰糖溶化，待凉即成。随时饮服。

麻　疹

麻疹是儿科常见的发疹性传染病，多流行于冬春两季。本病是外感麻毒时邪，从口鼻而入，内犯肺脾，外发肌肤所致。根据本病发展的不同阶段，可分为初热期（疹前期）、见形期（出疹期）、收疹期（恢复期）。疹前期，麻毒首犯肺卫，肺卫失宣，多见风热表证；见形期，麻毒由肺及脾，由卫而气，常见表证未解，里热炽盛之证候；恢复期，麻毒已透，疹点依次回没，则多见余邪未尽，气阴耗损之证。

【药膳原则】

1. 麻疹是外感麻毒引起的传染病，在初期宜服香菜、薄荷、葛根等解肌透疹之膳食，以开腠理，疏肌表，使疹毒易于透发于外，随汗而解。

2. 麻疹为急性热病，易耗伤津液，应及时补充水分，多饮果汁、绿豆汤、芦根水等，忌食辛辣、煎炸之品。

3. 小儿脏腑娇嫩，脾胃虚弱，麻疹病程中更需注意保护胃气，合理调节饮食，宜食流质、半流质，如牛奶、豆浆、稀粥等易于消化的膳食。

4. 出疹期持续高热，虽属热毒炽盛，亦不宜过早服食苦寒之品，以免遏邪之弊。

5. 回疹期，小儿胃纳增加，膳食量的增加应由少渐多，仍以清淡容易消化的食物为主，不要急于进补，以免滞脾伤胃，影响机体恢复。

6. 麻疹后期，津液耗伤，宜服滋阴养胃，益气生津之品，忌服滋腻碍胃之物，以防余邪留恋不去。

【辨证施膳】

1. 初热期

临床表现：发热，微恶风寒，鼻塞流涕，打喷嚏，眼睑红赤，泪水汪汪，倦怠思睡，口颊部可见麻疹黏膜斑，舌苔薄白或微黄，脉浮而数。

治疗原则：辛凉透疹。

药膳配方：葛根饮。

原料：葛根30g，蝉蜕3g。

做法：将蝉蜕微炒研为细末，以葛根煎汤分次送服。

2. 透疹期

临床表现：壮热不退，精神倦怠，烦躁口渴，疹点从耳后或发际渐及全身，分布均匀，触之碍手，疹色由红变为暗红，舌质红，舌苔黄，脉数。

治疗原则：清热解毒，发表透疹。

药膳配方：荸荠西河柳饮。

原料：荸荠150g，西河柳10g（鲜枝叶30g）。

做法：先将荸荠洗净切片，与西河柳同煎水频饮。

3. 收疹期

临床表现：身热渐退，咳嗽减轻，声音稍哑，疹点依次渐回，皮疹呈糠麸状脱屑，并有色素沉着，胃纳增加，精神好转，舌质红少津，舌苔薄白。

治疗原则：清热生津。

药膳配方：芦根汤。

原料：芦根30g，白茅根30g。

做法：二味煎水饮服，日2~3次。

痄　腮

痄腮，西医称之为流行性腮腺炎。是由风热时毒引起的急性传染病。以发热，耳下腮部漫肿疼痛为其临床主要特征。本病多因患儿体内积热，又复感风温时毒而发病。疫毒之邪，壅结少阳、阳明，闭阻脉络而致气滞血瘀。肝与胆互为表里，足厥阴肝经绕阴器，热毒炽盛，由胆及肝，故常可并发睾丸肿痛等症。故本病多见温毒在表、热毒蕴结、邪毒内陷心肝、邪毒引睾窜腹等证型。

【药膳原则】

1. 痄腮患儿多有恶风发热，甚至壮热烦躁等症状，发热必耗伤津液，故宜及时补充水分的不足，多喝开水及米汤，亦可服菜汤、淡豆浆、牛奶等。

2. 痄腮患儿不宜食酸味、甜味之品，因为酸、甜食品可刺激腮腺腺体分泌，加重本来已肿胀之腮腺。

3. 痄腮属急性热病，常有表热或里热之证，故在整个病程中，应佐以薄荷、蒲公英、苦瓜等具有清热解毒作用之品。

4. 痄腮患儿除腮肿外，因为肿胀的腮腺体侵犯了神经组织及其他器官，故常伴有局部疼痛，咀嚼不便，故食膳以蓬松柔软，温度适宜为好，如米粥、蛋羹、面汤等。

5. 痄腮患儿常有恶心、腹胀、腹泻或便秘等症状，因此应避免吃高脂肪、高蛋白之品，防止出现反复发热及皮疹等过敏反应，加重脾胃运化功能障碍。

6. 痄腮恢复期，患儿体温渐复正常，腮部肿胀渐消，疼痛消失，因此患儿食量可猛增，此时疾病初愈，切不可暴饮暴食，食量要由少渐多，或少吃多餐，食品也应由清淡、稀软、半稠，逐步恢复到正常饮食。

【辨证施膳】

1. 温毒在表证

临床表现：轻微发热恶寒，一侧或两侧腮部漫肿疼痛，咀嚼不便，或有咽红，舌质红，苔薄黄，脉浮数。

治疗法则：辛凉疏表，解毒消肿。

药膳配方：荆芥粥。

原料：荆芥穗 10g，薄荷 10g，粳米 50g。

做法：先以水煎荆芥、薄荷，沸后改用文火煮 3 分钟，去渣取汁，用药液煮米做粥服食，每日 1~2 次。

2. 热毒蕴结证

临床表现：壮热烦躁，头痛，口渴饮冷，食欲不振，腮部漫肿，胀痛，坚硬拒按，咀嚼困难，咽红肿痛，舌质红，舌苔黄，脉滑数。

治疗原则：清热解毒，消肿散结。

药膳配方：苦瓜汤。

原料：鲜苦瓜 100g（去瓜瓤，切片），紫菜、食盐、味精、麻油各适量。

做法：将苦瓜加水烧开，撇去浮沫，待苦瓜软烂，放入紫菜、食盐、味精，滴入麻油少许即成。

3. 邪毒内陷证

临床表现：当腮部尚未肿大，或腮肿后 5~7 天，突然壮热，头痛项强，甚者嗜睡，昏迷，抽搐，舌绛脉数。

治疗原则：清热解毒，醒神息风。

药膳配方：菊花钩藤饮。

原料：菊花 10g，钩藤 10g。

做法：先用水煮钩藤，几沸后再下菊花为汤服用，或将此二味药以开水沏泡，代茶饮。

4. 邪毒引睾证

临床表现：痄腮为邪入少阳，经脉壅滞，少阳与厥阴互为表里，病则互相传变，受邪较重，可并发少腹疼痛，睾丸肿痛，舌质红，舌苔黄，脉弦数。

治疗原则：清热解毒，散瘀镇痛。

药膳配方：炒苋菜。

原料：紫色苋菜250g，植物油、食盐、蒜片各适量。

做法：先将苋菜洗净，切段备用。将植物油倒入炒勺中，烧至八九成熟时下蒜片，待炸出蒜香味后，把苋菜倒入热油锅内，不停翻炒，起锅时加入精盐即可食之。

顿　咳

中医所谓顿咳，即西医的小儿百日咳，是小儿常见的呼吸道传染病。由于外感疫毒入肺，夹痰交结气道，肺失肃降，肺气上逆，导致阵发性痉挛性咳嗽，且病程长，顽固难愈。临床一般分为初咳期、痉咳期和恢复期进行辨证论治。

【药膳原则】

1. 本病系时行热毒之邪所致，故膳食当选清凉疏利之品为主，切忌辛辣、油腻、肥厚之物，以免助热生痰。

2. 本病咳嗽剧烈，极易引起呕吐，故膳食必须清淡细软，易于消化，多以牛奶、米粥、汤面等流质、半流质为主，以免刺激痉咳不止。

3. 邪毒入肺，灼伤津液，故在肃肺止咳之中，还须注意润肺护津，病之后犹然。应多给予新鲜蔬菜、水果，如萝卜、菠菜、冬瓜、丝瓜、鲜藕、梨、枇杷等。

4. 过咸、过甜、酸性和辛香燥热之物易敛痰滞邪，可加重咳嗽，故均不宜用。

【辨证施膳】

1. 初咳期

临床表现：本病初起，一般均有咳嗽、喷嚏、流涕，或发热，几天后咳嗽日渐增剧，痰稀色白量不多，或痰稠不易咯出，咳声不畅，咳嗽入夜为重，舌苔薄白或薄黄。

治疗原则：止咳散邪，消痰利气。

药膳配方：饴糖萝卜汁。

原料：白萝卜汁30mL，饴糖20mL。

做法：将萝卜汁与饴糖调和，加开水少许，搅匀顿服。

2. 痉咳期

临床表现：以阵发性痉咳为主要症状，咳时持续连声，日轻夜重，咳剧时伴有深吸气样的鸡鸣声，必待吐出痰涎及食物后，痉咳才得暂时缓解，不久又复发作。同时伴见涕泪俱作，眼胞水肿，甚则面红目赤，或双目出血，或鼻衄，痰中带血，舌质红，舌苔黄腻，脉滑而数。

治疗原则：清热肃肺，止咳化痰。

药膳配方：百部止嗽饮。

原料：百部10g，麦冬10g，苏子12g，鸭梨1个。

做法：将鸭梨去核切片，与百部、麦冬、苏子同煮，吃梨，汤代茶，不拘时服。

3. 恢复期

临床表现：咳嗽逐渐减轻，发作次数减，咳而无力，口干痰少，神怯气弱，纳少而烦，舌质红，少苔或无苔。

治疗原则：益气养阴，补肺健脾。

药膳配方：银耳粥。

原料：银耳30g，粳米50g，冰糖20g。

做法：将以上三味同入砂锅煮粥，每日2次，趁热服食。

疳　积

疳积是指脾胃虚损，运化失常，脏腑失养，气津耗伤而导致的全身虚弱、形体消瘦的疾病。临床以小儿形体瘦弱，气血不荣，精神萎靡、腹部胀大、青筋暴露为特征。其病缠绵难愈，是严重影响小儿生长发育的一种慢性疾患。多见于1~5岁小儿，常与西医所称的营养不良症相类似。形成本病的主要原因有饮食不节，喂养失宜，久病失调，感染虫积等，以致脾胃虚损，身体虚弱，其证候比较复杂，往往虚实互见，故治疗上或攻或补，当灵活运用。

【药膳原则】

1. 疳积属脾胃损伤之疾，故食膳调养上应注重保护脾胃的功能，注意气血津液的消长。因此配膳时应选择既能健脾养胃，又容易消化之品，如粥、羹、汤等。常用食品及药物有山药、鸡内金、莲肉、粟米、粳米等。

2. 疳积患儿伴有营养不良的表现，因此配膳上又当加强营养，如鱼、肉、鸡蛋等高蛋白饮食。

3. 疳积之病，常虚实错杂，患儿脾胃虚弱，又多有积滞内停，因此又应当配以消食化积之品。

4. 疳疾患儿要建立良好的饮食习惯，做到定时、定量，增加辅食要掌握先素后荤，先少后多的原则，以免饮食不当引起呕吐、腹泻，加重病情。

【辨证施膳】

1. **脾虚夹积证**

临床表现：面黄肌瘦，神疲乏力，心烦气急，手足心热，纳呆腹胀，大便干结，秽臭难闻，舌苔黄腻，脉沉细而滑。

治疗原则：健脾消食。

药膳配方：粟米山楂粥。

原料：怀山药30g，鸡内金10g，山楂10g，粟米150g，白糖50g。

做法：先将怀山药、鸡内金分别研为细末备用。再将山楂洗净去核，粟米淘洗干净，共入锅中，加水适量，熬煮成粥，待粥将熟时，将山药、鸡内金粉放入锅中搅匀，再熬煮片刻即成，服时调入白糖。

2. **脾胃虚弱证**

临床表现：面色萎黄，形体消瘦，肌肉松弛，毛发枯黄，精神不振，懒言少动，纳呆食少，大便不实，舌质淡，舌苔白腻，脉弱无力。

治疗原则：益气健脾。

药膳配方：鲫鱼健脾汤。

原料：鲫鱼1条，党参15g，白术15g，怀山药30g，味精、酱油、麻油各适量。

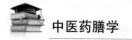

做法：先将鲫鱼洗净备用。再将党参、白术、怀山药加水适量煎汁，过滤去渣，取药汁煮鱼，熟后加调料食鱼喝汤。

3. 气血两亏证

临床表现：形体消瘦，面白无华，精神萎靡，气短倦怠，发黄干枯，哭声无力，不思饮食，大便溏泻，舌质淡，舌苔薄白，脉细无力。

治疗原则：益气补血。

药膳配方：归参鳝鱼羹。

原料：鳝鱼300g，当归15g，党参15g，大葱25g，鲜姜15g，食盐适量。

做法：先将鳝鱼剖后洗净切丝；当归、党参用布包扎，共放锅内，加水适量，煎煮约1小时，捞出药包，加入葱、姜、盐调味，稍煮二三沸即成，吃鱼喝汤。

小儿多动症

小儿多动症，又称注意缺陷多动综合征，是指儿童智力正常或接近正常，以注意力不集中，活动过分，任性冲动，学习困难，或伴有行为障碍为临床特征的一种综合征。中医认为，本病的发生主要和机体阴阳失衡，脏腑功能失调有关。小儿为稚阴稚阳之体，脏腑功能柔弱。由于生长发育迅速，或失于调养，则可出现肾水不足、肝气有余、心火偏旺、脾常亏虚等。肾水不足，则无以制火，心火偏亢，则心神不宁，神浮气躁，多语多动。

【药膳原则】

1. 本病属于脏腑虚弱，本虚标实之虚实夹杂证，故膳食应以枸杞子、熟地黄、酸枣仁等补养肝肾安神为主，佐以滋阴潜阳、清化痰火之品为适宜。

2. 阴虚阳亢、火旺神浮为本病发病之由，故饮食应以清淡为主，忌食辛辣、油腻厚味、过咸多甜之食物，以免助火生痰。

3. 滋阴潜阳或清化痰火之品，若长期服用，易损伤脾胃，妨碍消化，故应注意配伍健脾和中之品，如党参、粳米等，以保护脾胃之气。

4. 忌饮咖啡、浓茶水等具有兴奋作用的饮料，以防加重多动症。

【辨证施膳】

1. 阴虚阳亢证

临床表现：精神涣散，多语多动，烦躁易怒，好冲动，睡眠不安，舌质红，舌苔少，脉弦细数。

治疗原则：滋补肝肾，育阴潜阳。

药膳配方：百合熟地黄龙齿汤。

原料：百合15g，熟地黄15g，龙齿15g。

做法：将龙齿先煎约40分钟，再入百合、熟地黄煎煮，取汁服饮，每日1次。

2. 心脾气虚证

临床表现：精神涣散，多语多动，面色萎黄，身倦乏力，食欲不振，形体消瘦，唇舌色淡，脉细弱无力。

治疗原则：健脾益气，养心安神。

药膳配方：参枣桂圆粥。

原料：党参15g，炒枣仁15g，龙眼肉10g，粳米150g，红糖适量。

做法：将党参、炒枣仁用纱布袋包好，与龙眼肉、粳米同锅煮粥，加入红糖搅匀即成，分次服食。

3. 痰热扰心证

临床表现：精神涣散，多语多动，烦躁不宁，冲动难以抑制，纳食不振，时有口臭，大便干结、小便短赤，舌质红，苔黄而腻，脉滑而数。

治疗原则：清热化痰，宁心安神。

药膳配方：百合竺黄汤。

原料：百合 30g，天竺黄 10g，石菖蒲 10g，柏子仁 15g。

做法：将以上诸药水煎服，每日 2 次，连服数日。

小 儿 夜 啼

小儿夜啼，是指婴幼儿每到夜间即啼哭不安，或定时啼哭，甚至通宵不已，而白天如常为特征的疾患。至于小儿因饥饿或尿布潮湿，以及伤乳、发热或因其他疾病而突然引起啼哭者，则不属本病范围。

小儿夜啼多因寒、热、惊恐等原因所致。寒则痛而啼，热则烦而啼，惊则神不安而啼，因而夜啼常见脾胃虚寒、心经积热、惊恐不安三种证候类型。

【药膳原则】

1. 饮食当以乳类、粥类为主，少吃辛辣厚味及不易消化的食物。

2. 脾寒夜啼者常见食欲不振，泛吐清水，故饮食宜予清淡少油，温暖脾胃之物，可进稀粥、烂面、蛋羹等食物。

3. 心热者多见尿赤便结，可加用少量果汁及清凉之品，如赤小豆、竹叶等，以保持二便通畅。

【辨证施膳】

1. 脾胃虚寒证

临床表现：面色青白，口中气冷，哭声低弱，不思饮食，腹部发凉，神疲嗜睡，四肢欠温，大便溏薄，小便清长，舌质淡，舌苔薄白，脉细缓，指纹淡红。

治疗原则：温中散寒，健脾和胃。

药膳配方：姜糖饮。

原料：生姜 3 片，红糖 15g。

做法：先将生姜洗净切丝，放入瓷杯内，以沸水冲泡，盖上盖浸约 5 分钟，再调入适量红糖搅匀服饮，或煮一二沸热饮。

2. 心经积热证

临床表现：面赤唇红，口中气热，烦躁不安，身腹俱热，哭声响亮，大便秘结，小便短赤，舌尖红，苔薄黄，脉滑数，指纹红紫。

治疗原则：清心导热。

药膳配方：竹叶粥。

原料：竹叶 5g，粳米 25g。

做法：先将竹叶加水适量煮取药汁，以药汁与粳米煮粥服食。

3. 惊恐不安证

临床表现：夜间啼哭，哭声尖锐，惊惕不安，胆小善惊，舌质淡红，舌苔薄白，脉细数。

治疗原则：宁心安神。

药膳配方：冰糖百合龙齿饮。

原料：鲜百合 20g，龙齿 30g，冰糖适量。

做法：先将百合洗净，后与龙齿、冰糖一起用文火煮汁，到百合熟烂为止，取汤汁代茶饮服。

小 儿 五 迟

小儿五迟是指小儿立迟、行迟、齿迟、发迟、语迟。五迟的发生，多因先天禀赋不足，或后天调养失宜，致使肝肾亏损，气血虚衰而为病。属于发育迟缓性疾患，包括西医维生素 D 缺乏性佝偻病、营养不良等。

五迟从病理角度来分，立迟、行迟、齿迟多属肝肾不足；语迟多属心气不足；发迟多属气血两亏，肾气不足。由于五脏之间相互联系，相互影响，所以往往是在一个患儿身上，几种症状同时并见，因此临床常把五迟分为肝肾亏损、心血不足两大证候类型，故补心养血、培补肝肾为治疗本病的基本法则。

【药膳原则】

1. 要根据各自不同的情况，分别选用相应的膳食，如主要为发迟，宜食桑椹子、黑芝麻；立迟、行迟，宜食蛋类、虾米、胡桃肉、熟地黄、山萸肉；语迟，宜食石菖蒲、龙眼肉等。

2. 本病多伴有脾胃虚弱，运化功能障碍的症状，因此应适当服用健脾益胃的食品，如党参、白术等，以促进营养物质的吸收，避免消化不良。

3. 在增加营养食品时不可过急，要逐渐增加食品的种类和数量。同时要注意烹调方法，以蒸、煮、炖为主，使食物质地柔软，容易消化。忌食油炸、爆炒的食物。

【辨证施膳】

1. 肝肾亏损证

临床表现：发育迟缓，立迟、行迟、齿迟，面色无华，头发稀疏，囟门迟闭，形体消瘦，舌质淡，舌苔白，脉沉细。

治疗原则：滋肝补肾。

药膳配方：地黄煮鹌鹑蛋。

原料：熟地黄 20g，枸杞子 30g，山萸肉 30g，怀山药 30g，鹌鹑蛋 20 个，葱、姜、食盐各适量。

做法：先将鹌鹑蛋煮至八成熟，去壳，然后再与熟地黄、怀山药、枸杞、山萸肉及调料同入砂锅内，加水适量煮 15 分钟左右即成，每日早、晚各吃蛋 2 个。

2. 心血不足证

临床表现：精神呆滞，反应迟钝，语迟或言语不清，面白无华，头发稀疏枯黄，舌淡少苔，脉细。

治疗原则：益气补血，养心健脑。

药膳配方：远志鲫鱼。

原料：远志 10g，石菖蒲 12g，鲫鱼 1 条，葱、姜、盐、料酒、味精各适量。

做法：将鲫鱼去鳞，剖除内脏洗干净，把远志、石菖蒲纳入鱼腹中，置鱼于瓷容器中，加水适量，放入调料，上锅蒸 30 分钟左右即成，除去鱼腹中药物，吃鱼喝汤。

地方性克汀病

地方性克汀病，是地方性甲状腺肿的伴发病。常发生在甲状腺肿的高发地区。本病之因主要是由于胎儿在母体内缺碘，严重危害了胎儿神经系统及大脑的发育，出生后又长期居住在缺碘地区，得不到碘的及时补充，故出现生长发育迟钝，甲状腺机能低下等表现，对此病中医常从肝肾亏损、心气不足、脾胃虚弱、气血两虚立论施治。

【药膳原则】

1. 应选择补益心、肝、肾、脾四脏之膳食为主，其中又以补益脾肾两脏为首要，因为肾为先天之本，脾为后天之本。

2. 对能进食的幼儿可采用食物加碘法，其供给量为：1~3 岁的每日 60~70μg；4~6 岁为每日 80~90μg；7~10 岁为每日 100~110μg。

3. 克汀病患儿均有营养不良，所以在膳食中应予易消化营养丰富之品。

【辨证施膳】

1. 肝肾亏损证

临床表现：面色不华，目无神采，智力低下，反应、行动迟钝，站立行走或长齿迟缓，囟门宽大难合，舌质淡红，舌苔薄，脉细而弱。

治疗原则：补肝肾，益精髓。

药膳配方：四子粥。

原料：补骨脂、韭菜子、菟丝子、枸杞子、黑芝麻各等分，粳米适量。

做法：先将补骨脂、韭菜子、菟丝子、枸杞子加水适量煎煮，去渣留汁，与黑芝麻、粳米一起煮粥，趁热分次服食，亦可代作早餐食。

2. 心气不足证

临床表现：面白无华，智力低下，神情迟钝，发育迟缓，语言不清晰，头发稀少，干枯不泽，舌质淡，脉细弱。

治疗原则：益心气，养心血。

药膳配方：乌豆圆肉大枣汤。

原料：乌豆 50g，龙眼肉 15g，大枣 50g。

做法：乌豆、龙眼肉、大枣，以清水 3 碗，煎至 2 碗，分 2 次饮服。

3. 脾胃虚弱证

临床表现：食少纳呆，四肢痿弱，无力站立，行走迟缓，胃脘胀满，皮肤粗糙呈灰白色或黄色，舌质淡，舌苔薄白，脉细而弱。

治疗原则：补脾益胃，佐以理气。

药膳配方：参苓陈皮蜜膏。

原料：党参 300g，云茯苓 100g，陈皮 100g，蜂蜜适量。

做法：先将党参、茯苓、陈皮以水适量浸泡透发，再以火煎煮，每 20 分钟取药汁一次，后加水再煎，共取 3 次。合并药汁，再以文火煎熬浓缩成稠膏时加蜜一倍，至沸停火，待冷装瓶备用。每次半匙至一匙，以沸水冲化后服食，每日 2 次。

4. 气血两虚证

临床表现：肌肤苍白，精神不振，疲倦乏力，头发稀疏萎黄，舌质淡白，舌苔薄，脉细而弱。

治疗原则：补气养血。

药膳配方：归芪蒸鸡。

原料：当归 20g，黄芪 100g，母鸡 1 只，葱、姜、食盐、味精各适量。

做法：先将母鸡宰杀去毛，剖除内脏，与当归、黄芪同入砂锅炖煮，待鸡将熟时放入葱、姜、食盐、味精调味，分次饮汤食肉。

小儿微量元素缺乏症

小儿微量元素缺乏，主要指铁、锌、铜、硒四种微量元素的不足。是由于不良饮食习惯，膳食结构不合理，疾病以及食品加工方法失宜等所致。可引起小儿发育停滞，智能水平下降，食欲不振，免疫功能低下等。归纳其临床表现，中医常将此从心肾不足、肝肾亏损、脾胃虚弱立论施治。

【药膳原则】

1. 微量元素的缺乏，可引起小儿免疫功能低下，易罹患多种传染病。根据中医"正气存内，邪不可干"的理论，首先要增强小儿体质，注意配合服用具有扶正祛邪作用的膳食，药膳中常选择黄芪、党参、白术等。

2. 微量元素缺乏患儿，常伴有厌食、异食癖、食欲不振等症状，因此在补充微量元素的同时，应适当增加具有开胃健脾作用的食物，如山楂、鸡内金、神曲等，以增进食欲。但进滋补膳食时，应选择滋而不腻的食物，以免影响脾胃运化功能。

3. 对于婴幼儿应根据生长发育的实际情况，改变单纯依靠乳类喂养的习惯，按时添加蛋黄、果汁、豆浆、菜汁等食品，多食鱼类、肉类等含微量元素之品。

4. 微量元素缺乏，可引起小儿智力低下，发育迟缓或贫血，因此应给予具有益智健脑，补血养血，补益肝肾等作用，并富含铁、锌、铜等微量元素的食物，如猪肝、虾米、大枣、芝麻等。

【辨证施膳】

1. 心肾不足证

临床表现：神情呆滞，发育迟缓，面色无华，神疲乏力，舌质淡，少苔，脉沉而细。

治疗原则：补益心肾，滋阴养血。

药膳配方：桂圆猪脑。

原料：龙眼肉 10g，枸杞子 10g，芹菜 5g，虾米 5g，猪脑 50g，鸡汤 200g，葱、姜、盐、麻油各适量。

做法：将龙眼肉、芹菜切丁，枸杞子洗干净。猪脑手沸水中煮片刻，放凉切丁后，用麻油、葱、姜过，与龙眼肉、枸杞子、芹菜、虾米、鸡汤、食盐共放瓷容器中，上锅蒸 10 分钟左右即成，佐餐服食。

2. 肝肾亏损证

临床表现：筋骨痿软，发育迟缓，精神呆滞，反应迟钝，面色萎黄，神倦喜卧，头发、指甲干枯不荣，舌质淡，舌苔薄白，脉沉无力。

治疗原则：滋阴补血，养肝益肾。

药膳配方：枸杞羊肾粥。

原料：枸杞子10g，羊肾20g，粳米50g，葱、姜、食盐、麻油各适量。

做法：先将羊肾除去筋膜，洗干净切碎，用葱、姜、盐、麻油煸过，与粳米同煮，至八成熟时，加入枸杞子，粥熟即成，作早、晚餐服食。

3. 脾胃虚弱证

临床表现：面色㿠白，肌肉松软，倦怠乏力，少气懒言，不思饮食，大便稀溏，舌质淡，舌苔白滑，脉沉细无力。

治疗原则：健脾养胃，益气补血。

药膳配方：猪脾粥。

原料：猪脾50g，党参10g，粳米40g，葱、姜、食盐、麻油各适量。

做法：先将猪脾洗干净切丁，用麻油煸过，党参用纱布袋装好扎紧，将此二味与粳米、葱、姜、盐共煮成粥，取出纱布袋，分次服食。

第五节　外伤科病证的药膳调理

瘰　疬

瘰疬是多发于颈部，可延及颌下、锁骨上窝、腋部的慢性感染性疾病。初起结核如豆，皮色不变，一般不觉疼痛，逐渐增大窜生，成脓时皮色转为暗红，溃后脓水清稀，夹有败絮状物质，此愈彼溃，形成窦道。即西医学所称的颈部淋巴结核。

本病多由情志不畅，肝郁气结，脾伤失运，痰热内生，结于颈项；或肺肾阴伤，阴虚火旺，灼津为痰，痰火蕴结而致。瘰疬初期宜疏肝养血，健脾化痰；中期液化成脓时，辅以托毒透脓；后期溃破，日久不愈，重在滋肾补肺。

【药膳原则】

1. 要供给足量的蛋白质、糖类、脂肪和大量维生素。每日按每千克体重供给蛋白质1.5~2g为宜，应以乳类、蛋类、动物内脏和豆制品为主要来源，脂肪宜适量，不宜过多，另要保证维生素A、B、C、D和钙质的摄入。

2. 宜食蔬菜和豆类，如青菜、西红柿、胡萝卜、豆类制品。

3. 初起如无全身不适，膳食以软坚化痰之品为宜，水产类如蛤蚌、海蜇、牡蛎、海带、紫菜等；如有精神抑郁、腹胀纳呆等症，膳食应以疏肝健脾之饮食为主，如莱菔子、薄荷、橘皮可疏肝理气，莲子、龙眼肉、大枣等可补脾，百合滋阴养脾肺，山药健脾补肺，核桃补肾，皆可常食。

4. 中期局部液化成脓，伴轻微发热，食欲不佳，药膳宜清补。

5. 患病后期溃破，日久不愈，属气阴两虚，药膳宜补气滋阴之品，如蛋、乳、甲鱼、畜禽肉等补益精气，蔬菜、水果（如鲜藕、西瓜）及百合、芝麻、山药、芡实、莲子等，皆可服食。

6. 患者忌食辛辣油腻及烟酒等物。

【辨证施膳】

1. 肝郁痰结证（初期）

临床表现：颈部瘰疬，皮色不变，不热不痛，全身无不适症状，或伴精神抑郁，胸胁胀痛，腹胀纳呆等症。

治疗原则：疏肝解郁，软坚化痰。

药膳配方：海带肉冻。

原料：海带、猪肉皮等量，调料等。

做法：将海带泡软洗净切细丝；猪肉皮洗净切细小块，共放锅内，加适量水，放入大料等调味品，文火煨成烂泥状，加适量盐调匀，盛入盘中，晾冷成冻。

2. 肝郁化火证（中期）

临床表现：结核增大，皮核黏连，皮色逐渐转暗红，按之微热，或微有波动感，轻微发热，胃纳不佳。

治疗原则：清热除烦。

药膳配方：红糖绿豆沙。

原料：绿豆 300～500g，红糖适量。

做法：将洗净的绿豆放锅内，加水煮成烂糜状，加适量红糖调味服食。

3. 肺肾阴亏证（后期）

临床表现：结核破溃脓水清稀，夹有败絮样物，日久不愈，伴有潮热骨蒸，咳嗽盗汗。

治疗原则：补元气，滋肾阴，清肺热。

药膳配方：桂圆参蜜膏。

原料：党参 250g，沙参 125g，龙眼肉 120g，蜂蜜适量。

做法：将三味药以适量水透发后，每 20 分钟取煎液一次，复煎液 3 次，混合，再用文火煎熬浓缩至稠黏如膏时，加蜂蜜至沸停火，冷却备用。

4. 气血两亏证（后期）

临床表现：结核破溃脓水清稀，夹有败絮样物，日久不愈，伴面色少华，精神倦怠，头晕，失眠等症。

治疗原则：益气补血。

药膳配方：八宝芡实粥。

原料：芡实、薏苡仁、白扁豆、莲肉、山药、红枣、龙眼肉、百合各 6g，大米 150g。

做法：以上 8 味药加水适量，煎煮 40 分钟，再加入淘净的大米，煮烂成粥状。

冻　疮

冻疮是指人体的指、趾、耳、鼻等暴露部位受低温和潮湿的影响而出现紫斑、水肿、炎症等反应的一种全身性或局部性的损伤。其发病，寒冷是造成冻疮的直接原因，平素气血衰弱、耐寒性差为内在因素。外受寒湿之邪侵袭致病的为寒湿型；气血不足，血运不畅，肌肤失养，受冻而致者为气血两虚型。其治疗以和营祛寒或调补气血为原则。

【药膳原则】

1. 初起仅皮肤苍白或麻木感，药膳宜温通血脉、调和气血，以温性食品为佳，忌寒凉饮食。

2. 如局部红肿，灼痛或瘙痒，药膳宜清热解毒、消肿止痛，佐以通络散瘀，饮食以清凉淡素为佳。

3. 平素气血虚弱者，应注意调补气血。

【辨证施膳】

1. 寒湿证

临床表现：受冻部位皮肤苍白或麻木感，微肿，或瘙痒、疼痛，伴畏寒怕冷，四肢不温，舌淡红，苔薄白，脉弦细。

治疗原则：和营祛寒，温经通络。

药膳配方：熟附煨姜文狗肉。

原料：熟附片6g，生姜150g，（煨熟切片），狗肉150g，（切块），佐料适量。

做法：先以蒜头及花生油炝锅，放入狗肉微炒，待皮色转黄，加水适量，以武火烧开后，放入熟附片及煨姜，改用文火至狗肉熟烂，调味即可食肉。

2. 气血两虚证

临床表现：入冬受冻而发，素体虚弱，气短乏力，精神疲倦，受冻部位明显肿胀，初起皮色苍白或灰白，继之发紫，疼痛或不知痛痒，舌淡，苔薄白，脉虚弱。

治疗原则：调补气血，温经通络。

药膳配方：归芪炖母鸡。

原料：母鸡1只（去毛，内脏洗净），黄芪、当归各15g，食盐、葱、姜、黄酒等各适量。

做法：将黄芪、当归装入母鸡腹腔内，同葱、姜、黄酒、盐放入砂锅内，加水，以文火煨炖，熟烂即可。分3~4次服，每天1~2次，连服7~10天。

瘿

瘿为颈部肿块，发病部位在颈前结喉两侧，或为结块，或为漫肿，多数皮色不变，能随吞咽动作上下移动，亦可出现心悸、震颤、月经量少，甚至经闭等症状。临床一般可分为气瘿、肉瘿和石瘿三种，分别类似于西医学中的单纯性甲状腺肿、甲状腺腺瘤和甲状腺癌。其发病主要与肝经、肾经、督脉、任脉有关，病理因素包括气血、痰湿等，病机为肝郁气滞、气虚血瘀、痰凝、冲任失调及痰火郁结等。根据瘿病的发病原因，药膳治疗总的原则为理气解郁、活血化瘀、化痰软坚。

【药膳原则】

1. 由于缺碘是引起瘿病的主要原因，故在日常饮食及药膳中，应注意供给足够的含碘食物，如食物中的海带、紫菜、海藻、海蜇、海鱼、蛤蜊、虾皮及猪头肉、鸡蛋中均含有一定量的碘质。

2. 气瘿多由水土因素和气郁而成；肉瘿多由气郁、湿痰凝结而致；石瘿多由气郁、湿痰瘀血凝滞所致；药膳原则宜视病种不同而各有侧重。

3. 宜多服软坚散结类蔬菜，如芋艿、油菜、芥菜、地耳、丝瓜等。石瘿患者服食牛、羊、鹿等动物的靥有利于本病的控制和康复，且宜常食海参、茯苓、山药、香菇、猴头、无花果等增强免疫功能、抗癌的食物。

4. 多吃含有丰富维生素 C 的食物，如新鲜蔬菜、水果等；严禁吸烟、饮酒，避免辛辣刺激，节制肥腻食品的摄入。

【辨证施膳】

1. 气瘿

临床表现：颈部弥漫性肿大，肿势渐增，边缘不清，皮色如常，按之皮宽而软，不痛，往往遇喜则消，遇怒则长。

治疗原则：疏肝解郁消肿。

药膳配方：二色菜。

原料：海蜇 250g，胡萝卜 1000g。

做法：将海蜇皮与胡萝卜丝加调料拌匀，佐餐食用。

2. 肉瘿

临床表现：颈前结喉一侧或双侧结块，柔韧而圆，如肉如团，触之能随吞咽动作上下移动，发展缓慢，部分患者肿块可随喜怒而消长，或伴性情急躁、心悸、易汗、能食善饥等症状。

治疗原则：疏肝化痰，软坚散结。

药膳配方：紫菜萝卜汤。

原料：紫菜 5g，白萝卜 250g，鲜橘皮 1 片。

做法：白萝卜切片，橘皮切丝，同煮 20 分钟，加紫菜调味食用。

3. 石瘿

临床表现：颈部结块坚硬如石，高低不平，不能随吞咽上下移动，舌苔薄，脉弦。

治疗原则：解郁化痰，活血消坚。

药膳配方：红花橘皮紫菜汤。

原料：红花 10g，橘皮 50g，紫菜 10g。

做法：上料加水共煮 15 分钟，调味食用。

前列腺增生症

前列腺增生症是老年男性常见病，发病率随着年龄的增长而逐渐增加。轻者并不引起尿路梗阻发生小便障碍；重者开始时小便次数增多，以夜间为明显，接着小便排出困难，有尿意不尽之感；严重者小便要用力努挣才能排出。由于尿长期不能排尽，而发生慢性尿潴留，以致尿液自行溢出或夜间遗尿。属于中医癃闭、遗溺等病范畴。其病位在膀胱，和三焦、肺、脾、肾、肝均有密切关系，多由湿热蕴结、瘀血阻滞和肾元亏虚所致，治疗宜分别采取清利湿热、祛散瘀结和补肾化气等法施膳。

【药膳原则】

1. 实证患者，膳食宜清淡、松软易消化，主食除一般米面类饮食，可食玉米粥、高粱米饮等，副食可食菠菜、苋菜、芹菜、萝卜、冬瓜、西葫芦、黄花菜、西瓜、绿豆等。

2. 虚证患者，膳食宜平补或温补之品，如山药、芝麻、鸡蛋、牛奶、蔗汁、鲤鱼、赤豆、田螺、蛤蚌、蜂蜜等补益通利之品。

3. 禁忌滋腻厚味、辛辣煎炒、酒类等。

【辨证施膳】

1. 膀胱湿热证

临床表现：茎中痒痛，小便黄热，滞涩不爽，甚至尿闭不通，小腹急胀，舌红，苔腻或黄腻，脉数。

治疗原则：清热利湿。

药膳配方：冬瓜薏米汤。

原料：冬瓜 350g，薏苡仁 50g，糖适量。

做法：将冬瓜洗净，切成块；薏苡仁洗净，加冬瓜煎汤，放糖调味。以汤代茶饮。

2. 血瘀阻滞证

临床表现：小便努挣方出，或点滴全无，会阴、小腹胀痛，可有血尿或血精，舌质有瘀点或瘀斑，脉沉弦或细涩。

治疗原则：行瘀散结，通利水道。

药膳配方：癃闭茶。

原料：肉桂 40g，穿山甲 60g，蜂蜜适量。

做法：将肉桂和穿山甲分别洗净，磨成细粉，用蜂蜜水冲服，代茶饮。

3. 肾气亏虚证

临床表现：小便频数不爽，淋漓不尽，或小便自溢而失禁。夜间遗溺，伴头昏，腰膝酸软，下肢乏力，舌质淡红，苔薄白，脉沉细或迟弱。

治疗原则：补肾化气。

药膳配方：羊脊骨羹。

原料：羊脊骨 1 具，肉苁蓉 50g，荜茇 10g，葱、姜、盐、酱油、料酒、味精各适量。

做法：将羊脊骨剁碎，肉苁蓉洗净切片，与荜茇共煮汁，滤去残渣后加入调料作羹食用。

油　风

油风是一种突然头发脱落，头皮鲜红光亮的慢性皮肤病。即西医学的斑秃。本病以头发突然成片脱落，常在无意中发现，头皮呈圆形或不规则形的鲜红斑片等为临床主要特点。其发病或因血热内蕴，热盛生风，风动发落；或因脾胃虚弱，气血亏虚，肝肾阴亏，精血不能上荣；或因久病血瘀，新血不生，毛发失养。临床以精血亏虚所致者尤多。治疗上结合病机特点可分别选用凉血祛风、补精养血和活血化瘀之法。

【药膳原则】

1. 油风是一种与膳食关系较为密切的疾病，临床应根据病情审症求因，辨证施膳。

2. 饮食宜多样化，尤其是精血不足者，应多食用含有高蛋白的补精益血食品或药膳，常用食品如海参、大虾、鱿鱼、黑芝麻、核桃仁等。宜常食含维生素 E 的食物，如青色卷心菜、鲜莴苣、黑芝麻等。

3. 一般情况下，本病以青壮年多见，与心情不畅有关，故除保持良好的情绪外，应给予一些镇静安神的食品，如百合、莲子、牡蛎肉、酸枣等。

4. 减少纯糖和脂肪的摄入，注意摄取含碘、钙、铁多的甲鱼、鲜奶、海带、紫菜、黄绿色蔬菜等。

【辨证施膳】

1. 血热生风证

临床表现：毛发突然成片脱落，头皮光亮，伴心情烦躁，口渴，便秘，失眠多梦，舌质红绛，苔薄黄，脉弦细数。

治疗原则：清热凉血，祛风生发。

药膳配方：侧柏桑椹膏。

原料：侧柏叶 50g，桑椹 200g，蜂蜜 50g。

做法：水煎侧柏叶 20 分钟后去渣，再纳入桑椹，文火煎煮 0.5 小时后去渣，加蜂蜜成膏。

2. 精血亏虚证

临床表现：毛发突然成片脱落，头皮光亮，病程长久，多有头昏，失眠，耳鸣，腰膝酸软，舌淡红，苔薄白、脉细。

治疗原则：补益肝肾，养精生血。

药膳配方：何首乌煨鸡，核桃芝麻饼。

①何首乌煨鸡

原料：制首乌 30g，生姜 10g，母鸡 1 只，绍酒适量，食盐 6g。

做法：制首乌研细末备用；母鸡宰杀后，去毛和内脏，洗净；用布包制首乌粉纳入鸡腹内，放砂锅内，加水适量，煨熟；从鸡腹内取出制首乌袋，加食盐、生姜、料酒适量即成。食用时宜少量多次，数天吃完。

②核桃芝麻饼

原料：核桃仁 50g，黑芝麻 20g，面粉 500g。

做法：将核桃仁轧碎，与黑芝麻相合，烙饼时撒于表面，烙熟即可。

3. 血瘀阻络证

临床表现：头发脱落，病程较长，或伴头部胸胁疼痛，夜难安眠，舌有瘀斑，脉沉细或细涩。

治疗原则：理气活血，祛瘀生新。

药膳配方：桃仁猪排。

原料：猪排 400g，桃仁 15g，红花 6g。

做法：先将红花煎汁，配调料收成浓汁；猪排卤至将熟，浇汁；桃仁炒黄研细撒上后即可。

酒 渣 鼻

酒渣鼻是发生于面部中央和鼻部的以鼻色紫红如酒状为主症的一种慢性皮肤病。初起鼻部潮红，继而发生瘀血、脓疱，最后可形成鼻赘，根据临床皮损特征可分为红斑型、丘疹型和鼻赘型。一般认为，本病为肺胃积热上蒸，复感风寒外袭，血瘀凝结而成。嗜酒之人易发本病。治疗以凉血清热、活血化瘀为原则。

【药膳原则】

1. 临床上常分肺胃热盛证和血瘀阻滞证，宜分别选用清肺凉血和活血化瘀的药膳。

2. 宜清淡膳食，少吃肥甘厚味、辛辣炙煿之品。

3. 忌烟、酒。

【辨证施膳】

1. 肺胃热盛证

临床表现：鼻部或面部中央红斑，或伴丘疹、脓疱，舌红，苔白或黄，脉滑数或弦。

治疗原则：凉血清肺。

药膳配方：雪梨蜜枣雪耳糖水。

原料：雪梨1个，蜜枣3枚，雪耳20g，白糖适量。

做法：雪梨切片后，与蜜枣、雪耳、白糖同置砂锅中，加水适量，煲数沸至雪耳熟透即可。

2. 血瘀阻滞证

临床表现：颜面、鼻部潮红，皮肤肥厚，毛细血管扩张，丘疹增大，可以融合，皮肤表面凹凸不平，舌质暗红或有瘀点，脉弦涩。

治疗原则：活血化瘀，兼清肺凉血。

药膳配方：莲藕糖水。

原料：鲜莲藕400g，红糖适量。

做法：莲藕洗净去青皮切片，放入砂锅内，加水适量，煲至藕片熟透，根据患者口味下糖。

痤　疮

痤疮是发生于颜面、胸、背等处的皮损为丘疹如刺，可挤出白色碎米样粉汁的一种皮肤病。中医称之为粉刺。本病多发于青春期的男女。其发病常因过食辛辣炙煿、肥甘厚味，以致脾胃湿热内蕴，上蒸于面；或肺经蕴热，外受风邪；或病久入络，瘀血阻滞，均能致病。临床上常分湿热上蒸证和瘀血阻络证，宜分别选用清热化湿和活血化瘀的药膳。

【药膳原则】

1. 痤疮与膳食关系密切，临床上应辨证施膳。

2. 饮食宜清淡，少用或不用辛辣炙烧、肥甘厚味等物。可食菜汤、果汁、豆浆、米粥等素食，忌食葱、蒜、辣椒、羊肉、狗肉、奶油、肥猪肉、鱼、虾、蟹及酒、浓茶、咖啡等饮料。

3. 痤疮患者宜保持大便通畅，宁稀勿干，平时可多食味甘寒的含纤维素食，如白菜、马齿苋、蕹菜、菠菜、苋菜等。

【辨证施膳】

1. 湿热上蒸证

临床表现：颜面、胸、背部疙瘩丛生，常有针尖至粟粒大小黑头粉刺，挤出如碎米粒状，或变生丘疹、脓疱，渴喜冷饮，便秘溲黄，舌红苔黄，脉滑数。

治疗原则：清热除湿，凉血解毒。

药膳配方：枇杷薏苡粥。

原料：生薏苡仁100g，鲜枇杷60g（去皮核），枇杷叶10g。

做法：先将枇杷叶洗净切碎，煮沸10~15分钟，捞去渣后，纳入薏苡仁煮粥，粥熟后切碎枇杷果肉，放入其中搅匀。

2. 瘀血阻滞证

临床表现：颜面、胸、背部疙瘩丛生，多有脓疱、硬结，舌暗有瘀点或瘀斑，脉沉涩。

治疗原则：活血化瘀，解毒散结。

药膳配方：荠菜烧牡蛎。

原料：生牡蛎肉300g（切丝），荠菜200g（切段），调料适量。

做法：将牡蛎煸炒至半熟，加调料后，再入老汤、荠菜，武火烧开，文火焖透，至汤汁稠浓即可。

腰 肌 劳 损

腰肌劳损是一种以经常腰肌部位酸痛，腰部活动受限，局部沉重乏力为临床特征的慢性劳损性疾病。一般在活动、劳动、久坐、久站后症状明显。检查腰肌部，除有不同程度压痛外，无特殊发现。中医认为，本病与腰肌长期劳累引起损伤有关，其病机多责之于肾虚精亏。治疗可配合药膳治疗，而注重于壮腰补肾。

【药膳原则】

1. 多吃补肾壮腰药膳和食品，食品如核桃、栗、里脊肉、虾、韭菜、枸杞菜、猪腰、羊肉、狗肉、牛肉等。

2. 适当配合食用具有活血、理气、通络作用的食品，如山楂、油菜、丝瓜、芝麻、金橘饼等。

3. 药膳和食品宜偏温燥，不宜生冷多湿，可饮少量低度酒、黄酒，忌烟。

【辨证施膳】

肾虚腰损证

临床表现：腰部酸痛，劳累、活动后明显，下肢沉重乏力，或伴头昏，耳鸣，脉沉细或细弱无力。

治疗原则：补肾壮腰。

药膳配方：枸杞羊肾粥，猪腰汤。

①枸杞羊肾粥

原料：鲜枸杞叶500g，羊肾2只，大米250g。

做法：鲜枸杞叶洗净，切碎，羊肾洗净，去筋膜臊腺，切碎，加水适量，用小火煨烂成粥，调味食用。

②猪腰汤

原料：杜仲30g，猪腰1对。

做法：猪腰切开去白筋，加食盐少许，与杜仲一同炖汤服，每日1剂，连饮7~

10 天。

第六节　五官科病证的药膳调理

老年性白内障

老年性白内障是年老体衰引起的，晶状体逐渐由透明变为混浊的一种老年性退行性病变。临床上早期以视物模糊，或眼前有黑影，或视灯光时有重影等为主要临床表现；晚期视力减退，乃至全部失明。其病程长短不一，从发病始至发展成熟，一般为数月至数年，长者可达 20 余年。属于中医圆翳内障范畴。其发病与全身衰老、生理功能减退有密切关系，中医认为多由肝肾亏损，精血虚衰，眼目失养所致。治疗强调滋补肝肾，养血填精。

【药膳原则】

1. 药膳主要是通过维持老人机体的正常代谢，健全机能，延缓衰老过程而达到防治老年性白内障的目的。宜以富含多种营养成分、有抗老防衰作用的饮食或药膳为主，如多食新鲜水果、蔬菜、动物肝脏、胡萝卜、莴苣叶、柑橘皮、花生米等，既可防衰抗老，又可明目。

2. 老年性白内障患者多属肝肾亏虚，可常食枸杞子、黄精、核桃、羊肉、狗肉等，或以上述食物配伍补益肝肾药为膳食用。

3. 少食辛辣刺激、肥甘厚腻之品，忌烟、酒。

【辨证施膳】

肝肾亏虚证

临床表现：视物模糊，或眼前黑影飞舞，易视力疲劳，伴头昏耳鸣，腰膝酸软，小便余沥，脉虚细。

治疗原则：补益肝肾，生精养血。

药膳配方：羊肾羹，杞子萸肉粥。

①羊肾羹

原料：羊肾 1 具，菟丝子 30g。

做法：羊肾剖开去内部筋膜，切成连刀腰花，菟丝子煎汤取汁（两煎合并约 100mL）。将羊肾爆炒，放入佐料，再将菟丝子汁加入作羹。

②杞子萸肉粥

原料：枸杞子 15g，山萸肉 15g，糯米 100g，白糖适量。

做法：将山萸肉洗净去核，与枸杞子、糯米同煮成稀粥，食用。

近　视　眼

近视眼是一种临床以视远物模糊、视近物清楚为主要表现的眼病。多从中小学时期开始发病，一般进展缓慢。多因不注意用眼卫生，过度使用目力，使眼肌长期疲劳所致，也有的患者为先天禀赋不足所致。中医认为本病的发病机理为气血虚弱，肝肾阴亏，精气不能充养二目，神光化源不足，而致目不能远视。治疗强调补益肝

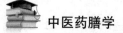

肾、气血。

【药膳原则】

1. 近视眼病机多责之于肝肾亏虚，气血不足，药膳应以补肝肾、益气血为原则，并根据具体病情而各有侧重。

2. 青少年患者应注意食谱的多样化，保证身体和眼睛生长发育和维持其功能所需要的各种营养物质的充足。不宜偏食，特别是女孩子，不要养成嗜食酸性果品（如话梅、生杏子、生李子、柠檬、橙子）以及甜食过多等不良习惯。

3. 平素宜多食龙眼肉、山药、胡萝卜、甘薯、芋头、菠菜、玉米等健脾养胃、补益气血的食品和动物肝脏、鸡肉、鸡蛋、牛肉、鱼类等补益肝肾、生精养血之品。部分患者伴有夜寐不安，可食桑椹、红枣、酸枣仁、核桃仁、龙眼肉、柏子仁等食物。

【辨证施膳】

1. 肝肾阴亏证

临床表现：能近怯远，或眼前有黑花飞舞，伴头昏眼花，腰膝酸软，舌红无苔或少苔，脉细。

治疗原则：补益肝肾。

药膳配方：杞子地黄粥。

原料：枸杞子 15g，熟地黄 50g，粳米 100g。

做法：先将地黄用水浸泡 1 小时，煎煮 2 次，去渣取汁，合并药液。将枸杞子与粳米淘净，放入药液，文火熬粥，待温食用。每日 1 次，连服 10 天。

2. 气血亏虚证

临床表现：能近怯远，视力疲劳，伴神疲体倦，面色少华，舌淡，脉虚弱。

治疗原则：补益气血。

药膳处方：归芪牛肉汤。

原料：当归 30g，黄芪 100g，牛肉 1000g，调料适量。

做法：将当归、黄芪同装入纱布袋内扎定，与牛肉及调料同炖至烂熟为止。每次食用一小碗肉汤，连服 3 ~ 4 周。

耳聋、耳鸣

耳聋、耳鸣是指耳内鸣响、听觉不同程度障碍而言，是耳科常见症状之一，多见于老年人。西医诊断为感音性聋、导音性聋和混合性聋者均可按本病论治。发病外因多为邪毒侵袭，内因为脏腑功能失调。具体病因病机为风热邪毒侵袭，或情志郁滞，化火上炎，上扰清窍；或痰火上壅，蒙蔽清窍；或脾虚气弱，气血亏虚，耳失所养；或肾精不足，髓海空虚；或久病不愈，气血瘀滞，脉络不通，耳窍失用。临床常见可用药膳调治证型有肝火上炎证、痰浊壅结证和肾精亏损证。

【药膳原则】

1. 耳聋、耳鸣根据病情辨证有虚、实之分，肝、脾、肾病变有所偏重，选用药膳时应辨证施膳。

2. 全身或局部病变引起耳聋、耳鸣者，宜针对原发疾病进行辨证施膳。

3. 老年性机能衰退所引起的耳聋、耳鸣，其病机多责之于肾精亏损，宜施用补肾填精类药膳，或选用一些具有补肾填精作用的食物，如核桃仁、猪腰、黑豆、羊肾、枸杞子等。

4. 忌辛辣刺激类食物，如烟、酒、葱、蒜、韭菜等。

【辨证施膳】

1. 肝火上炎证

临床表现：耳聋突发，耳鸣如潮，伴头晕，面红目赤，口苦咽干，烦躁易怒，尿黄便结，舌红苔黄，脉弦数。

治疗原则：平肝泻火。

药膳配方：菊花菖蒲饮。

原料：菊花30g，菖蒲15g，车前草30g。

做法：水500~800mL，加入上药，泡10~15分钟，煮沸30分钟，去渣取汁，分数次当茶饮。

2. 痰浊壅结证

临床表现：耳鸣低沉，头昏沉重，兼胸闷脘满，舌红苔腻，脉滑弦。

治疗原则：消痰化浊。

药膳配方：消痰下气凉菜。

原料：陈皮60g，杏仁100g，生姜10g。

做法：先将杏仁浸泡，去皮，陈皮、生姜切丝，共煮，加入少量食盐，待熟后再泡一天后，即可食用。

3. 肾精亏损证

临床表现：耳聋逐渐加重，耳鸣声小如蝉鸣，夜间为甚，伴头昏，腰酸腿软，舌淡，脉细弱。

治疗原则：补肾填精。

药膳配方：羊肾黑豆杜仲汤。

原料：羊肾1对，黑豆60g，杜仲15g，生姜9g，菖蒲10g。

做法：先将破开洗净的羊肾用开水泡2~3分钟后待用；煮黑豆、杜仲、菖蒲，30分钟后加入羊肾，熟后食用，分2次服。

慢 性 咽 炎

慢性咽炎是一种以咽部黏膜充血、黏膜下淋巴组织增生为主要病理变化的慢性炎症。多由急性咽炎反复发作后引起，或由慢性鼻炎、鼻窦炎、慢性扁桃体炎等扩散而致。患者常感咽部不适（如咽痒、咽部微痛、咽干及异物感等），检查可见咽部黏膜充血，呈暗红色，咽后壁及咽侧淋巴组织可增生。中医认为本病类似虚火喉痹，其发病机理多责之于脏腑虚损，虚火上炎；或肝郁气滞，痰气搏结于咽所致。治疗上根据病情可选用养阴清热利咽或理气化痰利咽药膳。

【药膳原则】

1. 临床宜审症求因，辨证施膳。阴虚火旺者，宜用滋阴清热利咽的药膳；痰气搏结者，宜用理气化痰利咽的药膳。

2. 宜吃清淡，具有酸、甘养阴作用的一些食物，如水果、新鲜蔬菜，如红枣、青果等，多饮汤、果汁、菜汁，平时亦可每日泡饮沙参、麦冬等代茶饮，亦可含服四季润喉片、碘含片、薄荷喉片等。

3. 忌食辛辣而具有温燥、刺激性的食品，如辣椒、胡椒等，禁烟、酒。

【辨证施膳】

1. 阴虚火旺证

临床表现：咽部不适、微痛或干痒，或有灼热、异物感，伴手足心热，腰膝酸软，舌红绛，脉细数。

治疗原则：滋阴润燥，清热利咽。

药膳配方：咸橄榄麦冬饮。

原料：咸橄榄4枚，麦冬30g，芦根20g（鲜品60～120g）。

做法：加清水两碗半，煎至一碗，去渣饮用。每日煎2次，分数次口服。

2. 痰气搏结证

临床表现：咽中如梗，吞之不下，吐之不出，伴胸闷纳呆，舌淡苔腻，脉弦。

治疗原则：理气化痰利咽。

药膳配方：芹菜膏。

原料：芹菜1～1500g，蜜少许。

做法：芹菜洗净捣汁，加蜜少许，文火煮成膏。每天半茶匙，开水冲服。

鼻　渊

鼻渊是一种以鼻中常流浊涕，黄浊如脓，鼻道闭塞不通，香臭难辨为主要临床表现的鼻部常见疾病。相当于西医的急、慢性鼻窦炎。其急性者多为实证，因外感风热邪毒，或风寒侵袭，日久化热，邪热内传于肺，肺经郁热，邪热上蒸；或邪热犯胆，胆经火热，随经上犯鼻窦。其慢性者多为虚证，其病机肺脾气虚，肺虚清肃不利，脾虚不化，湿浊内生，郁而化热，上蒸鼻窦。常见证型有风热蕴结证、胆火上逆证和肺脾气虚证，治疗宜分别采用疏风清热通窍、清胆泄热通窍和补益脾肺通窍为法。

【药膳原则】

1. 实证病机多责之于火，饮食宜清淡，可选用莲藕、冬瓜、茄子、白菜等；或选用一些清肺热之品，如芦根、茅根、葛根等。

2. 虚证病机多责之于虚，药膳宜补，以助祛邪，常选用黄芪、薏苡仁、粳米等补益脾肺之药食。

3. 忌辛辣刺激、油腻厚味，禁止吸烟、饮酒。

【辨证施膳】

1. 风热蕴结证

临床表现：鼻流浊涕，色黄或黄白相间，黏稠量多，鼻塞，嗅觉减退，舌尖红，苔薄黄，脉浮数。

治疗原则：疏风清热通窍。

药膳配方：辛夷马齿苋粥。

原料：辛夷10g，马齿苋30g，粳米50g。

做法：先煮辛夷，取汁去滓，再入粳米煮粥，将熟时入马齿苋，再煮几沸即可。晨起作早餐食用。

2. 胆火上逆证

临床表现：鼻流浊涕，黄稠如脓，量多而臭，嗅觉减退，伴耳鸣，口苦，烦躁易怒，苔黄，脉弦数。

治疗原则：清胆泄热通窍。

药膳配方：苦瓜泥。

原料：生苦瓜 1 条，白糖 60g。

做法：苦瓜捣烂如泥，加糖捣匀，两小时后，将水滤出，去滓。一次冷服。

3. 肺脾气虚证

临床表现：鼻流涕，白黏无臭，鼻塞，遇寒加重，嗅觉减退，伴食少倦怠，舌淡，脉弱。

治疗原则：补益脾肺通窍。

药膳配方：黄芪冬瓜汤。

原料：黄芪 30g，冬瓜适量。

做法：黄芪煎汤去滓，冬瓜去皮、子，切成块加入黄芪汤，如常法熬汤。做正餐汤食用。

口　臭

口臭是指张口时出气腐臭难闻，常伴有口热舌干，齿缝积垢，或牙龈肿烂，苔垢腻。中医认为本病是由胃火素旺，或湿浊蒸腾所致。治疗除平时注意口腔卫生，勤刷牙、漱口外，可配合药膳单方进行治疗。

【药膳原则】

1. 药膳或饮食宜清淡，可选用西瓜汁、芦根、乌梅、金橘饼、甜瓜子等。

2. 忌辛辣刺激及温热、肥甘食品，如胡椒、辣椒、羊肉、狗肉、牛肉、甜食等。

【辨证施膳】

胃热口臭证

临床表现：口臭，伴唇焦口干，渴喜冷饮，尿黄便秘，舌红苔黄，脉洪大或滑数。

治疗原则：清热生津和胃。

药膳配方：鲜芦根冰糖，西瓜汁。

①鲜芦根冰糖

原料：鲜芦根 120g，冰糖 50g。

做法：鲜芦根洗净切碎，与冰糖一起加适量清水，隔水炖，去渣代茶饮。

②西瓜汁

原料：西瓜。

做法：取汁，频频饮服。